现代皮肤病临床诊治与烧伤整形外科学

主编 罗文峰等

吉林科学技术出版社

图书在版编目（CIP）数据

现代皮肤病临床诊治与烧伤整形外科学 / 罗文峰等

主编 . 一长春：吉林科学技术出版社，2023.8

ISBN 978-7-5744-0522-6

Ⅰ.①现… Ⅱ.①罗… Ⅲ.①皮肤病—诊疗②烧伤—整形

外科学 Ⅳ.①R751②R644

中国国家版本馆CIP数据核字（2023）第103816号

现代皮肤病临床诊治与烧伤整形外科学

主　　　编	罗文峰等
出 版 人	宛　霞
责任编辑	李　征
封面设计	吴　迪
制　　版	吴　迪
幅面尺寸	185mm×260mm
开　　本	16
字　　数	356 千字
印　　张	14.25
印　　数	1–1500 册
版　　次	2023年8月第1版
印　　次	2024年2月第1次印刷

出　　版	吉林科学技术出版社
发　　行	吉林科学技术出版社
地　　址	长春市福祉大路5788号
邮　　编	130118
发行部电话/传真	0431-81629529 81629530 81629531
	81629532 81629533 81629534
储运部电话	0431-86059116
编辑部电话	0431-81629518
印　　刷	三河市嵩川印刷有限公司

书　　号	ISBN 978-7-5744-0522-6
定　　价	104.00元

《现代皮肤病临床诊治与烧伤整形外科学》编委会

前　言

随着我国人民生活水平和文化素养的不断提高,人们对健康生活的需求越来越高。同时,人们的审美水平不断提升,对皮肤美容的关注度越来越高。近年来,免疫学、细胞生物学和分子生物学等学科研究的不断深入,使得皮肤病学科有了巨大的变化,涌现出大量新理论、新技术、新方法,极大地提高了皮肤科的治疗水平。

本书共十六章,介绍了我国当前最常见、最主要的皮肤病。首先简要介绍了皮肤病的基本知识、常用诊疗方法等内容,并概述了眉、眼、鼻、耳等常见皮肤美容技术;然后对变态反应性皮肤病、色素障碍性皮肤病、病毒性皮肤病、细菌性皮肤病、真菌性皮肤病、动物性皮肤病、大疱性皮肤病、结缔组织病、精神障碍性皮肤病、遗传性皮肤病、物理性皮肤病、红斑丘疹鳞屑性皮肤病的临床表现、诊断与治疗进行系统阐述。

本书内容丰富,实用性强,可作为皮肤病学专业医生、内科医生、研究生及相关医务人员的参考书。本书具有较高的理论水平及实用价值,但由于编者时间紧迫,书中可能存在缺点及不当之处,望广大读者给予批评指正。

编　者

目　录

第一章　概述

第一节　皮肤病学范围及基本特征

皮肤是人体的第一道防线,具有十分重要的功能。从重量和面积来看,皮肤是人体最大的器官,其总重量约占体重的 16%。皮肤附有毛发、皮脂腺、大小汗腺及指(趾)甲等附属器。人体的皮肤和其他器官及组织一样,参与全身的功能活动,维持机体和外界环境的对立统一,维护人体的健康。

皮肤病大多数是发生在人体表皮面的疾病。凡是生于人体体表、能够用肉眼直接诊察到的、有局部症状的皮肤和黏膜疾病及皮肤-内脏反应的一些病变,统称为皮肤病。皮肤病学就是研究、探索皮肤病的致病因素、发生症状、病理机制及血液生化指标等,以求正确诊断和治疗的一门学科,其中包括护理与预防措施。皮肤病患者主观感觉多种多样,与皮肤病的性质、严重程度及个体特异性有关,主要有痒、痛、烧灼及麻木等感觉,其他还有刺痛、异物感、对温度及接触异物的易感性增加或降低。许多皮肤病患者自觉症状常具有特异性,诸如瘙痒的性质及发生的时间、程度、持续时间等方面。皮肤损害是指可以被其他人看见或触知的皮肤黏膜损害。因此,熟悉皮肤和黏膜各种损害的形态、光泽、色调、硬度、排列和分布等,再结合主观症状和检查结果,可对大多数皮肤病做出正确诊断。

皮肤病有反映内脏疾病的特征,如糖尿病患者可发生黄色瘤、皮肤瘙痒症、念珠菌及疖病,肝病患者可发生皮肤瘙痒症及掌红斑,内脏恶性肿瘤可发生黑棘皮病及皮肌炎等。因此,皮肤病往往不是孤立存在的,皮肤是内脏的镜子,它作为整体的一部分,与其他脏器息息相关。许多内脏疾病有皮肤症状,且往往成为诊断内脏疾病的重要线索,所谓"有诸内必形诸外"。脏腑功能失调,不但可以导致皮肤病,而且能引起脏腑本身的病变。

第二节　皮肤病学的形成与发展

国际上有关皮肤病的最早文字记载,大约在 3000 年以前我国甲骨文中就有"疥"的记载,同时期的印度文献也有类似皮肤病名的记述。公元前 1600 年前的埃及文化先后传至希腊、罗马和阿拉伯国家,就有学者强调病因学、形态学及体液学等学说,这对 18 世纪的皮肤病学影响很大。这一时期英国学者著有第一本皮肤病学著作,法国学者则详细地叙述皮肤的解剖位置及皮肤各层和其他附属器官的关系,并强调病因和发病机制的学说,根据皮肤的生理、病理及病因等进行修改、综合整理,使每一种皮肤病的病名、症状、原因及其与其他组织或器官的关系等,更为明确和清楚,为皮肤病学发展奠定了基础。

到 19 世纪,法国学派主持的巴黎圣路易医院,成为研究皮肤病的世界第一大中心,且建立了临床讲学制,强调皮肤病发生的自然基础,即体质因素,皮损不过是其重要表现的一个方面。奥地利的维也纳学派,强调皮肤病的外因学说和外因疗法,同时注意皮损的发展及其从一种变为另一种,如从斑丘疹变为丘疹等;鼓励人们看病时认真察看、记录和分析所看到的东西,该派成为当时世界上最有声望的皮肤病学派,培养出了一批杰出的人才。德国汉堡有学者写的《皮肤组织病理学》成为世界名著,他们开办的皮肤组织病理进修班成为世界第一中心。在此期间,有许多新发现,特别是在显微镜技术改进完善和玻片染色技术发展后,组织病理染色切片研究的发生发展,其对皮肤病学的重要性已不言自明。其次真菌的发现、真菌培养基的发明,为真菌的鉴别奠定了坚实的基础。再如其他微生物的发现,如软下疳链杆菌、毛囊虫、麻风杆菌、淋病双球菌等。在技术上,1895 年发现 X 线在治疗皮肤病中起一定的效果。20 世纪特别是后半期,欧洲皮肤病学人才众多,著作不少,随着杂志的出版、学会的成立、国内或国际学术会议的召开,皮肤病学新成就很快相互交流,使世界各国皮肤病学获得迅速的发展。

中国皮肤病学的内容也极为丰富,特别是在治疗上,7 世纪初期我国民间已知用针挑刺疥虫了。在预防上,唐代设置疠人坊将麻风患者隔离起来,是我国由国家设立传染病隔离之肇端。1617 年陈实功所著的《外科正宗》是中医皮肤病最为完善的著作。1623 年陈司成著《霉疮秘录》,记述梅毒类性病于 1505 年先从广东一带传入。继往开来,发展至今天,中医皮肤科已成为临床一级学科。中医皮肤科研究工作目前已不仅限于临床,并与病理、生理、免疫及分子生物学等相结合起来进行,中西医结合,常能解决单纯西医不能解决的治疗问题,使我国医疗水平不断提高,甚或有的达到世界先进水平。

第二章 皮肤病常用诊疗方法

第一节 临床表现

皮肤病的临床表现分自觉症状与他觉症状 2 种。

一、自觉症状

主要有瘙痒、疼痛、麻木等感觉,与皮肤病性质、疾病的严重程度及患者个体敏感性有关。瘙痒是大多数皮肤病的主观症状,特别是变应性皮肤病、神经精神功能障碍性皮肤病、疥疮等;疼痛可有刺痛、顿痛、刀割样、电击样等,常见于带状疱疹、单纯疱疹、皮肤软组织感染、结节性红斑等,部分患者也有烧灼感;麻木是皮肤对痛觉、触觉、温度觉等浅感觉的减退或丧失,可见于麻风等。

二、他觉症状

即皮肤损害,或称皮疹,是指可以被人用视觉或触觉检查出来的皮肤黏膜上所呈现的病变,是皮肤病特征性的临床表现,也是诊断皮肤病的主要依据。

根据皮疹形成的机制不同可将其分为原发疹及继发疹 2 种。原发疹是由皮肤病原有的组织病理变化直接产生的皮肤损害,继发疹是由原发疹自然演变或因搔抓、不当治疗引起的。

1.原发疹

(1)斑疹:为皮肤局限性的颜色改变,皮疹既不高起,又不凹陷,与周围皮肤平齐,直径如大于 2cm 的斑疹称为斑片。因斑疹的颜色不同可分红斑、色素沉着斑、色素减退斑、色素脱失斑、紫癜等。

红斑为毛细血管扩张或充血所致,压之退色;有些是炎症引起的,如丹毒、猩红热;有些是非炎症引起的,如鲜红斑痣。

色素沉着斑是由于皮肤色素增加所致,如黄褐斑、太田痣。

色素减退斑是皮肤色素减少所致,如炎症后色素减退、白色糠疹。

色素脱失斑是由于皮肤色素脱失所致,如白癜风。

紫癜是由于皮内出血,血液进入真皮组织所致,直径小于 2mm 称为瘀点,大于 2mm 称为瘀斑。

(2)丘疹:指直径小于 1cm 的皮肤局限性、实质性、隆起性损害,可由炎症渗出引起,也可由细胞成分增加所致。丘疹的表面可以是尖的,如小棘苔藓;圆的,如毛发上皮瘤;扁平的,如扁平苔藓;乳头状,如寻常疣;表面可有脐凹,如传染性软疣;可有坏死,如皮肤血管炎、急性痘疮样苔藓样糠疹等。颜色也不同,淡黄色的,如黄色瘤;红色的,如滴状银屑病;白色的,如粟丘疹;黑色的,如色素痣。丘疹的顶端如有水疱称为丘疱疹,如有脓疱

3

称为丘脓疱疹。

（3）斑块：直径大于 1cm 的表面扁平的隆起性浅表性损害，可由丘疹扩大或融合所致。表面可能有鳞屑，如寻常性银屑病。

（4）风团：皮肤浅表性、局限性、暂时性的水肿性隆起，形状大小不等，可以是淡红色或苍白色，发生快，消退亦快，消退后无痕迹，常有剧烈瘙痒，常见于急性荨麻疹。

（5）结节：为圆或椭圆形的皮肤局限性充实性深在性损害，病变的部位较丘疹深，在真皮深层或皮下组织，可稍高出皮面，也可不隆起，需触诊方可查出。结节病理基础可以是炎症（如结节性红斑），也可能是代谢产物堆积（如结节性黄瘤），也可以是肿瘤。直径大于 2cm 者称为肿块。

（6）水疱和大疱：高出皮面，内有水溶液的局限性、腔隙性损害。直径小于 1cm 者称为水疱，大于 1cm 者称为大疱。疱液可以是浆液性的，也可以是血性的。疱壁的厚薄与水疱发生的组织学位置有关，发生在表皮内者疱壁较薄，容易破溃，如天疱疮；发生在表皮下者疱壁较厚，表面紧张性水疱或大疱，如大疱性类天疱疮。

（7）脓疱：内容物为脓液的疱为脓疱。可以是感染性的，如脓疱疮，也可以是非感染性的，如脓疱性银屑病。

（8）囊肿：为含有液体或半固体的囊性损害，常呈圆形或椭圆形，触诊有囊性感，如脂囊瘤、表皮囊肿。

2.继发疹

（1）鳞屑：明显角化的或者不全角化的角质层覆盖在皮肤上称为鳞屑，鳞屑从皮肤上剥脱下来的现象称为脱屑。正常皮肤表层不断角化和更新可有少量皮肤脱屑。大量脱屑则为疾病所致，如麻疹可有米糠样脱屑，猩红热有片状脱屑，银屑病有银白色干燥鳞状脱屑。

（2）浸渍：皮肤角质层含水量增多，而致表皮质地变软、颜色变白、表面起皱，机械刺激后表皮角质层很容易脱落，可进一步至皮肤糜烂。浸渍皮肤的屏障功能大大减弱，容易继发真菌、细菌感染。浸渍常见于长时间浸水或处于潮湿状态下，如水产工人、洗碗工等。

（3）糜烂：为表皮局限性组织缺损，如水疱、脓疱破溃后或浸渍处机械刺激后表皮脱落，露出稍湿润的鲜红皮损为糜烂，由于表皮基底层仍存在，糜烂常恢复较快，治愈后不留瘢痕。

（4）溃疡：为深达到真皮或皮下脂肪组织的皮肤组织缺损所致，可由于感染、创伤、肿瘤等因素引起，溃疡恢复较慢，治愈后遗留瘢痕。

（5）皲裂：也称为裂隙，为深达真皮的线状皮肤裂口状损害。常由于皮肤炎症、干燥、角化过度等导致皮肤弹性下降后牵拉所致。

（6）抓痕：由于搔抓或摩擦所致的皮肤线状或点状深达表皮或真皮浅层的缺损，或称表皮剥脱，表面常有渗出、脱屑或结痂，损伤仅达表皮者愈后可无瘢痕，深达真皮时则有瘢痕形成。

（7）痂：有组织缺损的创面表面，由分泌物、脱落组织、外用药物等混合干涸所形成。

由于原有皮损的性质、分泌物的不同及外用药物的不同可形成不同的痂,如脓痂、血痂等。

（8）萎缩:皮肤发生退行性变而致皮肤变薄。萎缩可发生在表皮、真皮或皮下组织。

（9）瘢痕:深达真皮及其以下组织的皮损修复时由真皮结缔组织过度增生所致。瘢痕组织无皮纹、无毛发、汗腺等皮肤附属器再生。可分为萎缩性瘢痕(低于皮面)、增生性瘢痕(高于皮面)等类型。

（10）苔藓化或称苔藓样变:表现为皮肤局部粗糙增厚、皮嵴隆起、皮沟加深。常由于搔抓、摩擦刺激或皮肤慢性炎症引起。

第二节　诊断

皮肤病的正确诊断依赖于详细的询问病史、仔细的体格检查及必要的辅助手段。皮肤病的诊断有着一般医学的共性,但其特殊性是要掌握皮疹的发生、发展和转归过程。

一、病史

1.主诉　包括皮损部位、性质、自觉症状、病期等。

2.现病史　包括自觉症状(痒、痛、知觉异常等)、初发时间、诱因、部位,皮疹的性质、数目、大小、形态,皮疹的演变情况,病程(急性还是慢性,有无复发),诊疗经过,发生的季节、气候,有无全身情况(有无发热、关节痛、肌肉痛等)。

3.既往史及个人史　既往病史、治疗情况、有无药物或食物过敏史、有无不洁性交史、个人的饮食习惯、有无酗酒史等。

4.家族史　家族中有无类似病史是诊断遗传性疾病的重要线索。

5.一般资料　有些皮肤病与发生年龄、所从事的职业及出生地有关,所以接诊患者时要注意收集相关资料。

二、体格检查

体格检查包括全身检查和皮肤专科检查。专科检查主要包括视诊、触诊。检查应尽可能在自然光下进行诊察,不仅观察患者主诉的部位,尽可能观察全身皮肤和可视黏膜(结膜、口腔黏膜等)部分。

1.视诊　主要从以下几方面对皮疹进行观察。

（1）性质:认清皮疹的种类,是原发疹或是继发疹,有时两者可同时存在。部分原发疹对疾病的诊断有高度特异性,但有的患者就诊时,赖以诊断的原发疹已经发生变化(搔抓或皮疹互相融合),每个原发疹的特点已经看不清楚,在这种情况下一定要努力寻找原发疹才能下出诊断。

（2）大小与数目:大小可用日常参照物描述,如芝麻、小米、黄豆、花生、鸽蛋、鸡蛋或硬币大小,也可用量尺精确测量描述;数目要注意是单发、多发,精确或大概数目。

（3）颜色:是淡红、紫红、黄色、褐色、黑色、苍白、瓷白或是皮色等。

（4）界限与边缘:界限清晰或是模糊,边缘是否整齐等。

（5）表面情况：表面是光滑或是粗糙，平坦或是隆起、乳头状、菜花状，有无糜烂、溃疡、坏死、结痂，中央有无凹陷等。

（6）形状：是圆形、类圆形、半球状或是多角形、不规则状。

（7）基底：基底较宽、较窄或呈蒂状。

（8）排列与分布：是散在或是泛发，密集或是成簇，线状、带状或是环状，是暴露部位或是掩盖部位，是与躯体轴线平行或是垂直分布，是否沿某支神经、血管分布，是否沿Blaschko线分布等。

2.触诊　注意病变皮损的深浅、硬度、弹性、波动、轮廓、压痛、活动度等情况，了解局部皮肤的温度、触觉，有无浅表淋巴结肿大等。

3.特殊检查方法

（1）棘层松解征：又称尼科利斯基征（Nikolsky sign）。皮肤发生棘层松解时（如天疱疮）形成水疱、大疱，触诊时出现以下情况：①手指推压水疱一侧时水疱沿推压方向移动；②手指轻压疱顶时水疱向周围扩大；③在外观正常的皮肤上轻度推擦表面可剥离；④牵扯已破损的疱壁时水疱周围外观正常的皮肤一同剥离。

（2）玻片压诊：用于鉴别充血性红斑和出血性红斑，用一载物玻片压迫皮损（15秒以上），如为充血性红斑即退色，如为出血性红斑则不退色。也可用于寻常狼疮，玻片压诊时出现苹果酱色。

（3）皮肤划痕试验：荨麻疹患者的皮肤上如给以钝性机械刺激后，如出现以下三联征反应即为皮肤划痕试验阳性。①划后3~15秒后呈淡红色线条；②15~45秒在红线两侧出现红晕；③1~3分钟后划过处出现苍白色风团状线条。

三、实验室检查及特殊试验

（一）微生物学检查

采取脓液等标本涂片及染色，在显微镜下查寻链球菌、葡萄球菌、炭疽杆菌或麻风杆菌等细菌；或是在显微镜下寻找阿米巴、利什曼小体及丝虫等寄生虫或粪便中寄生虫卵，或在疥疮患者皮肤刮取物中寻查疥螨，或是浅部真菌患者的鳞屑或病发，经10%氢氧化钾溶液处理后在镜下寻查真菌。

梅毒患者的硬下疳及扁平湿疣处的浆液或淋巴结抽取液放在暗视野镜下，可看到活动的梅毒螺旋体。

培养血液和脓液的细菌及鳞屑中的真菌可以鉴定菌种，结核菌及深部真菌可进行动物接种。

（二）生物化学检查

包括血、尿、粪的常规检查，血糖、血脂血液非蛋白氮的测定，其他如肝、肾功能的检查等。

（三）细胞学检查

检查疱液的细胞常是一项简单迅速的诊断方式。检查方法是挑破早期水疱或大疱的疱膜而放出疱液后,刮取底物涂片,干燥后用无水乙醇固定,然后用基姆萨法等染色,在显微镜下看到气球细胞时可知为单纯疱疹等病毒性疾病,看到棘层松解细胞时往往为天疱疮类疾病,涂片中有较多的嗜中性粒细胞时常为疱疹样皮炎,有较多的嗜酸性粒细胞时常为大疱性类天疱疮。

刮取皮肤瘤碎屑涂片后染色,可以查见基底细胞癌及鳞状细胞癌等恶性肿瘤的细胞,虽可帮助诊断,但不够准确可靠而很少应用。

细胞学检查还包括血液细胞的检查等。

(四)免疫学检查

梅毒血清试验、结核菌素试验、克韦姆(Kveim)试验、麻风菌素试验、弗莱(Frei)试验等都是免疫学检查法,可以帮助诊断。皮肤斑贴试验及划痕试验也都是帮助诊断的免疫学反应。此外,关于细胞免疫及体液免疫的功能有不同的检查方法。

1.斑贴实验(patch test)　变应性接触性皮炎是迟发型(Ⅳ型)变态反应,斑贴试验可以检出或确定变应原。斑试物浓度对正常人皮肤须无刺激性,如果迅速引起皮肤红痒或灼热,应立即停止此试验。

现通用铝小室胶带,即直径为 8mm 的铝制小碟,贴在无致敏的多孔胶带纸上。在应用时将可疑物放置在小碟内,贴于前臂或背部的外观正常皮肤,然后用无刺激及致敏性的不透水腔布或塑料薄膜盖上并固定,斑试物较多时可按顺序排列并注明号码以免观察结果时出错。如果试验是粗大坚硬的固体物,应先溶解成溶液,或是在溶剂挥发后才应用。经 24 小时后观察结果,未见反应时应继续观察 3~4 天,有的受试人在 3~4 天后才有阳性反应。

阳性反应可用加号表示:只有红斑时是+,有红斑及水肿时是++,有红斑、水肿、丘疹及少数水疱时是+++,有红斑、水肿及许多水痘甚至发生大疱或溃疡时是++++。阳性反应常需要经数天甚至数周才完全消失。

有原发性刺激的斑试物接触皮肤后迅速引起红斑,这种假阳性反应一般在 24 小时内消失。此外,如用橡皮膏覆盖及固定斑试物或所用固定物不纯净,可引起接触性皮炎;斑贴时间太久特别在天热季节易使斑贴处发生浸渍、痱子或毛囊炎,不可误认为阳性。

斑贴试验也可有假阴性反应。大量服用糖皮质激素类药物或最近局部应用过这类药物,斑贴试验可无反应,斑试物浓度太低或已变质时也常不呈阳性反应。人体各处皮肤对变应原的反应性未必一致,距离皮炎较远的皮肤敏感性往往较低,斑试物甚至不能引起阳性反应。皮肤的变应性在不同时期可不相同,在皮炎已消退若干时日后,对致敏物的反应可渐减弱甚至完全消失,此时所做斑贴试验可呈弱阳性或阴性。皮肤和黏膜对变应原的变应性也可不同,放入阴道的避孕药可使局部黏膜过敏而发炎,但皮肤的斑贴试验可呈阴性。此外,斑试物必须符合引起皮炎的致敏物,否则斑贴试验失去诊断意义。

接触性皮炎存在时斑贴试验的结果最可靠。但此试验可使皮炎加重,尤其在皮炎广泛而严重时不可滥用,或是在皮炎差不多痊愈时再应用浓度较低的斑试物进行,以免加重患者的痛苦。

在行斑贴试验之前,认真准确地询问患者病史是很重要的。如果不加区分地给皮肤病患者检测不确定的变应原(比如患病率低的变态反应),可能会导致许多病例被误诊为接触性皮炎。斑贴试验对于疑似变应性接触性皮炎患者有辅助诊断意义,但因其有高假阳性率、原发刺激反应和结果的难解释性而限制了皮肤科医生对其的使用。

2.划破试验(scratch test)及皮内试验(intradermal test) 对于慢性荨麻疹、瘙痒症、湿疹及特应性皮炎等变应性皮肤病可用食物、花粉、细菌性蛋白质等可疑致敏物做划破试验或皮内试验,可以帮助寻找变应原。试验时要准备肾上腺素之类的抢救药品,以防试验时突发变应性休克反应。

(1)划破试验:通常选用股前、前臂或后背皮肤作为受试处。皮肤消毒后用针尖或刀尖轻轻划破表皮,长0.5~1cm,以不流血为度。如果受试物有数种,可顺次划破以便同时进行试验,每种受试物间相距4~5cm。受试物先和生理盐水混合,如果是不溶性蛋白质,可用一滴0.1mol/L氢氧化钠溶液使它溶解。然后滴在划破处。经过20~30分钟后,洗净试处及记录结果,并观察对照处反应。阳性结果是局部出现风团或水肿,风团直径为0.5cm并有红晕是弱阳性(+),直径选1cm并有明显红晕时是中等阳性(++),风团大于1cm并有伪足样红斑时是强阳性(+++)。高度敏感者局部可有广泛的红斑及水肿,反应剧烈时甚至发生恶心、畏寒、面部潮红或呼吸困难等全身症状,应该及时撤出受试物,应用抗组胺等药物,发生变应性休克时要立即注射1:1 000肾上腺素等药物积极抢救。如果试验结果是阴性,次日应再观察试验处有无迟发性变态反应。

(2)皮内试验:皮内试验和划破试验都主要检查Ⅰ型变态反应,一般在划破试验阴性时才做这一试验。方法是由皮内注射受试物(血清、食物或灰尘等浸出物)0.1mL,另设对照。经过20~30分钟后,注射处发生风团及红晕时是阳性结果。继续观察1~2天,如果有浸润性结节出现,表明为迟发性变态反应。

3.光斑贴试验 可检查光致敏物接触皮肤后所发生的光致敏反应。目前,还没有统一的试验方法。常用方法是开放试验法。将可疑的光致敏物在暴露的皮肤甲乙两处作斑贴试验,以乙处作为对照。24小时后,如果结果都是阴性反应,移除甲处斑试物并用清水或乙醚拭净试处皮肤后暴露,而乙处斑试物除去后立即用黑纸或黑布遮盖以免曝光。再经24~48小时后,如果甲处有边界清楚的红斑甚至水肿或水疱,即是阳性反应,而对照的乙处应是阴性;如果试物本是接触致敏物或黑纸覆盖不严而漏光,乙处也有反应。

4.免疫功能的检查

(1)淋巴细胞转化试验(lymphoblast transformation test):是常用的试验方法。长期应用免疫抑制剂和慢性黏膜皮肤念球菌病等患者的T细胞功能低下,试验结果往往低于50%。恶性肿瘤治疗后淋巴细胞转化率下降是预后不良的先兆。

二硝基氯苯(DNCB)或二硝基氟苯(DNFB)溶液的涂搽可以显示细胞的免疫功能。试验时可用0.2%的溶于丙酮的溶液涂于前臂皮肤,直径约2cm²,经5~14天即可致敏,改用0.05%~0.1%的较低浓度涂搽后,经48小时可见局部有红肿现象;而细胞免疫功能降低者常无反应,如50%~70%瘤型麻风患者呈阴性反应。

(2)免疫荧光检查(immunofluorescence assay):体液性免疫功能的检查依靠间接或直

接免疫荧光技术。免疫荧光技术可以查出血清、皮肤组织的抗原抗体而常有诊断价值。血清中免疫球蛋白的含量和补体常能反映体液免疫的状态。

间接免疫荧光检查法可以测出多种自身抗体。例如,系统性红斑狼疮(SLE)血清中有抗核抗体(ANA)及抗 DNA 抗体等,抗核抗体是结缔组织病患者血清中最常见的自身抗体。其抗原成分包括核膜(糖蛋白)、核质(DNA)、核仁(RNA)。核质中的染色体又由组蛋白、非组蛋白外膜、双链 DNA 和着丝点等组成。ANA 实际上是一组包括以上各种核结构和组分的自身抗体。通过蛋白印迹技术分析这一组抗体的不同特异性组分,称为ANA 谱。

间接免疫荧光法检测 ANA 时常可见到 5 种荧光核型,包括均质型、周边型、斑点型、核仁型、着丝点型。均质型、周边型最常见于系统性红斑狼疮,斑点型常见于混合性结缔组织病、SLE、进行性系统性硬化病及干燥综合征等。核仁型多见于进行性系统性硬化病、SLE 等。着丝点型见于 CREST 综合征。

ANA 阳性常提示光敏感,见于 SLE、硬皮病、干燥综合征、皮肌炎和多发性肌炎、少年类风湿关节炎、雷诺现象、自身免疫性肝炎和混合性结缔组织病等。

但低滴度的 ANA 阳性结果也见于老年人、妊娠妇女、结缔组织病患者亲属、原发性胆汁性肝硬化、盘状红斑狼疮(DLE)、类风湿关节炎、多发性硬化症、原发性血小板减少性紫癜、自身免疫性甲状腺炎、服用可引发 SLE 药物的患者,和一些感染性疾病、恶性肿瘤、乳房硅胶填充手术者,以及某些健康个体。

在有临床症状的人群中 ANA 只能作为诊断 SLE 的一项实验室指标。有皮肤硬化的患者,如 ANA 阴性应考虑患者是否为线型和局限硬皮病、嗜酸性筋膜炎和硬肿病等。诊断药物性 SLE、自身免疫性肝炎和混合性结缔组织病时都需要 ANA 阳性。在其他疾病中ANA 可作为辅助诊断条件。

抗 DNA 抗体主要为抗双链 DNA(dsDNA)抗体和抗单链 DNA(ssDNA)抗体。抗 dsD-NA 抗体对 SLE 有高度特异度,常提示 SLE 诊断,是 SLE 组织损伤的发病基础,也是疾病活动的标志,特别与活动性肾损伤密切相关。SLE 中抗 dsDNA 抗体阳性率只有 50% ~83%,因此阴性结果也不能排除 SLE 的诊断。

抗 ssDNA 抗体在 SLE、皮肌炎、硬斑病、干燥综合征等中可有不同程度的表现,在儿童线状硬斑病较多见,在 SLE 中其阳性率较抗 dsDNA 抗体高,在肾损伤的发病机制中两者的作用相似,抗 ssDNA 抗体的滴度也随疾病的活动而波动。

直接免疫荧光检查法对某些皮肤病有更好的诊断价值。在红斑狼疮皮疹的基膜带有 IgG 沉积呈绿色荧光带。在大疱性疾病方面,疱疹样皮疹炎的真皮乳头层顶部都有IgA,也可有 IgG 及 IgM 沉积,呈现颗粒状荧光。大疱性类天疱疮的基膜带显示荧光是由于 IgG 为主的抗原抗体复合物的沉积。成人型线状 IgA 大疱性皮病,表皮基膜带有 IgA呈线状沉积。天疱疮类疾病的棘层松解细胞间有 IgG 自身抗体而呈现网状荧光。IgA 天疱疮,临床可分为两型:一型是角层下脓疱性皮病型,表皮上方细胞间有 IgA 沉积;另一型是表皮内嗜中性皮病型,表皮细胞间有 IgA 网状沉积、妊娠疱疹的红斑及周围皮肤基膜带有线状 C3 和 IgG 沉积,所有病例均有 C3 沉积,10% ~20%患者伴有 IgG 沉积,IgA 和

IgM 沉积少见。大疱性系统性红斑狼疮真皮和表皮连接处主要为 IgG，可有 IgM、IgA 和补体沉积。变应性血管炎皮损的血管壁周围常有 IgG、IgM 及补体 C3 沉积而显示颗粒状荧光。

（五）组织病理学检查

活体组织检查是重要的检验方法，常能辅助临床做出正确的诊断，但仅少数皮肤病具有组织病理学特征可不依赖临床，而很多皮肤病只有炎症性变化，有时只能提示某种诊断的可能性。一般认为活检是诊断肿瘤的最可靠方法，但有时也存在困难。例如，鳞状细胞癌与假上皮瘤性增生或角化棘皮瘤有时很难区别。活检常能协助临床选择及确定诊断，每位临床工作者都应有皮肤组织病理学的知识。

1.活体取材　选取适当的取材部位及典型皮损后，在皮损附近进行局部浸润麻醉，麻醉剂不应直接注射入皮损内，以免皮损有局部水肿的假象。所取标本的直径约 0.5cm 即可，应该包括皮下组织，缝 1~2 针后盖上无菌纱布。有几处不同皮损时应分别取材，考虑为恶性黑素瘤等癌瘤时应在全部切除后送检标本。所取标本一般由 10% 甲醛溶液固定。

活检钻（biopsy punch）可以代替手术刀取材，取材后不需缝合而较简便，但钻孔直径大于 6mm 时可遗留明显的瘢痕。取材时扭动钻柄，钻头要深达皮下组织。

2.组织切片的染色　苏木精-伊红（hematoxylin-eosin，HE）染色是常规染色法，胶原纤维、肌肉、神经、细胞质及角质物染色嗜酸性而呈红色，而细胞核嗜碱性而呈深蓝色。

为了区别或确定某种组织结构，常需特殊染色法。马森（Masson）三色法使胶原染成绿色，而细胞核、肌肉及神经等是暗红色。魏尔贺夫（Verhoeff）法及范吉森（Van Gieson）法使弹力纤维染成黑色，而红色的胶原纤维及黄色的细胞核、肌肉和神经成为明显的对照。福特（Foot）染色法使网状纤维及神经纤维染成黑色。冯太拉-马森（Fontana-Masson）氨化硝酸银将黑色素染成黑色，而布洛克（Bloch）法是用多巴（dopa）反应将黑素细胞中黑色素颗粒染黑。吉姆萨（Giemsa）法及亚甲蓝使肥大细胞的颗粒异染而呈紫红色。苯胺蓝使胶原染成蓝色，而肌肉呈红色。硝酸银使神经、网状纤维及黑色素都呈黑色。阿新蓝使酸性黏多糖染色变蓝，而甲苯胺蓝异染成紫红色。吉姆萨法也使酸性黏多糖及肥大细胞颗粒染成紫红色，而利什曼原虫及嗜酸性粒细胞颗粒呈红色。亚铁氰化钾（黄血盐）将含铁血黄素等铁质染蓝，碱性刚果红将淀粉样蛋白染成黄色，苏丹（Sudan）Ⅲ及猩红使冷冻切片中类脂质呈红色，范可萨（Van Kossa）使钙盐变黑及尿酸盐变成黑褐色。常用的细菌染色法是革兰（Gram）染色及瑞特（Wright）染色，染抗酸杆菌用齐-内（Ziehl-Neelson）染色法，染螺旋体用利瓦迪（Levadti）法，染真菌用过碘酸-希夫（periodic acid-Schiff，PAS）染色法。PAS 染色法还能染出表皮的基底膜。

（六）其他检验法

1.紫外线　紫外线通过含有氧化镍玻璃的设备后是滤过紫外线，所见的紫蓝色光线称伍德（Wood）光，是临床上检查真菌的重要方法。在伍德光下，小孢子菌属发光亮绿色荧光。伍德光使花斑癣呈现金黄色荧光，红癣呈现珊瑚红色荧光，含有绿脓素（pyocyanin）的铜绿假单胞菌放出绿色荧光，常服四环素的幼儿牙齿及成人指甲呈现黄色荧光,迟发型皮肤卟啉症的尿、粪及疱液有橘红色荧光。

2.食物移除试验 为了寻找致敏的食品或观察某种食品是否为变应原,可试作食物移除试验。除了食盐和糖外,只吃一种食品,如无湿疹、荨麻疹或皮损加重等过敏现象就增加一种,新加的食品如有过敏现象应立即停吃,过敏现象消失后再试以观察新加食品是否确能致敏,以后再另吃一种,逐一试验常可查出该患者过敏的食物。

3.冷球蛋白试验(cryoglobulin test) 抽取患者的静脉血10mL,在37℃温箱中分离出血清后,放入冰箱冷到5℃时,血清呈混白色可表明含有冷球蛋白,回到温箱后就又恢复成透明血清。正常人的血清不含冷球蛋白,多发性骨髓瘤、雷诺(Raynaud)肢端发绀、大理石样皮、系统性红斑狼疮及某些紫癜病患者等对此试验可呈阳性反应。

4.皮肤影像学 皮肤镜是近年发展起来的一种无创性观察在体皮肤表面和表皮下部肉眼无法识别的形态学特征与数字图像分析技术。其特点是对机体无创伤性、操作简便、经现场实时检查后即时给出辅助性诊断报告。主要适用于色素性和非色素性皮损与其相关的皮肤肿瘤诊断。

皮肤三维CT是利用新一代反射模式的激光共聚焦显微镜原理,在计算机辅助下,对皮肤病变部位进行扫描成像的新型皮肤影像学诊断技术。它是非侵入性的,可对皮肤结构进行实时、动态扫描成像,图像以明暗程度显示出不同的组织细胞结构,从而对皮肤疾病辅助诊断。其优点是无创,同时维持了细胞组织的正常形态和生理功能;可实时动态地进行监测,对同一皮损进行多次成像,以对其发展变化、治疗后的改善状态进行观察;分辨率达细胞水平,特别是能观察皮肤血流的动态变化;成像迅速,数据易于存储和输出,图像可三维重建。可用于皮肤肿瘤、色素性疾病、感染性疾病、银屑病等皮肤病的辅助诊断和疗效评估。

皮肤超声能对深层皮肤结构进行检测,但其图像分辨率较低,不能根据其声像图来判断皮肤肿瘤的良恶性和确定皮损的浸润范围,其检查结果也易受患者的体位、探头的压力等多种因素影响。

5.其他 卟啉症的诊断要依赖卟啉的测定,皮肌炎常有肌电图方面的变化,硬皮病的甲皱微循环状态往往不正常,某些疾病常有人类白细胞抗原(HLA)或皮纹学的改变等。

第三节 治疗

皮肤病的治疗要有整体观念,首先应明确是单纯皮肤病变还是合并其他系统病变,从而根据患者实际情况进行合理化、个体化治疗。皮肤病的治疗方法主要有外用药物治疗、系统药物治疗(包括口服、肌内注射、静脉注射等)、物理治疗和皮肤外科治疗,其中外用药物治疗是皮肤科特有的治疗方法。

一、外用药物治疗

皮肤为人体最外在的器官,为外用药物治疗创造了良好条件。外用药物治疗时皮损局部药物浓度高、系统吸收少,因而具有疗效高和不良反应少的特点。药物经皮吸收是外用药物治疗的理论基础,影响药物经皮吸收的因素包括皮肤角质层厚度、药物分子量大小、药物浓度、用药时间长短及外用药物基质类型有关。

1.皮肤外用药物

(1)外用药物的种类

1)清洁剂:用于清除渗出物、鳞屑、痂皮和残留药物,代表药物有生理盐水、3%硼酸、1:1 000呋喃西林溶液、液状石蜡等。

2)保护剂:作用为保护皮肤、减少摩擦和缓解刺激,代表药物有滑石粉、氧化锌粉、炉甘石等。

3)止痒剂:用于皮肤局部止痒,代表药物有1%苯酚、1%麝香草酚、各种焦油制剂、糖皮质激素等。

4)抗菌剂:常用的有红霉素软膏、1%克林霉素(氯洁霉素)、0.1%依沙吖啶(雷佛奴尔,利儿诺)、3%硼酸溶液、2%莫匹罗星软膏、夫西地酸软膏等。

5)抗真菌剂:酮康唑、联苯苄唑软膏、特比萘芬、益康唑、咪康唑、布奈替芬乳膏、5%~10%水杨酸、10%~30%冰醋酸等。

6)抗病毒:阿昔洛韦、喷昔洛韦乳膏、碘苷(疱疹净)、鬼臼毒素等。

7)杀虫剂:5%~10%硫黄、2%甲硝唑等。

8)角质促成剂:作用是促进表皮角质正常化,收缩血管,减轻渗血和浸润。代表药物有3%水杨酸、3%~5%硫黄、2%~5%煤焦油或糠馏油、0.1%~0.5%蒽林等。

9)角质剥脱剂:作用是使过度角化的角质层松解脱落。代表药物有5%~10%水杨酸、10%硫黄、20%~40%尿素等。

10)收敛剂:作用是凝固蛋白质、减少渗出、抑制分泌、促进炎症消退。代表药物有2%明矾、0.2%硝酸银等。

11)腐蚀剂:破坏和去除增生的肉芽组织或赘生物。代表药物有30%~50%三氯醋酸、10%乳酸、纯苯酚、硝酸银等。

12)遮光剂:代表药物有10%氧化锌、5%二氧化钛、5%~100%对氨基苯甲酸等。

13)脱色剂:可以减轻色素沉着。代表药物有3%氢醌、20%壬二酸等。

14)糖皮质激素类:具有抗炎、止痒、抗增生作用。品种较多,分为超强效、强效、中效、弱效4类,常用的有丁酸氢化可的松、地塞米松、曲安奈德、糠酸莫米松、氟氢松、倍他米松、哈西奈德(氯氟舒松)、卤米松、丙酸氯倍他索等,同一种药物,不同的浓度,作用强弱也不同。

15)维A酸类:作用是调节表皮角化、抑制表皮增生,并有抗炎、调节色素代谢的作用。常用的有全反式维A酸、阿达帕林、他扎罗汀等。

（2）常用外用药物剂型

1）溶液：是药物的水溶液，具有散热、消炎及清洁的作用，主要用于湿敷。临床上常用开放性冷湿敷，用4~6层纱布浸湿溶液以不滴水为度，紧贴皮损或以绷带包扎。适用于急性皮炎伴大量渗液及脓性分泌物者，常用3%~4%硼酸溶液、1∶8 000高锰酸钾溶液和0.1%依沙吖啶溶液等。大面积湿敷要注意药物吸收中毒及预防受凉感冒。

2）粉剂：大多是矿物或植物的干燥粉末，有干燥、护肤及散热等作用，适用于急性或亚急性皮炎无渗液者。常用的有滑石粉、氧化锌粉、炉甘石粉和淀粉等。

3）洗剂：为不溶性粉剂(不超过30%)与水混合而成，有散热、消炎、干燥、护肤及止痒等作用，适用于急性皮炎无渗液者。常用的有炉甘石洗剂、复方硫黄洗剂等。使用前应充分振荡，故又名振荡剂。不适用于有毛发的部位。

4）油剂：是植物油或植物油和药物混合而成；用于软化和清除痂皮及鳞屑，还可保护和润滑皮肤；适用于渗出不多的急性或亚急性皮炎。

5）酊剂和醑剂：为药物的乙醇溶液或浸液，挥发性药物的乙醇溶液称醑剂，不挥发性药物的乙醇溶液称为酊剂；有消炎、杀菌、止痒等作用，适用于慢性皮炎和瘙痒症等。常用的有樟脑醑、薄荷醑、碘酊及百部酊等。破损皮损及腔口周围忌用。

6）乳剂：为油和水经乳化而成。有油包水型乳剂(脂，W/O)和水包油型乳剂(霜，O/W)；具有保护、润滑皮肤、软化痂皮和消炎等作用，适用于亚急性及慢性皮炎或瘙痒症等。由于其有水相和油相，水溶性和油溶性药物均能加入乳剂使用，故此剂型目前较常用。

7）软膏：为药物(不超过25%)与油脂基质混匀而成，有保护、润滑皮肤和软化痂皮等作用，穿透作用较乳剂强。适用于慢性皮炎。

8）糊剂：为含有25%~50%粉末的软膏，有保护、软化痂皮和收敛消炎等作用，适用于有糜烂结痂的亚急性皮炎。有毛发部位不宜使用。常用的有氧化锌糊和甲紫(龙胆紫)糊等。

9）硬膏：药物溶于或混合于黏着性基质中并涂布在裱褙材料如纸、布或有孔塑料薄膜上而成，常用松香或橡胶为基质，有利于软化角质层使药物易穿透皮肤吸收，适用于慢性局限性浸润肥厚性皮肤病。常用的有肤疾宁硬膏、氧化锌硬膏及中药硬膏等，加热贴敷，1~2天更换一次。糜烂渗出型皮损禁用，有毛发部位不宜使用。

10）涂膜剂：是药物与高分子有机化合物及有机溶剂混合而成的剂型；涂于皮肤后形成一层附着于皮肤的薄膜；有防护、止痒和消炎等作用，适用于慢性皮炎、鸡眼、胼胝等，也用于职业性皮肤病的防护。常用的有哈西奈德(氯氟舒松)涂膜剂等。

11）凝胶剂：是含有明胶、聚乙二醇、丙二醇、纤维素衍生物等物质的半固体制剂，涂于皮肤上能形成一层均匀薄膜，清洁透明，有保护、润泽作用，根据主药的不同性质，可治疗急慢性皮炎等多种皮肤病。

12）气雾剂：在特制容器中装入药液和压缩或液化气体，掀动阀门时药液以雾状喷出，均匀分布于皮损处，便于清洁。可用于治疗急慢性皮炎。

2.外用药物的治疗原则及注意事项

（1）正确选择药物的种类：根据病因、病理变化和自觉症状等选择药物。①化脓性：抗细菌药；②真菌病：抗真菌药；③病毒感染：抗病毒药；④角化不全：角质促成剂；⑤角化过度：角质剥脱剂；⑥变态反应：糖皮质激素或抗组胺药；⑦瘙痒者：止痒剂；⑧渗出者：选择收敛剂。

（2）正确选用剂型：根据临床表现和皮损特点等选择药物。①急性炎症性皮损：仅有红斑、丘疹，无渗液者选用粉剂、洗剂，糜烂、渗液化者选用溶液湿敷；②亚急性炎症性皮损：无渗液选用乳剂、糊剂，少量渗液者选用糊剂、油剂；③慢性炎症：选用乳剂、软膏、硬膏、酊剂、涂膜剂；④单纯瘙痒性皮肤病：酊剂、醑剂、乳剂或振荡剂。

（3）注意事项：①有无药物过敏史，不管对主药或对基质成分过敏者，皆禁用；②告知详细用法，如涂抹、封包、湿敷；③根据年龄、性别、部位而选用，儿童、皮肤细嫩的部分应禁用刺激性强的药物；④浓度应由低到高，常更换；⑤随时注意不良反应的发生，如长期外用糖皮质激素可继发皮肤感染、毛细血管扩张、色素沉着、皮肤萎缩、激素依赖性皮炎等。

二、系统药物治疗

皮肤性病科常用的系统药物治疗包括抗组按药、糖皮质激素、抗生素、抗病毒药物、免疫抑制剂等。

（一）抗组胺药

根据竞争受体的不同，抗组胺药（antihistamine drugs）可分为 H_1 受体阻滞剂和 H_2 受体阻滞剂两大类。H_1 受体主要分布在皮肤、黏膜、血管及脑组织，H_2 受体主要分布于消化道，皮肤微小血管有 H_1、H_2 两种受体存在。

1.H_1 受体阻滞剂　由于有与组胺相同的乙基胺结构，因此能与组胺争夺相应靶细胞上的 H_1 受体，产生抗组胺作用。可以对抗组胺引起的毛细血管扩张、血管通透性增高、平滑肌收缩、呼吸道分泌增加、血压下降等效应，此外尚有一定的抗胆碱及抗 5-羟色胺作用。适用于荨麻疹、药疹、接触性皮炎、湿疹等。

2.H_2 受体阻滞剂　与 H_2 受体有较强的亲和力，可拮抗组胺引起的胃酸分泌，也有一定程度的抑制血管扩张作用和抗雄激素作用。主要药物有西咪替丁（cimetidine）、雷尼替丁（ranitidine）和法莫替丁（famotidine）等。不良反应有头痛、眩晕，长期应用可引起血清转氨酶升高、阳痿和精子减少等，孕妇及哺乳妇女慎用。在皮肤科主要用于慢性荨麻疹、皮肤划痕症等。

（二）糖皮质激素

糖皮质激素（glucocorticoid）具有抗炎、免疫抑制、抗细胞毒、抗休克和抗增生等多种作用。

1.适应证　应用广泛，常用于变应性皮肤病（如药疹、多形红斑、严重急性荨麻疹、变应性休克、接触性皮炎等）、自身免疫性疾病（如系统性红斑狼疮、皮肌炎、系统性硬皮病的急性期、大疱性皮肤病、白塞病等),某些严重感染性皮肤病(如金黄色葡萄球菌烫伤样综合征、麻风反应等)在有效抗生素应用的前提下,也可短期使用。

2.使用方法　应根据不同疾病及个体情况决定糖皮质激素的剂量和疗程。一般成人用量:泼尼松30mg/d以下为小剂量,用于较轻病症(如接触性皮炎、多形红斑、急性荨麻疹等);泼尼松30~60mg/d为中等剂量,多用于自身免疫性皮肤病(如系统性红斑狼疮、皮肌炎、天疱疮、大疱性类大疱疮等);泼尼松60mg/d以上为大剂量,一般用于较严重患者(如严重系统性红斑狼疮、重症天疱疮、重症药疹、中毒性大疱性表皮松解症等)。冲击疗法为一种超大剂量疗法,主要用于激素常规治疗无效的危重患者(如狼疮性脑病等),方法为甲基泼尼松龙0.5~1.0g/d,加入5%或10%葡萄糖液中静脉注射,连用3~5天后用原剂量维持治疗。

自身免疫性皮肤病往往需要使用糖皮质激素数年甚至更长时间,由于剂量较大、疗程较长,应当特别注意不良反应,递减到维持量时可采用每天或隔天晨顿服,以减轻对下丘脑-垂体-肾上腺(HPA)轴的抑制。

糖皮质激素皮损内注射适用于瘢痕疙瘩等,常用1%曲安奈德或泼尼松龙混悬液0.3~1.0mL加等量1%普鲁卡因注射液或2%利多卡因注射液进行皮损内注射,可根据病情重复治疗,但不宜长期反复使用,以免出现不良反应。

3.不良反应　长期大量系统应用糖皮质激素可导致多种不良反应,相对较轻者有满月脸、向心性肥胖、萎缩纹、皮下出血、痤疮及多毛,严重者有诱发或加重糖尿病、高血压、白内障、病原微生物感染(如病毒、细菌、真菌等)、消化道黏膜损害(如糜烂、溃疡或穿孔、消化道出血等)、肾上腺皮质功能减退、水电解质紊乱、骨质疏松、缺血性骨坏死、神经精神系统症状等。在长期应用糖皮质激素过程中,如不适当地停药或减量过快,可导致原发病反复或病情加重,称为反跳现象。

(三)抗生素

1.青霉素类　主要用于革兰阳性(G+)菌感染(如疖、痈、丹毒、蜂窝织炎)和梅毒等,耐酶青霉素(如苯唑西林钠等)主要用于耐药性金黄色葡萄球菌感染,广谱青霉素(如氨苄西林、阿莫西林等)除用于G+菌感染外,尚可用于革兰阴性(G-)杆菌的感染。剂量视病种和具体情况而定。使用前需询问有无过敏史并进行常规皮试。

2.头孢菌素类与碳青霉烯类抗生素　包括一、二、三、四代头孢菌素(如头孢氨苄、头孢呋辛、头孢曲松、头孢吡肟等),碳青霉烯类抗生素目前临床应用较多的如亚胺培南/西司他丁钠、美洛培南等;主要用于耐青霉素的金黄色葡萄球菌和某些G-杆菌的感染。对青霉素过敏者应注意与本类药物的交叉过敏。

3.氨基糖苷类　为广谱抗生素,包括链霉素、庆大霉素、阿米卡星等,主要用于G-杆菌和耐酸杆菌的感染。此类药物有耳、肾毒性,临床应用需加以注意。

4.糖肽类　包括万古霉素和替考拉宁。万古霉素是目前唯一肯定有效的治疗甲氧西林耐药金黄色葡萄球菌(MRSA)的药物。主要用于多重耐药的MRSA,具有肾毒性。

5.四环素类　包括四环素、米诺环素等;主要用于痤疮,对淋病、生殖道衣原体感染也有效。儿童长期应用四环素可使牙齿黄染,米诺环素可引起眩晕。

6.大环内酯类　包括红霉素、罗红霉素、克拉霉素、阿奇霉素等;主要用于淋病、生殖道衣原体感染等。

7.喹诺酮类　包括环丙沙星、氧氟沙星等;主要用于细菌性皮肤病、支原体或衣原体感染。

8.磺胺类　包括复方新诺明等;对细菌、衣原体、奴卡菌有效。

9.抗结核药　包括异烟肼、利福平、乙胺丁醇等;除对结核杆菌有效外,也用于治疗某些非结核分枝杆菌感染。此类药物往往需联合用药和较长疗程。

10.抗麻风药　包括氨苯砜、利福平、氯法齐明、沙利度胺等。氨苯砜也可用于疱疹样皮炎、变应性皮肤血管炎、结节性红斑、扁平苔藓等,不良反应有贫血、粒细胞减少、高铁血红蛋白血症等。沙利度胺对麻风反应有治疗作用,还可用于治疗红斑狼疮、结节性痒疹、变应性皮肤血管炎等,主要不良反应为致畸和周围神经炎。

11.其他　甲硝唑、替硝唑除治疗滴虫病外,还可治疗蠕形螨、淋菌性盆腔炎和厌氧菌感染,此外克林霉素、磷霉素、多粘菌素等均可根据病情选用。

(四)抗病毒药物

1.核苷类抗病毒药　阿昔洛韦(acyclovir,ACV)可在病毒感染的细胞内与脱氧核苷竞争病毒胸腺嘧啶核苷激酶或细胞激酶,药物被磷酸化成活化型阿昔洛韦三磷酸酯,作为病毒 DNA 复制的底物与脱氧鸟嘌呤三磷酸酯竞争病毒 DNA 聚合酶,从而抑制病毒 DNA 的合成;主要用于单纯疱疹病毒、水痘-带状疱疹病毒感染等;不良反应有静脉炎、暂时性血清肌酐升高,肾功能不全患者慎用。其他常用的核苷类药物还有伐昔洛韦(valaciclovir,VACV)、泛昔洛韦(famciclovir,FCV)、更昔洛韦(ganciclovir,GCV)等。

2.利巴韦林(ribavirin)　又称病毒唑(virazole),是一种广谱抗病毒药物,主要通过干扰病毒核酸合成而阻止病毒复制,对多种 DNA 病毒和 RNA 病毒有效。可用于疱疹病毒等的治疗。不良反应为口渴、白细胞减少等,妊娠早期禁用。

3.阿糖腺苷(vidarabine)　通过抑制病毒 DNA 多聚酶抑制 DNA 病毒的合成;可用于疱疹病毒、巨细胞病毒感染及传染性单核细胞增多症等。成人剂量 10~15mg/(kg·d)每天 1 次静脉注射,疗程 10 天。不良反应有恶心、呕吐、腹痛、腹泻等胃肠道反应,停药后逐渐消失。

(五)抗真菌药物

1.灰黄霉素(griseofulvin)　能干扰真菌 DNA 合成,同时可与微管蛋白结合,阻止真菌细胞分裂,对表皮癣菌有抑制作用;主要用于头癣治疗;不良反应有胃肠道不适、头晕、光敏性药疹、白细胞减少及肝损害等,近年来已较少应用。

2.多烯类药物(polyene)　该类药物能与真菌胞膜上的麦角固醇结合,使胞膜形成微孔,改变细胞膜的通透性,引起细胞内物质外渗,导致真菌死亡。

(1)两性霉素 B(amphotericin B):广谱抗真菌药,对多种深部真菌抑制作用较强,但对表皮癣菌抑制作用较差。成人剂量为 0.1~0.7mg/(kg·d)静脉注射,最高剂量不超过

1mg/(kg·d)。不良反应有寒战、发热、恶心呕吐、肾损害、低血钾和静脉炎等。

（2）制霉菌素（nystatin）：对念珠菌和隐球菌有抑制作用，主要用于消化道念珠菌感染。有轻微胃肠道反应。成人剂量为200万~400万U/d，分3~4次口服。混悬液（10万U/mL）可用于小儿鹅口疮，局部外用或含漱，每天3~4次，疗程7~10天。还可制成软膏、栓剂等外用。

3.5-氟胞嘧啶（5-fluorocytosine，5-FC） 是人工合成的抗真菌药物，可干扰真菌核酸合成，口服吸收好，可通过血脑屏障。用于隐球菌病、念珠菌病、着色真菌病。有恶心、食欲缺乏、白细胞减少等不良反应，肾功能不良者慎用。

4.唑类（azole） 为人工合成的广谱抗真菌药，主要通过抑制细胞色素P450依赖酶，干扰真菌细胞的麦角固醇合成，导致麦角固醇缺乏，使真菌细胞生长受到抑制，对酵母菌、丝状真菌、双相真菌等均有较好的抑制作用。外用种类有克霉唑（clotrimazole）、咪康唑（miconazole）、益康唑（econazole）、联苯苄唑（bifonazole）等。内服种类主要如下。

（1）酮康唑（ketoconazole）：可用于系统性念珠菌感染、慢性皮肤黏膜念珠菌病、泛发性体癣、花斑糠疹等。有较严重的肝毒性，目前已较少应用。

（2）伊曲康唑（itraconazole）：三唑类广谱抗真菌药，有高度亲脂性、亲角质的特性，口服或静脉给药，在皮肤和甲中药物浓度超过血浆浓度，皮肤浓度可持续数周，甲浓度可持续6~9个月。主要用于甲真菌病、念珠菌病、隐球菌病、孢子丝菌病、着色真菌病和浅部真菌病等。不良反应主要为恶心、头痛、胃肠道不适和转氨酶升高等。

（3）氟康唑（fluconazole）：可溶于水的三唑类抗真菌药物，不经肝代谢，90%以上由肾排泄，可通过血脑屏障，作用迅速。主要用于肾及中枢神经系统等深部真菌感染。不良反应有胃肠道反应、皮损、肝功能异常、低钾、白细胞减少等。

5.丙烯胺类（allylamine） 特比萘芬（terbinafine）能抑制真菌细胞膜上麦角固醇合成中所需的角鲨烯环氧化酶，达到杀灭和抑制真菌的作用，口服吸收好，作用快，有较好的亲脂和亲角质性。主要用于甲真菌病和角化过度型手癣，对念珠菌及酵母菌效果较差，主要不良反应为胃肠道反应。

6.其他 碘化钾（potassium iodide）为治疗孢子丝菌病的首选药物。常见不良反应为胃肠道反应，少数患者可发生药疹。

（六）维A酸类药物

维A酸类药物（retinoids）是一组与天然维生素A结构类似的化合物，可调节上皮细胞和其他细胞的生长和分化，对某些恶性细胞生长有抑制作用，还可调节免疫和炎症过程等。主要不良反应有致畸、高甘油三酯血症、高血钙、骨骼早期闭合、皮肤黏膜干燥、肝功能异常等。根据分子结构的不同可分为三代。

1.第一代 是维A酸的天然代谢产物，主要包括全反式维A酸（all-trans retinoic acid）、异维A酸（isotretinoin）和维胺脂（viaminate）。后两者对寻常型痤疮、掌跖角化病等有良好疗效。成人剂量为异维A酸0.5~1.0mg/(kg·d)，分2~3次口服；维胺脂50~150mg/d，分2~3次口服。

2.第二代　为单芳香族维 A 酸,主要包括阿维 A 酯(etretinate)、阿维 A 酸(acitretin)及维 A 酸乙酰胺的芳香族衍生物。阿维 A 酯主要用于重症银屑病、各型鱼鳞病、掌跖角化病等,与糖皮质激素、光化学疗法(PUVA)联用可用于治疗皮肤肿瘤。成人剂量为 0.5~1mg/(kg·d),分 2~3 次口服,最大剂量不宜超过每天 75mg;阿维 A 酸为阿维 A 酯的换代产品,用量较小,半衰期较短,因而安全性显著提高,成人剂量为 10~30mg/d,随餐服用。本组药物不良反应比第一代维 A 酸轻,疗程视疗效及患者耐受程度而定。

3.第三代　为多芳香族维 A 酸,其中芳香维 A 酸乙酯(arotinoid)可用于银屑病、鱼鳞病、毛囊角化病等,成人剂量为 0.03mg/d,晚餐时服,维持量为 0.03mg,隔天 1 次。阿达帕林(adapalene)和他扎罗汀(tazarotene)为外用制剂,可用于治疗痤疮和银屑病。

(七)免疫抑制剂

免疫抑制剂为一类非特异性抑制机体免疫功能的药物,常与糖皮质激素联用治疗系统性红斑狼疮、皮肌炎、天疱疮、大疱性类天疱疮等,以增强疗效,有助于激素减量及减少不良反应,也可单独应用。本组药物不良反应较大,包括胃肠道反应、骨髓抑制、肝损害、诱发感染、致畸等,故应慎用,用药期间应定期监测。

1.环磷酰胺(cyclophosphamide,CTX)　属烷化剂类,可抑制细胞生长、成熟和分化,对 B 淋巴细胞的抑制作用更强,因此对体液免疫抑制明显。主要用于红斑狼疮、皮肌炎、天疱疮、变应性皮肤血管炎、原发性皮肤 T 细胞淋巴瘤等。成人剂量为 2~3mg/(kg·d)口服,疗程 10~14 天,或 500mg/m² 体表面积每周 1 次静脉注射,2~4 周为 1 个疗程,治疗肿瘤的用药总量为 10~15g,治疗自身免疫病的用药总量 6~8g。为减少对膀胱黏膜的毒性,用药期间应大量饮水。

2.硫唑嘌呤(azathioprine,AZP)　本药在体内代谢形成 6-巯基嘌呤,后者对 T 淋巴细胞有较强抑制作用。可用于治疗天疱疮、大疱性类天疱疮、红斑狼疮、皮肌炎等。成人剂量为 50~100mg/d 口服,可逐渐加至 2.5mg/(kg·d),以发挥最佳疗效。

3.甲氨蝶呤(methotrexate,MTX)　为叶酸代谢拮抗剂,能与二氢叶酸还原酶结合,阻断二氢叶酸还原成四氢叶酸,干扰嘌呤和嘧啶核苷酸的生物合成,使 DNA 合成受阻,从而抑制淋巴细胞或上皮细胞的增生。主要用于治疗红斑狼疮、天疱疮、重症银屑病等。成人剂量 5~10mg/d,每天 1 次口服,每周 1~2 次,一疗程安全量 50~100mg。

4.环孢素 A(cyclosporin A,CsA)　是由 11 个氨基酸组成的环状多肽,可选择性抑制 T 淋巴细胞。主要用于抑制器官移植后排异反应,还用于治疗红斑狼疮、天疱疮、重症银屑病等。成人剂量为 12~15mg/(kg·d)口服,1~2 周后逐渐减量至维持剂量 5~10mg/(kg·d)口服,或 3~5mg/(kg·d)静脉注射。

5.他克莫司(tacrolimus)　作用机制类似环孢素,作用为其 10~100 倍,可用于治疗特应性皮炎、红斑狼疮和重症银屑病等。成人剂量为 0.3mg/(kg·d),分 2 次口服,2~4 周为 1 个疗程,或 0.075~0.1mg/(kg·d)静脉注射。

6.霉酚酸酯(mycophenolate,MMF)　是霉酚酸的 2-乙基酯类衍生物,为高效、选择性、非竞争性、可逆性的次黄嘌呤单核苷酸脱氢酶(IMPDH)抑制剂,可抑制鸟嘌呤核苷酸的经典合成途径。MMF 对淋巴细胞具有高度选择作用,可用于治疗活动性狼疮性肾炎、类风湿关节炎等自身免疫性疾病及血管炎等,成人剂量 1~2g/d,疗程视病种及病变程度而定。

(八)免疫调节剂

免疫调节剂能调节机体的非特异性和特异性免疫反应,使不平衡的免疫反应趋于正常。主要用于病毒性皮肤病、自身免疫性疾病和皮肤肿瘤等的辅助治疗。

1.干扰素(interferon,IFN)　是病毒或其诱导剂诱导人体细胞产生的一种糖蛋白,有病毒抑制、抗肿瘤及免疫调节作用。目前用于临床的人干扰素有 α-干扰素(白细胞干扰素)、β-干扰素(成纤维细胞干扰素)、γ-干扰素(免疫干扰素)。可肌内注射、局部注射或外用,疗程根据病种而定。可有流感样症状、发热和肾损害等不良反应。

2.卡介菌(bacillus calmette-guerin,BCG)　是牛结核杆菌的减毒活菌苗,目前使用的是去除菌体蛋白后提取的菌体多糖,可增强机体抗感染和抗肿瘤能力。

3.左旋咪唑(levamisole)　能增强机体的细胞免疫功能,调节抗体的产生。成人剂量为 100~250mg/d,分 2~3 次口服,每 2 周连服 3 天为 1 个疗程,可重复 2~3 个疗程。可有恶心、皮肤瘙痒、粒细胞和血小板减少等不良反应。

4.转移因子(transfer factor)　是抗原刺激免疫活性细胞释放出来的一种多肽,可激活未致敏淋巴细胞,并能增强巨噬细胞的功能。

5.胸腺素(thymosin)　胸腺因子 D 是从胸腺提取的多肽,对机体免疫功能有调节作用。

6.静脉注射免疫球蛋白(intravenous immunoglobulin,IVIg)　大剂量 IVIg 可阻断巨噬细胞表面的 Fc 受体、抑制补体损伤作用、中和自身抗体、调节细胞因子的产生;可治疗皮肌炎等自身免疫性疾病及重症变应性疾病如重症药疹等。成人剂量为 400mg/(kg·d),连用 3~5 天,必要时 2~4 周重复 1 次。不良反应较小,少数患者有一过性头痛、背痛、恶心、低热等。

(九)维生素类药物

1.维生素 A(vitamin A)　可维持上皮组织正常功能,调节人体表皮角化过程。可用于治疗鱼鳞病、毛周角化症、维生素 A 缺乏病等。成人常用 7.5 万 U/d,分 3 次服。儿童视病种、病情而定。长期服用应注意对肝脏损害。

2.β-胡萝卜素(β-carotene)　为维生素 A 的前体物质,可吸收 360~600nm 的可见光,抑制光激发卟啉后产生的自由基,因此具有光屏障作用。可用于治疗卟啉病、多形性日光疹、日光性荨麻疹、盘状红斑狼疮等。成人常用剂量 30~200mg/d,分 3 次服,一疗程 8 周。长期服用可发生皮肤黄染。

3.维生素 C(vitamin C)　可降低毛细血管通透性,此外还是体内氧化还原系统的重要成分;主要用于变应性皮肤病、慢性炎症性皮肤病、色素性皮肤病等的辅助治疗。成人剂量 0.3~1.5g/d,分 3 次口服,静脉注射可 1~3g/d。

4.维生素 E(vitamin E)　有抗氧化、维持毛细血管完整性、改善周围循环等作用,缺乏时细胞膜通透性、细胞代谢、形态功能均可发生改变,大剂量维生素 E 可抑制胶原酶活性。主要用于血管性皮肤病、色素性皮肤病、卟啉病等的辅助治疗。

5.烟酸(nicotinic acid)和烟酰胺(nicotinamide) 烟酸在体内转化为烟酰胺,参与辅酶Ⅱ组成,并有扩张血管作用;主要用于治疗烟酸缺乏症,也可用于光线性皮肤病、冻疮、大疱性类天疱疮等的辅助治疗。常用量为 150~300mg/d,分 3 次口服。

6.其他维生素 维生素 K 为合成凝血酶原所必需,可用于出血性皮肤病、慢性荨麻疹等的治疗;维生素 B_6 为肝辅酶的重要成分,可用于脂溢性皮炎、痤疮、脱发等的辅助治疗;维生素 B_{12} 为体内多种代谢过程的辅酶,可用于带状疱疹后神经痛、银屑病、扁平苔藓等的辅助治疗。

(十)生物制剂

生物制剂指从活的生物或其产物中合成的药物、疫苗或抗毒素,用于诊断、预防或治疗的制剂。目前上市的产品主要有抗 α-肿瘤坏死因子抗体(TNF-α blockers),如阿法赛特(alefacept)、依那西普(etanercept)、依法利珠单抗(efalizumab)、阿达木单抗(adalimumab)、英夫利昔单抗(infliximab)等,通过抑制活化 T 淋巴细胞,拮抗 TNF-α 活性等途径来降低和阻断炎症反应,用以治疗或辅助治疗重症及关节病型银屑病。常见不良反应有头痛、寒战、发热、上呼吸道感染等。严重感染、结核病、肿瘤、心衰、多发性硬化及其他脱髓鞘神经疾病患者,儿童等禁用,长期的安全性和不良反应尚需进一步观察。

三、物理治疗

(一)电疗法

1.电解术(electrolysis) 用电解针对较小的皮损进行破坏,一般用 6V、1.5mA 的直流电。适用于毛细血管扩张和脱毛。

2.电干燥术(electrodesiccation) 也称为电灼术,一般用较高电压、较小电流强度的高频电源对病变组织进行烧灼破坏。适用于较小的表浅性损害如寻常疣、化脓性肉芽肿等。

3.电凝固术(electrocoagulation) 一般用比电干燥术电压低、电流强度大的高频电源,可使较大较深的病变组织发生凝固性坏死。适用于稍大的良性肿瘤或增生物。

4.电烙术(electrocautery) 用电热丝对皮损进行烧灼破坏。适用于各种疣和较小的良性肿瘤。

(二)光疗法

1.红外线(infrared ray) 其能量较低,组织吸收后主要产生热效应,有扩张血管、改善局部血液循环和营养、促进炎症消退、加速组织修复等作用。适用于皮肤感染、慢性皮肤溃疡、冻疮、多形红斑、硬皮病等。

2.紫外线(ultraviolet ray) 分为短波紫外线(UVC,波长 180~280nm)、中波紫外线(UVB 波长 280~320nm)和长波紫外线(UVA,波长 320~400nm)。UVB 和 UVA 应用较多,具有加速血液循环、促进合成维生素 D、抑制细胞过度生长、镇痛、止痒、促进色素生成、促进上皮再生、免疫抑制等作用。适用于玫瑰糠疹、银屑病、斑秃、慢性溃疡、痤疮、毛囊炎、疖病等。照射时应注意对眼睛的防护,光敏感者禁用。

（1）光化学疗法（psoralen-ultraviolet A,PUVA）:是内服或外用光敏剂后照射 UVA 的疗法,原理为光敏剂在 UVA 照射下与 DNA 中胸腺嘧啶形成光化合物,抑制 DNA 的复制,从而抑制细胞增生和炎症。一般方法为口服 8-甲氧补骨脂素（8-methoxypsoralen,8-MOP）0.6mg/kg,2 小时后或外用 0.1%~0.5% 8-MOP 酊剂,0.5~1 小时后进行 UVA 照射。一般先由 0.3~0.5 倍的最小光毒量开始,一般为 0.5~1J/cm² 后逐渐增加,每周3次,大部分皮损消退后次数逐渐减少,部分患者需维持治疗。适用于银屑病、白癜风、原发性皮肤 T 细胞淋巴瘤、斑秃、特应性皮炎等。不良反应包括白内障、光毒性反应、皮肤光老化、光敏性皮损等,长期应用有致皮肤肿瘤的可能。禁忌证包括白内障、肝病、卟啉病、着色性干皮病、红斑狼疮、恶性黑素瘤、儿童及孕妇等。治疗期间禁食酸橙、香菜、芥末、胡萝卜、芹菜、无花果等,禁用其他光敏性药物或与吩噻嗪类药物同服。

（2）窄谱 UVB（narrow-band UVB）:波长为 311nm 左右的 UVB,波长范围较窄,从而防止了紫外线的许多不良反应,治疗作用相对增强。窄谱 UVB 是治疗银屑病、白癜风、特应性皮炎、早期原发性皮肤 T 细胞淋巴瘤等的最佳疗法之一,治疗白癜风有效率达75%以上,比 PUVA 疗法更有效,不良反应很少。

（3）UVA1 疗法:340~400nm 的 UVA 称为 UVA1,主要用于治疗特应性皮炎,对硬皮病亦有效。

3.光动力疗法（photodynamic therapy,PDT）　原理是光敏剂进入体内并在肿瘤组织中聚集,在特定波长的光或激光照射下被激发,产生单态氧或其他自由基,造成肿瘤组织坏死,而对正常组织损伤降至最低。皮肤科应用最多的光敏剂是 5-氨基酮戊酸（5-aminolevulinic acid,ALA）,是一种卟啉前体,一般外用后 3~4 小时照射。常用光源有氦氖激光、氩离子染料激光（630nm）、非连续性激光（可用 505nm、580nm、630nm）、脉冲激光（金蒸气激光）等。适应证有 Bowen 病、基底细胞癌、鳞状细胞癌等皮肤肿瘤。不良反应为局部灼热感、红斑、疼痛。

（三）微波疗法

微波疗法（microwave）可使组织中电解质偶极子、离子随微波的频率变化而发生趋向运动,在高速振动中互相摩擦产生热效应和非热效应。适用于各种疣、皮赘、血管瘤、淋巴管瘤、汗管瘤等的治疗。

（四）冷冻疗法

冷冻疗法（cryotherapy）是利用制冷剂产生低温使病变组织坏死达到治疗目的,细胞内冰晶形成、细胞脱水、脂蛋白复合物变性及局部血液循环障碍等是冷冻的效应机制。冷冻剂主要有液氮（-196℃）、二氧化碳雪（-70℃）等,以前者最为常用。可选择不同形状、大小的冷冻头进行接触式冷冻,亦可用喷射式冷冻,冻后可见局部组织发白、肿胀,1~2 天可发生水疱,然后干燥结痂,1~2 周脱痂。适用于各种疣、化脓性肉芽肿、结节性痒疹、瘢痕疙瘩、表浅良性肿瘤等,不良反应有疼痛、继发感染、色素变化等。

(五)激光

激光(laser)的特点是单色性、方向性好、相干性强和功率高。近年来皮肤科激光治疗进展迅速,不断有新型激光开发成功,用于治疗太田痣、文身、除皱和嫩肤等。皮肤科常用的激光主要有以下几类。

1.激光手术　用二氧化碳激光器等发生高功率激光破坏组织。适用于寻常疣、尖锐湿疣、跖疣、鸡眼、化脓性肉芽肿及良性肿瘤等。

2.激光理疗　氦氖激光和砷化镓半导体激光可促进炎症吸收和创伤修复。适用于毛囊炎、疖肿、甲沟炎、带状疱疹、斑秃、皮肤溃疡等。

3.选择性激光　近年来根据"选择性光热解"理论,激光治疗的选择作用得到明显提高。如果脉冲时间短于靶组织的热弛豫时间(即靶组织吸收光能后所产生的热能释放50%所需要的时间),可使热能仅作用于靶组织,而不引起相邻组织的损伤,从而提高治疗的选择作用。

4.光子嫩肤技术　是一种使用连续的强脉冲光子技术的非剥脱性疗法,可消除细小皱纹、去除毛细血管扩张、色素斑。适应证可分为Ⅰ型和Ⅱ型:Ⅰ型光嫩肤术适用于治疗光损伤(如日光损伤、色素沉着、雀斑)、良性血管性病变、皮肤异色症及其他治疗术产生的红斑等;Ⅱ型光嫩肤术适合于治疗涉及真皮变化的皮肤损伤(如毛孔粗大、弹性组织变性和皱纹)。

(六)水疗法

水疗法(hydrotherapy)也称浴疗,是利用水的温热作用和清洁作用,结合药物药效治疗皮肤病。常见的有淀粉浴、温泉浴、人工海水浴、高锰酸钾浴、中药浴等。适用于银屑病、慢性湿疹、瘙痒症、红皮病等。

(七)放射疗法

放射疗法(radiotherapy)是用射线照射治疗疾病的方法,皮肤科常用的放射源有浅层X线、电子束和核素,X线疗法现已很少应用。浅层电子束结合局部手术等综合措施治疗瘢痕疙瘩有效。核素疗法主要用^{32}P和^{90}Sr做局部敷贴治疗,适应证包括各种增殖性皮肤病如血管瘤(特别是草莓状和海绵状血管瘤)、瘢痕疙瘩、恶性肿瘤(如基底细胞上皮瘤、鳞状细胞癌、原发性皮肤T细胞淋巴瘤等),也可用于脱毛、止汗等。在阴囊、胸腺、甲状腺、乳腺等部位进行治疗时,一定要注意保护腺体。

四、皮肤外科治疗

可用于皮肤肿瘤切除、皮肤创伤清理、活体组织取材、改善或恢复皮肤异常功能及美容整形。常用的皮肤外科手术如下。

1.切割术　局部切割可破坏局部增生的毛细血管及结缔组织。适用于酒渣鼻,尤其是毛细血管扩张明显和鼻赘期更佳。

2.皮肤移植术(skin transplantation)　包括游离皮片移植术、皮瓣移植术和表皮移植。游离皮片有表层皮片(厚度约0.2mm,含少许真皮乳头)、中厚皮片(约为皮肤厚度的1/2,

含表皮和部分真皮)和全层皮片(含真皮全层);适用于烧伤后皮肤修复、表浅性皮肤溃疡、皮肤瘢痕切除后修复等。皮瓣移植因为将相邻部位的皮肤和皮下脂肪同时转移至缺失部位,有血液供应,故易于成活,适用于创伤修复、较大皮肤肿瘤切除后修复等。自体表皮移植为用负压吸引法在供皮区和受皮区吸引形成水疱(表皮下水疱),再将供皮区疱壁移至受皮区并加压包扎,适用于白癜风、无色素痣的治疗。

3.毛发移植术(hair graft) 包括钻孔法、自体移植法、头皮缩减术、条状头皮片、带蒂皮瓣和组织扩张术与头皮缩减术的联用等。适用于修复雄激素性秃发等。

4.体表外科手术 用于活检、皮肤肿瘤及囊肿的切除、脓肿切开引流、拔甲等。

5.腋臭手术疗法 适用于较严重腋臭。有三种手术方法。

(1)全切术:切除全部腋毛区的皮肤,适用于腋毛范围较小者。

(2)部分切除加剥离术:切除大部分腋毛区皮肤,周围剩余腋毛区用刀沿真皮下分离,破坏顶泌汗腺导管和腺体,然后缝合皮肤。

(3)剥离术:沿腋窝的皮纹切开皮肤3~4cm,用刀将腋毛区真皮与皮下组织分离,破坏所有的顶泌汗腺导管和腺体,然后缝合。此术后瘢痕小,对特殊工种患者较合适。

6.皮肤磨削术(dermabrasion) 利用电动磨削器或微晶体磨削皮肤,达到消除皮肤凹凸性病变的目的。适用于痤疮和其他炎症性皮肤病遗留的小瘢痕、雀斑、粉尘爆炸着色等。瘢痕体质者禁用。

7.Mohs外科切除术(Mohs micrographic surgery) 将切除组织立即冰冻切片进行病理学检查,以决定进一步切除的范围。适用于体表恶性肿瘤(如基底细胞上皮瘤、鳞状细胞癌)的切除,根治率可达98%以上。

第三章　皮肤美容

第一节　美容医学

美容医学是指运用手术、药物、医疗器械及其他具有创伤性或者侵入性的医学技术方法对人的容貌和人体各部位形态进行修复与再塑的医学科学。它包括美容外科学、美容牙科学、美容眼科学、美容皮肤科学和美容中医学等。

一、美容皮肤科学

皮肤科学是临床医学领域里的一门重要学科,随着科学技术的进步和社会发展的需要,在这门学科中逐渐孕育出新的分支学科,美容皮肤科学(cosmetic dermatology)就是其中一个代表。随着美容医学的发展,当代中国美容皮肤科学的萌芽始于 20 世纪 70 年代初期,兴起于 20 世纪 80 年代中后期,至 90 年代已初步形成。

国内美容皮肤科学是祖国传统医学美容精华、医学美学、皮肤科学与先进美容技术相结合的产物,是我国几代美容皮肤科学先辈和广大美容工作者经过多年艰苦卓绝努力的硕果。美容皮肤科学以医学美学为指导,皮肤科学为基础,吸收了中医皮肤美容、皮肤外科、美容医学其他分支学科的临床实践经验及各种行之有效的物理、化学与药物美容和心理美容等技术的丰富养料,使之有了新的内涵,基础研究和临床实施范围也在不断扩展和延伸。从治疗手段上分为美容皮肤内科和美容皮肤外科。

近几年来,有关美容皮肤科学的学科概念、体系结构的研究日趋活跃,其相关事业也有较大发展,在全国各级医疗机构中普遍建立了医学美容专科,皮肤美容专科也占有很大比例;专业著作及教材相继出版,美容皮肤科学的专业教育也在全国各高、中等医药院校迅速发展,这些均有力地推动着美容皮肤科学的进步和完善,并逐步成为一门独立的医学分支学科。

二、美容皮肤科学的学科概念及性质

医学美学专家赵家耀在 1996 年由上海科学技术出版社出版、张其亮主编的《医学美容学》中论述我国现代医学美容学的兴起与现状时,首次使用"美容皮肤科学"一词,1998 年向雪岑在国内第一部《美容皮肤科学》专著中指出,美容皮肤科学是一门以医学美学为指导,皮肤科学为基础,研究人体皮肤的机能与结构,维护、改善、修复和塑造人体皮肤的健康与美的规律的美容医学分支学科。它是美学、美容学、皮肤科学三者有机结合的产物,目的是提高人的生命活力美感,提高人的生命质量、生存质量和生活质量。作者同时还初步论述了美容皮肤科学的性质、研究对象、任务和实施范围及学科体系建构模式,其后还有多位学者论述了这个问题。

三、美容皮肤科学与皮肤科学的学科关系

如前所述,美容皮肤科学源于皮肤科学。皮肤科学的基础理论、基本诊疗技术与方法,是美容皮肤科学的医学基础;因此,美容皮肤科学与皮肤科学有着共同的研究对象——人体皮肤及其附属器;美容皮肤科学与皮肤科学有着共同的学科目标——维护人体皮肤乃至人体整体之健康;美容皮肤科学与皮肤科学有着共同的学科基础——医学基础。

两者均属于医学范畴中的一个领域或分支学科,在临床实施方面也有许多相同之处。但美容皮肤科又有别于皮肤科学。美容皮肤科学主要研究如何维护人体皮肤的正常功能和损容性皮肤病对人体容貌美、形体美、心理方面及社会适应能力等的影响,把去除疾病、调整皮肤的功能与结构、提高心理素质,维护、改善、修复和塑造人体皮肤乃至人体整体之健美,以提高人的生命活力美感、提高生命质量与生存质量为其主要实施目标,在诊疗手段方面也更加丰富和灵活。而皮肤科学则侧重研究皮肤及与皮肤相关疾病病因、病理及其发生和发展规律,并且以内科诊疗技术为主。

皮肤科学是临床医学领域中的一门重要学科,美容皮肤科学吸收了十多年来发展起来的皮肤外科学、护理美容学、人体皮肤美学、心理学、伦理学、行为学、物理学、药物学与化学等学科中丰富的养料,而使其有了新的内涵,故成为美容医学的重要组成部分。美容皮肤科学源于皮肤科学,皮肤科学是美容皮肤科学的母体学科,两个学科的交叉与互补,必将在医学整体发展中取得相得益彰的效果。

第二节　人体皮肤美学

一、人体皮肤的美学要素

(一)色泽

皮肤的色泽是视觉审美的重要特征。皮肤色泽的变化,可以引起视觉审美心理的强烈反映。皮肤的色泽往往随着民族、性别、年龄、职业等的差异而不同。例如,黄种人的肤色在正常情况下,微红稍黄是最健美的肤色。若皮肤黄染则可能是肝炎或胆道阻塞的表现;若面部呈现蓝灰色或铅灰色斑疹,可能是长期使用含重金属的化妆品而引起的皮肤慢性中毒;若鼻翼两侧或面颊部出现对称蝶翼状褐色斑疹则是黄褐斑的典型表现。

(二)光泽

皮肤的光泽是具有生命活力的体现,而没有生命活力从根本上讲就不存在人体美。皮肤不仅仅是有机状态的外显,它的形态反映了埋藏在深层的组织器官的结构与功能状态。当皮肤容光焕发时则给人一种精神饱满而自信的感觉,同时也向人们传递着光泽的皮肤下那肌肤的柔嫩与生命活力的质感;若皮肤晦暗无泽,则可能是情绪、精神、心理等因素的影响,或是肝肾功能的低下,或是皮肤慢性中毒的表现,或是化妆品的滥用等。

(三)滋润

滋润是皮肤代谢功能良好的标志。它所展示出的皮肤的细腻、柔嫩、光滑和富有弹性等特征,是性激素代谢良好的反映。性激素代谢的好坏除与年龄、遗传、健康状况有关外,更为令人关注的是心理状态是否良好、情绪是否稳定、性生活是否美满。良好的情绪和心理状态及美满和谐的性生活是促进腺垂体分泌性激素的重要因素。当性激素与皮肤及其附属器内的特异受体相结合时,可促进皮肤细胞生成透明脂酸,从而使皮肤保持滋润并促进其对营养物质及微量元素的吸收。因此,皮肤的滋润与否,是皮肤和腺垂体代谢功能的反映与心境状态真实的描写。

(四)细腻

细腻的皮肤无论是从视觉还是从触觉的角度来讲,都给人以无限的美感。那细浅的皮沟、小而平整的皮丘、细小的汗腺孔和毛孔、多姿多彩的皮纹给人体披上了美丽的霓裳。细腻的皮肤传递着青春、传递着美丽、传递着人体基因的密码、传递着生命美感的信息。因此,细腻的皮肤是皮肤美学特点的重要表征之一。

(五)弹性

具有弹性的皮肤坚韧、柔嫩、富有张力。它表明皮肤的含水量适中、血液循环良好、新陈代谢旺盛,它展示的是具有诱人的魅力——质感与动感。质感是通过触觉、视觉去判断皮肤的软硬度,是一个具有高层次美的意识,是人体形态美的神韵。而动感则是运动的升华,包括皮肤的运动与动势。它体现了人体皮肤自然的力学平衡达到了一定的完美境态,所产生的动感,也是人体各种力的一种合力。动势,是一种视觉感受,通过皮肤的动势信号,引起大脑枕叶视觉皮质中枢的移行区将信号传递给颞叶听觉皮质中枢或其他感觉中枢而产生的触觉,为人体增添了无尽的美感信息。当皮肤的结构发生了改变,如长期使用某些化妆品和类固醇皮质激素而引起的皮肤萎缩,使得皮肤变薄、胶原纤维及弹力纤维减少,并可伴有毛囊、皮脂腺和汗腺的萎缩或减少,或因炎症浸润、组织增生等病理改变而使皮肤的弹性降低,就会影响人体皮肤的审美。

(六)体味

体味是指人体反映出来的种种气息。体味主要是由皮肤的分泌物所产生,有的也可由呼吸道、消化道、尿道、阴道等的分泌物或排泄物所产生,人的体味是这些气息的总和。体味往往因人而异,不同的体味传递着不同的人体信息。根据其特点,笔者将其分为生理性、病理性、情感性三类。人体的生理性体味是人体健康的信息反映,如女性在月经期、妊娠期时顶泌汗腺分泌活跃,分泌物的气味也最浓。人体的病理性气味则是人体疾病状态的信息反映,如糖尿病患者往往释放一种"烂苹果"的气味;消化不良者往往会释放出一种酸性气味;肝性脑病患者则释放出"肝腥味";而尿毒症患者释放出的是"氨"气味。但有时人的体味也可因某些特殊的情感变化而变化。在情绪高昂时,分泌物会释放得更多、更浓烈,恋人们正是为这种特殊的、浓烈的体味之香而神往。由此可见,人的体味美也是一种生命信息的传递、人体情感的流露和人体语言的交流。笔者试称这类体味为"情感性体味"。

(七)表情

由于面部表情肌位置较浅,一般起于骨面,止于真皮乳头,大部属随意肌。当其运动时直接牵拉皮肤,使面部呈现各种表情。表情肌受情绪支配,对外来刺激反应快,不通过思考就能产生各种表情。如在疼痛时,眉间肌收缩可看到"紧锁眉头"的"川"字纹;欢乐时,颧肌上提可看到嘴角上翘"喜悦"的成分。通过面部表情的流露,可以反映人体内在思想品格、情感意志、智慧才能及气质与风度。例如,米洛斯的"维纳斯"尽管双臂残缺,却更显示出了她的稳重、深沉与亲切,她那安详自信的眼神、稍露微笑的嘴唇、婀娜多姿的"S"形体态,体现着内在的教养和崇高的美德,为所有时代的人们所公认、所赞美,从而勾起人们心灵的回荡,舒展人们情感的翅膀。

(八)结构与功能

人体皮肤的结构与功能的完美,是自然事物中发展到最高阶段的人体之美,是人体皮肤所具有的自然属性,它的解剖结构与生理功能特点,是大自然赐给人类的最崇高的美。皮肤的结构美,体现着人体旺盛而强健的原本生命力。皮肤的功能美,蕴涵着人的优美与崇高的本质力量,那就是它保护皮下组织和器官免受外界伤害,调节体温,吸收水分及脂溶性物质,分泌汗液和排泄皮脂,参与机体代谢及传递人体皮肤美感信息等生理功能和审美功能。应该说皮肤的结构与功能美,是审美对象的感性形式和精神内涵的完美统一。

健美的皮肤下不仅仅是单纯生理意义上的健康观,同时也是人体审美文化对自然机体的改造,使自然生理皮肤"人化"而升华。只要看到那红润柔嫩、光滑细腻的肌肤及其间点缀的皮纹与浅凹,就能使人感受到血肉之躯的质感、动感与活力,就能激发对人体审美的激情;只要看到白皙柔润、晶莹剔透的肌肤,就能使人看到宁静躯体的血液在不受拘束的方式下汹涌奔流,神经传导的火花在自由自觉地绽放,它聚集着生命、热情、希望与归宿,它激励着审美主体去感悟生命的高涨与辉煌。

二、影响皮肤健美的因素

皮肤是人体的最外层组织,外界环境的变化对人体皮肤有着最直接的影响。气候温度的变化、空气湿度的改变、环境污染的程度、接触紫外线的剂量与时间,以及不同的职业、性别、年龄、文化背景、饮食和生活习惯等均可引起皮肤的病理改变而影响皮肤的健美。同时皮肤与机体内部组织器官又是一个紧密联系的统一体,当机体内部组织器官发生病变时,总是通过不同的皮损,如斑疹、脓疱、结节、色素沉着或脱失等形式反映到皮肤上来。影响皮肤健美的因素主要有内源性、外源性两类。

(一)内源性因素

内源性因素包括遗传因素、病理因素、心理因素等。

1.遗传因素　皮肤的健美与否与遗传因素密切相关。例如,先天就有的白皙、柔嫩、滋润、细腻而光滑的皮肤,或者天生就为黑黄、粗糙、油腻的皮肤,甚至长满"痘痘"、布满

"雀斑";不少的皮肤病也属于遗传或与遗传因素有关,如鱼鳞病、银屑病、红斑狼疮、毛囊角化病、遗传变应性皮炎等,直接影响皮肤的健美。

2.病理因素　机体各器官的病变,可通过皮肤的颜色、斑丘疹、结节、囊肿、硬化、萎缩、肿瘤等形式表现出来。例如,红斑狼疮系机体免疫功能紊乱,在面部皮肤就表现出蝶形红斑;而妇科肿瘤可在颞颧部出现对称性的点状色素斑;皮肌炎则可看到水肿性红斑、皮肤萎缩、罹患肌肉萎缩和硬化等。

3.心理因素　人们常说,皮肤是生活的一面镜子。皮肤与心理因素的关系十分密切,心理因素能影响皮肤的代谢功能。人的心理因素、精神状态的变化通过神经传导传入大脑皮质而对机体的代谢功能产生影响,因此,对皮肤的影响极大。当人在恐惧、焦虑、烦躁等情况下,皮肤的神经传导和血供不良,可使皮肤苍白、干燥、失去光泽,易使皮肤松弛、老化;还可导致内分泌紊乱、免疫力降低、神经代谢失调,使机体的健康每况愈下,使人体的皮肤过早衰老并出现一系列病变,如神经性皮炎、皮肤瘙痒症、色素沉着、斑秃、白发、脂溢性皮炎或痤疮等。当不同的心理伴随着不同的情绪时也可发生不同的面部表情的变化,人们可以从皱眉肌的收缩中读出"痛苦"来;从颧肌的上提中看到"喜悦"之花的绽放;从额头深邃的皱纹中了解到岁月的沧桑与情感的艰辛历程。

(二)外源性因素

外源性因素包括生物学因素、物理化学因素和光老化因素。

1.生物学因素　人体皮肤也常常受到形形色色的生物体的困扰。例如,受到虫咬后可发生丘疹性荨麻疹,蜂蜇后可发生蜂蜇伤;与某些植物接触后可发生变应性皮炎、血管性水肿;球菌可引起皮肤发生疖、痈、毛囊炎及脓疱疮;杆菌可引起麻风病和皮肤结核病;真菌可引起皮肤的癣病;病毒可引起带状疱疹及水痘等病;寄生虫可引起血吸虫皮炎、皮肤阿米巴病等,螺旋体可引起梅毒等疾病。

2.物理化学因素　皮肤由于经常与外界物理化学因素接触,较其他器官更易遭受损伤。例如,过热的局部作用可产生烧伤和烫伤;过度寒冷可致冻疮或冻伤;过度日光曝晒可产生日晒伤或光毒性皮炎;炎热潮湿的季节易引起汗潴留可产生"痱子";士兵长期待在寒冷有水的战壕中易发生战壕足;放射线的大剂量照射可引起放射性皮炎;长期慢性压力刺激可产生胼胝、鸡眼;许多药物、染料及化学物质(其中包括美容化妆品、清洁卫生用的香皂、洗面奶、洗发剂、染发剂等)可引起接触性皮炎。

3.光老化因素　光老化因素主要是指日光中的紫外线部分,特别是中波紫外线(UVB 290~320nm)可使皮肤产生红斑反应、DNA损伤,而导致皮肤老化。临床表现为皮肤干燥、粗糙、松弛、弹性降低、皮纹深粗、色素沉着或色素脱失、毛细血管扩张等。若长期、反复、大剂量照射紫外线,细胞免疫功能改变,免疫监视作用减弱,同时引起DNA变性而不能清除突变的细胞,使肿瘤得以发生。

三、人体皮肤审美观的基本认识

人体皮肤的审美观大体上可归纳为整体观和健康观两个基本观点。

(一)整体观

人体审美的基本观察是整体观察。皮肤是人体的重要组成部分,关于对皮肤之审美的观点,同样应建立在整体观的基础上。皮肤审美整体观要求审美主体对审美客体的皮肤(审美对象)进行整体性观察和整体性认识。例如,上述女性颞颧部点状色素斑患者,若仅仅看到面部皮肤的色素沉着,只进行祛斑治疗是很难收到良好的治疗效果的。除对色素斑的形态、部位、深浅、颜色等进行局部观察外,还应进行整体观察与认识,需要进一步妇科检查、影像学检查、实验室检查,根据所得检查资料结合临床分析做出诊断,并进行病因治疗。这才是对色素斑进行整体观察与认识,才是治疗疾病的根本,也才能达到较好的美容治疗效果。

(二)健康观

医学美学认为人体之美是建立在健康基础上的一种美的最高形态,而健康则是生命存在的高级形式。作为人体审美的重要组成部分的皮肤美,自然也是建立在健康基础之上的。试想一位瑞尔氏黑变病患者面、颈部出现紫蓝色或蓝黑色;一位面部长满了脓疱、结节、囊肿和瘢痕的痤疮患者;一位头发稀疏、干燥而发黄的青春少女;一位患手癣、甲癣、体癣的皮肤美容工作者,无论如何也不会给人以美感,而后者甚至会给工作带来麻烦与困难。这正如我国医学美学学者彭庆星所说:生命是人体美的载体,而健康则使人体增添艳丽的色彩。

第三节　体像与美容医学

一、有关概念

体像也称身体意像、自像、身像等,是人们对自己身体的心理感受,是对自己身体的姿态和感觉的总和,简言之,是个体对自己身体所给予以美丑、强弱等主观评价。它是来自身体几乎一切感觉传入的整合,且与情绪和人格不可分割地结合在一起。体像具有完整性和与人格统一性的特点。体像不仅仅是对自身外表的心理反应或投射,而且与他人对其外表、行为的评价密切相关。体像还是人际交往的基础,因为身体是心理交流的非语言系统的唯一媒介,是信息的载体。

体像是美容心理学的一个核心问题,也是美容医学的一个焦点。体像与美容医学的关系可以从理论和实践上概括为以下几点:①重塑体像是美容医学的目的;②体像困扰是美容患者的特征;③体像纠正是美容医学的手段。许多求美者从根本上说需求美是由于病态的体像,因此,心理学、精神医学配合美容手术治疗或单独运用对求美者的治疗均是必要的。

二、体像的形成和发展

幼儿在第一年里对自我的认知主要是对躯体"我"的认识,即主要是通过身体的感觉。一般到儿童后期或青少年期才逐渐形成对自己身体的外部知觉,这时对身体外观萌发强烈的关注,然而在语言和理解力发展的最后阶段,儿童是通过环境的评价来认识身体的特征和行为,如父母、亲属、老师等的评价等。体像充分地形成开始于儿童进入青少年这一阶段。他们常常花大量时间在镜子面前研究身体的形状和特征,反复检查哪个部分"好",哪个部分"不好",喜欢哪里,不喜欢哪里。这些认识成了完整体像观念的组成部分。

自我体像的形成有两个基本的意义。第一,因为自我体像是个体对自身身体方面及与之联系的心理本身的心理描绘,即"自像",而自像恰恰是自我概念的基础。第二,体像是自身外表和其对他人起作用的一面心理镜子,是设计个体社会行为的心理蓝图。

影响体像形成的因素如下。

(一)自我

自我经验代表个人经验中对自己一切的知觉、了解与感受,形成了个人的自我概念。体像是自我概念的组成部分,是个体在生活中对自己的认知的结果。人格是一切有利于内心统一的所有方面形成的"自我统一体",体像随着人格的发展而发展。

(二)性

青少年年龄越大,越是接近恋爱、结婚、过性生活,就越会对以第二性征为重点的体像产生焦虑。性虐待,尤其是儿童性虐待可以极大地损害个体的体像。

(三)文化价值观

一定的体像总是产生于一定的文化背景中,人体文化与人体审美观无时无刻地影响人们对自身的认知。

三、消极体像、病态体像与错觉

从个体心理发展及导致的结果来看,体像可以分为积极体像和消极体像。前者是一种有利于自我肯定、自我接受的体像,也称为肯定性的体像,后者不利于自我肯定、自我接受,也称为否定性的体像。

消极体像可人为地分为体像困扰和病态体像两大类。体像困扰主要指体像蔑视,病态体像是一些与体像有关的心理障碍,包括神经症或精神病症。消极体像包括如下几种。

(一)体像蔑视

体像蔑视(body image disparagement)是一种慢性的心理困难或失调,是以对自身容貌形体否定评价的结果,并以一系列贬低自我为表现的心理困难。其主要表现是自我否定、自我蔑视,自己不接受自己,常常伴随着自卑感、自我封闭、自我放弃等行为。

(二)体像变形

人们在认识自我形象确立体像的过程中,也要借助类似镜子一样的媒体,以及复杂的内心活动,所以人们有时也会形成一个变了形的自我体象(body image distortion),我们可以将这样一个过程称为"哈哈镜效应"。

(三)体像障碍

体像障碍(body image disturbance)是一个精神或病态心理的症状,对自身躯体形态的歪曲认知或错觉。体像障碍也可以作为一个独立的病症。

(四)躯体变形障碍

躯体变形障碍(body dysmorphic disorder)是指倘若客观身体外表并不存在缺陷,或仅仅有轻微的缺陷,而个体想象出自己的缺陷,或是将轻微的缺陷夸大,并由此产生心理痛苦的心理病症。

错觉(illusion)是对感受的客体,或刺激物本身特征的失真的或扭曲的事实经验。体像错觉相关主要是视错觉。

体像也是一种知觉,因此形成错觉的原理同样适用于解释体像错觉现象。但是体像知觉与一般的知觉又有所不同,特别是与自我体像有关的知觉,更多地受到心理因素的影响。

体像错觉除了遵循一般错觉的规律外,更可能受到多种主观因素的影响。特别是对自我体像的认知。

1.经验的影响　最基本的知觉多是本能性的,很少需要学习。但是复杂的知觉是需要学习与经验的。体像知觉是一种十分复杂的知觉,受主观的经验的影响。人们在进行人体审美时,特别容易产生先入为主的各种观念。

2.观点的差异　观点不同,知觉经验自然不会一致。体像知觉更是如此,这是因为人们看待身体的形态的美与丑的观点是非常复杂的。

3.动机与需要　面对同样一个事物,由于观察者的动机不同,知觉体验也会有所不同。动机又来源于需求,个体如果对所求之物特别需求,知觉上也会受到重视。譬如,一个爱美的人对美就比较敏感,总是能在生活的每一个角落发现和寻找到美的东西;然而,当一个人对自身美需求较高时,也往往会错误估计自己的缺陷。

4.注意与敏感　有时人们对缺陷的过分注意会导致知觉的一种敏感状态。

5.情感与情绪　"情人眼里出西施"便是情绪对知觉影响的最生动的例子。人们在心情不好的情况下,会看什么都不顺眼,相反,愉快时会感到什么都挺美。

第四节　美容皮肤外科的诊断

美容皮肤外科诊断学是在皮肤病诊断学基础上,注重功能恢复和外表美观的学科。正确的诊断是治疗皮肤病的重要依据和关键,恰当的治疗方案选择和充分的术前评估是治疗成功的保证。

一、美容皮肤病的诊断

正确的诊断来源于临床证据充分应用及判断。美容皮肤病的诊断和其他临床学科一样,也必须根据系统的病史、全面的体格检查、系统检查和必要的实验室检查,并对所获得的资料进行综合分析,才能做出正确的诊断。

(一)收集病史

询问病史应耐心,仔细,态度和蔼,思维清晰,讲究方法。病史包括以下内容。

1.一般项目 姓名、性别、年龄、籍贯、民族、职业及婚姻等。

2.主诉 指患者就诊的主要原因,包括皮损的性质,自觉症状及病期。

3.现病史 可能的病因和诱因,如食物、内用药物及外用药物,接触物及感染;初发皮损的部位、形态、类别、大小、数目及发生的顺序,进展速度和演变情况;全身和局部的自觉症状及程度;病情与季节、气候、饮食、环境、职业及精神状态有无关系;诊治经过、疗效及不良反应等。

4.既往史 曾经患过何种疾病,尤其是和现在皮肤病有关的疾病,其治疗情况、疗效及不良反应等,有无外伤史、手术史等,有无各系统疾病,有无食物、药物、化学物品及对动物植物过敏的情况。是否是瘢痕体质。

5.个人史 出生地与长期居住地、生活与饮食习惯、烟酒嗜好、职业、婚姻情况、月经、妊娠和生育史、不洁性交史和涉外婚姻史。

6.家族史 家族中有无类似疾患与变态反应性疾病的患者。

(二)体格检查

1.全身检查 不少皮肤病常伴有全身性或系统性症状,因此应注意全身检查。

2.皮肤黏膜检查 为了准确地反映皮肤、黏膜的损害,应注意以下事项。

应在充足的自然光线下检查,因为人工光线或强烈的日光均可以影响皮肤的观察效果;诊断室温度应适宜,过冷可引起毛细血管收缩,使红斑颜色变淡或发生手足发绀,甚至使患者受寒而致病。

检查皮损时,除检查患者主诉部位及有关部位外,还需要对全身皮肤、黏膜或指(趾)甲、毛发等皮肤附属器进行检查,某些皮肤病需要从不同角度和距离进行观察,才能发现其真实形态,检查皮损常需要视诊与触诊并用,有些皮损还需采取某些特殊的检查方法,如玻片压诊法及皮肤划痕试验等。

二、皮肤外科术前评估的几个原则

(一)皮肤病皮损范围、程度及利用何种治疗方案评估和决策

在皮肤外科手术中,应仔细诊察皮肤病的皮损,对皮损本身做一个正确的评估,如皮损的实际范围、大小、部位和数目,溃疡的深浅,溃疡面是否清洁,有无浆液、脓液或坏死组织,是否影响皮下肌腱、骨骼等,皮肤活检术时,应观察患者是否有新发皮损,取患者新发皮损为最佳。

对皮肤病肿瘤患者如鳞癌、基底细胞癌,应观察皮损有无浸润,皮下组织和临近组织有无转移,浅表淋巴结有无肿大,手术应切除范围及术中是否伤及临近组织,影响其器官功能障碍,切除皮损后能否通过临近组织移植,应做全面了解。可先在皮损切除范围画线,根据临近组织松弛度,再做用何种移植的决定,对此类手术还应对患者全身做全面评

估,包括患者年龄,有无全身疾病,能否承受此手术等。

还应根据皮损范围程度,选择何种皮肤外科治疗方案进行评估。如对于一个皮肤赘生物是利用激光、冷冻,还是手术切除?皮肤外科医生在诊断时需做出决策;使用激光不会引起组织的缺损,伤口能自行愈合,可以不考虑皮肤缺损引起的植皮问题;通过手术切除,皮肤能达到很好的愈合,术后瘢痕较小,但对较大皮损切除后需要解决植皮问题。故应根据皮损范围和程度的评估,选择一个最佳方案。再如太田痣、鲜红斑痣等,过去无很好的治疗方法,治疗后往往留下瘢痕。目前应用波长激光治疗,无创伤,经过几次治疗后效果理想。

也应考虑在手术部位附近有无皮损,对手术及术后愈合有无影响。例如,手术部位附近的细菌和真菌感染,在解决重要矛盾的情况下,是在抗感染同时还是抗感染后进行手术,这就需要做全面评估。

(二)皮肤及皮下组织缺损的正确评估

对需要进行手术的皮肤病,皮肤外科医生应对皮肤及皮下组织的缺损进行正确的评估,其内容包括皮肤病全身组织存在缺损,手术过程中切除皮肤后引起的皮肤组织缺损。存在皮肤组织缺损时,皮肤外科医生应知道其范围大小如何,造成的功能影响如何,与其临近组织关系如何,附近组织松弛度及可移动性如何等,还应参考患者的年龄、性别、职业、求医心理和审美观点。皮肤及皮下组织缺损,需要自身组织来修复,即游离移植和带蒂移植,正确的评估为手术提供了必要的依据,也成了每一个皮肤外科医生必须首先做出的决策,应该根据患者疾病采取最佳的治疗方案,完美地恢复皮肤缺损引起的功能和外观。对修复皮肤组织缺损引起的后遗症及并发症也进行评估,如术后瘢痕及可能移植失败,需要二次修复,应向患者说明,取得理解,以避免术后出现一些不必要的纠纷。

(三)手术可能性的估计

在多数情况下,根据以上的评估对能否手术可以做出估计,但根据实际临床工作的需要还可做如下检查。

1.心血管系统检查　心电图是否正常,并观察心脏在负荷情况下有否异常等。

2.呼吸系统检查　肺部 X 线片、肺功能测定和血气分析等。

3.肝功能检查　血胆红素、血转氨酶、乳酸脱氢酶、酸(碱)性磷酸酶、血清电解质,必要时做肝穿刺等。

4.肾功能检查　血清尿素氮、肌酸酐和血钾等。

5.糖代谢检查　尿糖和酮体,每日血糖定量等。

要结合患者的一般情况、年龄和个人史等,总体来评价各器官各系统机能状况是否正常。再根据评价结果做出能否手术、手术的紧急性和手术范围的估计。

(四)移植皮肤组织来源的选择

对皮肤组织的缺损,应通过皮肤移植来治疗。其可供选择的方案有多种,游离植皮时其皮片的厚度和来源部位的选择,皮瓣移植时有临近转移皮瓣及远位皮瓣的选择,带蒂皮瓣及游离皮瓣间的选择;在治疗凹陷性瘢痕等疾病时,使用脂肪充填、筋膜移植、生物材料等外用品的选择。此外,外科医生还必须凭借自己的学识和临床经验,结合患者本身的临床特点进行综合考虑。

(五)皮肤外科用药和愈后关系的评估

对某些皮肤病患者,皮肤外科治疗后还需要全身用药或局部用药,应了解患者所用药对伤口愈合的影响,是否引起愈合延迟,是否引起全身抵抗力降低、伤口感染,是否应加强抗感染治疗,何时拆线,何时打开敷料观察皮瓣存活情况,对此应做全面评估。例如,对皮肤活检患者,在某些疾病系统用激素或免疫抑制剂时,其活检伤口在加强抗感染时,应经常换药,拆线较正常拆线时间晚 1~2 天。

正确诊断、治疗是临床工作的重中之重,一切检查方案和临床所有获得的资料、数据必须认真记载、保管。

第四章　皮肤美容治疗技术

第一节　眼部美容

一、重睑术

(一)重睑的概念

人群中一部分人上睑皮肤在睑缘的上方有一条浅沟(又称重睑沟),睁眼时此沟上移,而沟上的皮肤向下折叠成一横行的皮肤皱襞称重睑,国人重睑沟一般距上睑缘5~6mm。

(二)重睑的形成机制

重睑是上睑提肌的部分肌纤维穿过眼轮匝肌止于重睑沟,睁眼时,上睑提肌收缩使该处皮肤上移所致。

(三)适应证

1.年满16岁以上要求手术者。

2.单睑、重睑皱襞低或浅者。

3.双眼一双一单者。

4.双眼重睑不对称者。

5.可与某些手术联合施行者,如内翻倒睫、内眦赘皮、上睑下垂、小睑裂综合征等。

(四)禁忌证

1.有严重的全身性或眼部疾病者,如心、肝、脑、肾、出血性疾病,青光眼及感染性眼病等,暂时不宜做。

2.12岁以下儿童不宜做。

3.有瘢痕体质者应慎重。

4.有精神异常者,心理准备不够充分者,患者或亲属不十分同意者,暂时不做。

5.对面部或眼部有其他缺陷,如眼球突出、上睑下垂、颧弓过高、睑裂过小等,单纯行重睑术不能增加美感者最好不做或暂时不做。

(五)几种常用术式的操作方法及注意事项

1.皮肤切开法

(1)适应范围:适合上睑皮肤较松弛,眶隔脂肪较多者。

(2)手术方法

1)设计重睑线:根据不同的职业、性格、脸形、眼眉距离及睑裂宽度进行设计,通常在瞳孔的上方,用一眼科镊在睑缘上 4~8mm 水平线上顶住睑板前的皮肤,让受术者睁眼,若出现漂亮的重睑即可。对皮肤松弛者需祛除一定量皮肤,可用镊子夹住设计线上的皮肤待睫毛轻微上翘时,此镊子所夹宽度即为皮肤切除量。

2)麻醉:1%丁卡因行结膜表面麻醉,2%利多卡因沿重睑设计线及穹窿部结膜下行局部浸润麻醉,或行眶上神经及滑车神经阻滞麻醉。

3)切口:沿设计线切开皮肤及皮下组织。

4)切除睑板前一条眼轮匝肌。

5)用手指轻压眼球,分别在内、中、外眶脂肪隆起最明显处剪开眶隔,剪去疝出的脂肪。

6)缝合:用 5-0 丝线或尼龙线自瞳孔对应处的切口下缘进针,穿过睑前组织,至相应的切口上缘出针,如此缝合 5~8 针。

7)结膜囊内及皮肤创口涂抗生素眼膏,敷料包盖。

(3)注意事项

1)皮肤去除量应适中,宁少勿多。

2)去除眶脂肪时应注意止血,切勿牵拉,亦不能切除过多。

3)缝合皮肤切口时,缝线松紧要适度,每缝一针让受术者睁眼,观察重睑线是否流畅。

(4)术后并发症及其处理

1)两眼重睑线不对称:轻度不对称,一般在 3 个月内可恢复或变得不明显,若经观察仍影响美观,可于 3 个月后手术调整。

2)瘢痕增生:早期发现可于切口处涂皮质激素眼膏以减轻瘢痕增生,晚期若因切口不整齐、张力过大或缝合不仔细造成,可于瘢痕稳定后手术整形,若为瘢痕体质则不应再次手术。

3)感染:早期局部热敷,伤口涂抹碘酊,全身给予抗生素治疗,若伤口化脓则提前拆线。

2.缝线法

(1)适应范围:适合眼睑较薄,眶隔脂肪较少,上睑皮肤无明显松弛者。

(2)手术方法

1)设计重睑线:按皮肤切开法原则勾画重睑线,分别在内、中、外选定 a、b、c、d、e、f 六个点(图 4-1),作为缝线进针的标记。

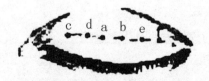

图 4-1　缝线法进针的标记

2)麻醉:1%丁卡因行结膜表面麻醉,2%利多卡因分别在重睑线皮下及穹隆结膜下行局部浸润麻醉。

3)用 1-0 丝线穿两根大三角针,将其中一根针从睑板上缘结膜面相当于 a 点处穿入,经过眼睑全层,至皮肤面 a 点穿出,另一根针从睑板上缘结膜面相当于 b 点处穿入,至皮肤面 b 点穿出,形成一组褥式缝线,同法完成另两组褥式缝线。

4)分别将三组缝线结扎于细硅胶管上,结膜囊内涂抗生素眼膏,上睑皮面敷乙醇纱条,干纱布包盖。

(3)注意事项

1)注意每一针缝线结扎的松紧度应适中,双侧对称。

2)内、外侧弧度若不美观或不对称,可加缝褥式缝线。

(4)术后并发症及其处理

1)两眼重睑线不对称:经 3 个月观察后仍不对称再行手术调整。

2)重睑消失:若为肿眼泡,手术选择不当所致,须择期改做切开法;若为缝线脱落则择期再行缝合。

3.埋线法

(1)适应范围:同缝线法。

(2)手术方法

1)画线及麻醉:同缝线法。

2)分别在重睑线的内、中、外做三个水平小切口约 2mm 长。

3)用双针 5-0 尼龙线从中央睑板上缘的结膜面进针,经过睑板前面,至皮肤中央切口出针。

4)同上法做内、外切口的褥式缝线,结扎后将线结埋于切口皮下。

5)整理切口:不需缝合,术毕结膜囊内滴抗生素眼液,皮肤创口处涂少许乙醇,可不予包盖。

(3)注意事项

1)同逢线法。

2)术毕整理切口时,应尽量将线结埋于切口深处,若有困难可剪除切口处少许皮下组织及眼轮匝肌。

(4)术后并发症及其处理

1)两眼重睑线不对称:同缝线法。

2)重睑消失:同缝线法。

3)皮下小囊肿形成:多为线结未深埋所致,应注意防治线结感染,若线头暴露,可将暴露线头剪短,将线结深埋,若仍不奏效则将线结剪除。

二、眼睑松弛矫正术

眼睑松弛是眼睑皮肤松弛、眶隔薄弱、眼轮匝肌退变、眶脂肪脱垂的综合表现,严重时上睑表现为皮肤明显松弛下垂,形成所谓假性上睑下垂,或三角眼。下睑亦表现为皮肤松弛下垂,眶脂肪向前下方脱出形如袋状,即所谓眼袋。

(一)上睑松弛矫正术

1.适应证

(1)上睑皮肤松弛,外形肿胀,影响美观者。

(2)上睑皮肤松弛下垂,影响视力者。

2.禁忌证

(1)有严重的全身性疾病者。

(2)有感染性眼病或严重的内眼疾病者。

(3)患者或其亲属不同意手术者。

(4)患者精神状态异常或对手术抱有不切实际的要求者。

(5)瘢痕体质者应慎重。

3.手术方法

(1)设计切口线:将上睑皮肤展平,根据睑裂的宽度,在距上睑缘4~8mm处画平行于睑缘的第一切口线,画线接近外眦处略斜向颞上,用眼科镊自第一切口线向上夹持松弛的皮肤,确定第二切口的位置,水平画线。

(2)麻醉:1%丁卡因行结膜表面麻醉,2%利多卡因行切口线周围皮下浸润麻醉。

(3)切口:沿切口设计线切开并切除皮肤。

(4)分离皮下组织,剪去睑板前一条眼轮匝肌。

(5)眶隔薄弱,眶脂肪明显隆起者,切开眶隔膜,剪除部分眶脂肪,予脂肪断面烧灼止血。

(6)间断缝合皮肤切口,缝合时依是否需要形成双重睑决定是否带睑板缝合,结膜囊内涂抗生素眼膏。上睑皮面敷乙醇纱条,纱布包盖加压包扎。

4.注意事项

(1)皮肤去除应适中,尤其内侧不宜过多。

(2)去除脂肪时,应分清是否为泪腺组织。

(3)单纯皮肤松弛者可不去脂肪。

5.术后并发症及其处理

(1)双眼外形不对称:两侧重睑线宽窄不一、深浅不一或弧度不对称,与去皮、去轮匝肌及皮肤固定在睑板上的位置松紧有关。经3个月观察,若仍有明显不对称,可再行手术修改。

(2)上眶凹陷:脂肪去除过多所致,一般不作处理。

(3)上睑下垂:术后损伤上睑提肌所致,可给予维生素 B_1、维生素 B_{12}、皮质激素等药物治疗,若不能恢复再行上睑下垂矫正手术。

(4)感染:处理方法同重睑皮肤切开法。

(二)下睑眼袋矫正术

下睑眼袋的手术依其入路的不同,分为两大类,即外路法(经皮肤入路)和内路法(经结膜入路)。

1.经皮肤入路法

（1）适应证

1)尤其适合于 50 岁以上中老年下睑眼袋。

2)40 岁以下轻度下睑眼袋,伴皮肤松弛、眶隔薄弱或轮匝肌肥厚者。

3)伴下睑倒睫者。

（2）禁忌证:同上睑松弛矫正术。

（3）手术方法

1)设计皮肤切口线:距下睑缘 1.5mm 处,沿睑缘全长画线,至外眦角转向颞下方继续延伸,其延伸长度随皮肤松弛程度而定。

2)麻醉:同上睑松弛矫正术。

3)切口:沿皮肤切口线切开皮肤、皮下组织。

4)分离:用眼科剪在眼轮匝肌下睑缘做钝性分离,形成皮肌瓣。

5)翻转皮肌瓣,于眶下缘上方显露眶隔膜,轻压眼球,此时眶脂膨隆,分别剪开 3 组眶隔膜,待脂肪自动脱出时,剪除脂肪并烧灼止血。

6)若眶隔膜或轮匝肌薄弱松弛,可酌情缝合。

7)将皮肌瓣复位,用镊子夹持皮肤外侧角,向额上方牵拉,让患者张口向上注视,观察皮肌瓣与切口重叠情况,重叠多余的皮肌瓣。

8)间断缝合皮肤切口。结膜囊内涂抗生素眼膏,下睑皮面敷乙醇纱条,纱布包盖加压包扎。

（4）注意事项

1)下睑皮肤切除量宁少勿多,因人体直立时,下睑受重力作用有下垂趋势,若皮肤切除量稍多,则极易造成下睑外翻。

2)眶脂肪切除时应注意切除量要适中,切除时切勿牵拉或一次切除过多,应分次切除自然脱出的部分,并注意止血。

3)注意避免损伤下直肌和下斜肌,切除眶脂时不要盲目地、粗暴地向深部掏剪。

（5）术后并发症及其处理

1)术后感染:处理方法同重睑皮肤切开术。

2)下睑外翻:多由皮肤肌肉切除过多所致,也可因感染后瘢痕组织收缩所致,轻度外翻经局部按摩理疗,一段时间后可逐步恢复,不能恢复者,术后 3 个月手术矫正。

3)下睑凹陷:可由脂肪去除过多或瘢痕牵引所致,一般不需处理,重者或患者要求,可行真皮脂肪填充。

4)欠矫或双眼不对称:术后 3 个月可再行手术。

5)斜视复视:损伤下直肌或下斜肌所致,临床上较少见,可先行药物治疗,若不能恢复,于术后 3 个月再行手术矫正。

6)瘢痕明显:若 3~6 个月后仍明显可行瘢痕切除。

2.经结膜入路法

（1）适应证

1）40～50岁以下，有脂肪膨隆，但无皮肤松弛者。

2）40～50岁以下，有脂肪膨隆并伴有轻度皮肤松弛，患者要求不留瘢痕者。

3）年龄较轻，皮肤松弛不明显或为瘢痕体质者。

（2）禁忌证

1）有严重的全身性疾病者。

2）有感染性眼病或严重的内眼疾病者。

3）中、重度下睑眼袋伴皮肤明显松弛者。

（3）手术方法

1）0.5%丁卡因行结膜表面麻醉，2%利多卡因行下睑穹隆部结膜下浸润麻醉。

2）做下睑牵引缝线，必要时做下直肌牵引缝线，充分暴露手术野，在下睑板下缘下3～4mm处水平切开结膜。

3）向眶下缘方向做钝性分离，此时轻压眼球，暴露眶隔膜。

4）将中央隆起的眶隔膜剪开，脂肪球自然脱出，分次剪除脱出的脂肪球，烧灼止血，如内外侧脂肪团亦隆起明显，则同法剪除。

5）连续缝合结膜切口，结膜囊内涂抗生素眼膏，敷料包盖，加压包扎。

（4）注意事项

1）脂肪去除量应适中，尤其不宜去除过多。

2）自结膜面取脂肪时，有时眶隔膜不易显露，切勿盲目粗暴地向深部掏剪，以免损伤下直肌及下斜肌。

（5）术后并发症及其处理

1）下睑凹陷多由脂肪去除过多所致，一般不需处理。

2）欠矫内路法较易出现欠矫情况，可根据患者要求再行手术。

3）斜视复视同皮肤入路法。

三、上睑下垂矫正术

上睑下垂是上睑提肌功能部分或全部丧失，致使上睑部分或完全不能上提的一种常见眼病。按其病因可分为先天性和后天性两种。治疗以手术为主。术式目前已有多种，但总体上仍归纳为两大类，即增强上睑提肌肌力的手术和借助额肌肌力的作用，术式的选择主要依据上睑下垂的程度和上睑提肌肌力的强弱。

（一）上睑下垂程度的测定

1.测量睑裂高度　拇指压迫患者眉弓，嘱其向前、向上及向下看，分别测量睑裂高度，两侧对比，计算其差值。

2.测量上睑遮盖角膜或瞳孔程度　拇指压迫患者眉弓，嘱其平视，正常上睑应遮盖角膜上方2mm，若超过该值，则减去2mm，所获得的差值即为上睑下垂的量。

临床上将上睑下垂分为轻度（1～2mm）、中度（3mm）和重度（≥4mm）三种类型。

(二)上睑提肌肌力的测定

拇指压迫患者眉弓,嘱患者向上和向下看,分别测量其睑裂高度,所得差值即为上睑提肌肌力。上睑提肌肌力分为:良好(≥8mm)、中等(4~7mm)、弱(0~3mm)三级。

(三)上睑提肌缩短术

是一组加强上睑提肌肌力的方法,包括外切口法(经皮肤)、内切口法(经结膜)和内外切口结合法三种。

1.经皮肤切口上睑提肌缩短术

(1)适应证:上睑提肌肌力在4mm以上的轻、中度上睑下垂。

(2)操作方法

1)画线:依对侧眼重睑线画线,若对侧眼为单睑或上睑下垂为双侧,则在睑缘上5~6mm处画线。

2)麻醉:0.5%丁卡因结膜囊表面麻醉,2%利多卡因做切口线周围皮下浸润麻醉,用睑板拉钩翻转上睑,于上穹隆部结膜下注入0.5mL麻醉药并分离结膜。

3)沿皮肤切口线切开皮肤、皮下组织。

4)切除睑板前轮匝肌,此时在睑板上缘附近可见到眶隔膜与上睑提肌腱膜融合处所形成的一条浅沟,沿此沟向上分离,将腱膜与眶隔分开,或将眶隔打开,暴露上睑提肌腱膜的前表面及Whitnall韧带。

5)于睑板上缘横向切断上睑提肌腱膜和Müller肌,在结膜与Müller肌和上睑提肌腱膜之间向上分离至所需高度,剪断内外侧角并测试肌肉弹性。

6)将游离的上睑提肌(腱膜)牵引至睑板上缘,观察睑裂开大至正常时,睑板上缘在上睑提肌的水平位置,也即上睑提肌预缩短的位置。

7)在上睑提肌预缩短处,水平布置三组褥式缝线,分别穿过上睑提肌及睑板前上1/3处,将缝线打活结,观察睑裂高度,满意后结扎褥式缝线,剪除多余的上睑提肌。

8)间断缝合皮肤,需形成重睑者,带睑板或肌肉缝合。

9)做下睑缘中央部牵引缝线,结膜囊内涂抗生素眼膏,将牵引线固定于眉弓上,敷料包盖,加压包扎。

(3)注意事项

1)术中应注意分清解剖层次,仔细辨认上睑提肌。

2)剪断内侧时,应注意剪刀不要太贴近眼球,以免损伤或剪断上斜肌的反转腱。

3)在Müller肌与结膜之间进行分离时,不宜分得过高,以免引起术后结膜脱垂。

4)上睑提肌缩短量,应在术中反复调试后确定,一般将上睑缘落在角膜上缘处,若临床经验不足,则宁低勿高。

2.经结膜切口上睑提肌缩短术

(1)适应证:主要适用于上睑提肌肌力较好(>6mm)而下垂较轻的患者。

(2)操作方法

1)麻醉:同经皮肤切口上睑提肌缩短术。

2)利用睑板拉沟和睑缘牵引缝线翻转上睑,在距睑板上缘 2~3mm 处水平剪开穹隆部结膜,用剪刀向上分离 Müller 肌和结膜。

3)于颞侧睑板上缘做一纵行切口,用剪刀在腱膜前钝性分离,至鼻侧穿出。

4)用血管钳从颞侧切口伸入,于睑板上缘横行夹住腱膜和 Müller 肌,然后在睑板上缘与血管钳之间剪断之。

5)提拉血管钳所钳之肌肉,用剪刀沿上睑提肌腱膜的前表面仔细向上分离至所需高度。

6)此时肌肉已充分游离,牵拉血管钳判断肌肉的弹性及内、外角的位置,剪断内、外角。

7)测出所需切除肌肉的长度,在准备切除处上方 2~3mm 的位置做三对水平褥式缝线,并将三对褥式缝线从后向前穿过上方睑板至相当于皮肤皱襞处皮肤穿出,将缝线结扎小棉卷上。

8)连续缝合穹隆部结膜。做下睑牵引线,结膜囊内涂抗生素眼膏,将牵引线固定于眉弓上后加压包扎。

(3)注意事项:操作应轻柔,剪侧角时注意勿损伤上斜肌及泪腺。

四、额肌悬吊术

额肌悬吊术是一组借用额肌力量提拉上睑的手术,有额肌瓣悬吊术、阔筋膜悬吊术、缝线悬吊术、硅胶条悬吊术等多种式式。

(一)适应证

上睑提肌完全无功能或肌力在 4mm 以下的先天性和后天重度上睑下垂。

(二)额肌瓣悬吊术

1.操作方法

(1)麻醉:做上睑及上眶周局部浸润麻醉。

(2)按重睑手术设计切口线并按切口线切开皮肤、皮下组织,切除睑板前一条轮匝肌。

(3)用眼科剪在皮肤及眼轮匝肌之间向眶上缘分离,为操作方便,可在眉下做一水平切口,长 15~20mm,深达额肌表面,自眉下切口向上在皮下组织与额肌之间潜行分离至眉上 10~20mm。

(4)在额肌与轮匝肌交汇处,横行切开额肌纤维,然后在额肌深面与骨膜之间向上分离至眉上 10mm 左右。

(5)在额肌游离缘两侧分别做两个纵行切口约 10mm 长,形成一可向下滑动的额肌瓣。

(6)将眶隔前轮匝肌与眶隔分离,做成一隧道,将额肌瓣穿经隧道至睑板上缘,在额肌瓣与睑板中上 1/3 交界处之间做一褥式缝合,打活结观察睑裂大小,一般宜调整到较对侧略大即可。满意后再在同一水平另均匀布置两组褥式缝线。

(7)缝合上睑皮肤切口,若需形成重睑,则带睑板缝合。

（8）缝合眉下辅助切口,加压包扎。

2.注意事项

（1）在眉下辅助切口时勿太靠内,以免损伤眶上神经和血管。

（2）分离额肌时不要损伤额肌,做两侧纵行切口时勿太高,以免损伤供应肌瓣的血管、神经。

（3）额肌瓣固定于睑板后应观察有无内翻倒睫,若有应立即调整。

（三）阔筋膜悬吊术

1.操作方法

（1）取阔筋膜大腿外侧取阔筋膜处局部浸润麻醉,在大腿外侧上中部做纵行皮肤切口,8~12cm 长直达阔筋膜。钝性分离皮下组织,暴露阔筋膜,用剪刀剪下一条长 8~12cm、宽 6mm 的阔筋膜,间断缝合阔筋膜及皮肤切口,绷带加压包扎。

（2）上睑及眉上局部皮肤浸润麻醉,在上睑重睑线水平分别于内中 1/3 交界处和外中 1/3 交界处做 4~5mm 长皮肤切口,深达睑板。

（3）在眉上分别做内、中、外三个长 4~5mm 的切口,深达额肌表面。

（4）用蚊式血管钳从眉上中央切口穿入,在轮匝肌于眶隔之间潜行分离至上睑内侧切口穿出,由此引入一条 3~8mm 的筋膜条穿经此隧道。同法在眉上内侧切口与上睑内侧切口间做隧道,将位于上睑内侧端切口的筋膜条穿经此隧道,如此形成一"V"字形筋膜条,用 3-0 丝线将"V"的尖端固定于内侧切口的睑板上。同样方法做眉上中央及外侧切口和上睑外侧切口之间的"V"字形筋膜条,从而在上睑与眉上之间形成一"W"字形筋膜条。

（5）提起眉上三处筋膜条,将上睑缘调整至上方角膜缘水平且弧度满意后,将筋膜条固定于切口处的额肌上,剪除多余的筋膜条。

（6）缝合皮肤切口,下睑做牵引线,结膜囊内涂抗生素眼膏,将牵引线固定于眉上,加压包扎。

2.注意事项　固定于睑板上及额肌上的缝线应达足够深度,以免滑脱。

（四）上睑下垂矫正术后并发症及其处理

1.感染　处理方法同重睑皮肤切开术。

2.欠矫　早期对症处理,促进组织肿胀消退,肌肉功能的恢复,一部分欠矫可改善,若经 3~6 个月观察仍表现为欠矫则可再次手术或更改手术。

3.过矫　早期进行上睑局部按摩,做上睑牵引线持续向下牵拉,经过一段时间,轻症患者多可缓解,重症者常需再次手术。

4.结膜脱垂　主要发生于上睑提肌缩短术。术中或术后发现结膜脱垂可在穹隆部做两针褥式缝穿过皮肤,在皮面结扎,严重者有时可剪除部分脱垂的结膜。

5.内翻倒睫　若术中即发现,应重新调整固定于睑板的缝线,术后早期发现,可先对症处理,保护角膜,待组织肿胀消退后,一部分患者可得以缓解。若不能缓解须手术矫正,可采用切除部分切口下唇皮肤,将切口尽量与睑板上缘行错位缝合。

6.上睑外翻　一般不需处理,若组织肿胀消退后仍明显,可做手术调整。

7.暴露性角膜炎　一旦发生应积极处理,除按常规角膜炎处理外,须做下睑牵引缝线,向上闭合眼睑。如有明显过矫,或贝尔现象不存在应及时手术调整。

8.眼睑闭合不全　轻者可对症处理,白天点抗生素眼液,睡眠时涂大量的抗生素眼膏,以保护角膜。一般随时间的推移,闭合不全会逐渐缓解。如不能缓解,以下情况需手术调整:①发生暴露性角膜溃疡;②贝尔现象不存在;③睡眠时虽眼球上转,但仍有部分角膜暴露。

9.上睑迟滞　这种情况每个患者都会发生,一般随时间的推移会逐渐缓解,无特殊治疗手段。

10.外观不对称或不美观　可于术后3个月手术修整。

第二节　鼻部美容

一、隆鼻术

隆鼻术是医疗美容手术中最常使用的手术之一。各种先天性鼻骨或软骨发育不良,广泛的鼻中隔外伤、鼻中隔脓肿后遗症及梅毒后遗症等所引起的鞍鼻(塌鼻)。正常人鼻梁可分为高、中、低,最后一种表现为从鼻根部至鼻尖整个鼻梁都较低平,多半是先天性发育不良所致。鞍鼻按其程度分为轻度、中度和重度三种。

轻度鞍鼻:鼻梁较低而鼻尖高度正常。

中度鞍鼻:鼻梁、鼻尖均低,但鼻梁凹较为明显。

重度鞍鼻:鼻梁明显凹,鼻尖也明显低,同时伴有鼻骨、鼻中隔畸形。

一般鞍鼻分为单纯性鞍鼻和复杂性鞍鼻。单纯性鞍鼻仅为鼻梁平坦或凹陷,鼻尖支撑尚可或鼻尖低平圆钝,只需要填高鼻梁或抬高鼻尖,达到美容目的。复杂性鞍鼻除鼻梁塌陷外,常常伴有鼻中隔畸形,鼻中隔穿孔,上颌骨发育不良,鼻腔功能障碍等症状。

(一)适应证与禁忌证

1.隆鼻术适应证　各种原因所引起的鞍鼻并鼻尖低下或鼻小柱短小、朝天鼻等身体健康的成年人。鞍鼻与低鼻梁是隆鼻的绝对适应证,而中鼻梁者则是相对适应证。

2.隆鼻术禁忌证

(1)儿童:随着年龄的增长,鼻梁均会不断的增高,过早隆鼻可能因充填物而影响鼻骨的发育。

(2)全身有感染病灶。

(3)局部有感染病灶(如酒糟鼻、毛囊炎、疖肿、急慢性鼻炎、鼻窦炎、鼻息肉等)应先治疗好疾病再施行隆鼻术。

(二)术前准备

剃须、剪鼻毛、鼻腔冲洗,有鼻窦炎者应治愈炎症再手术。鼻前庭皮肤每天消毒2

次。口腔漱口,保持清洁。

(三)操作方法

1.充填材料

(1)自体骨移植:自体骨移植无排异反应,可取自髂骨骨嵴、肋骨、肋软骨等,但取材需另加创伤,承受一定痛苦,材料塑形修整受一定限制,并有被吸收的可能。

(2)医用固体硅胶:排异反应发生率低,为0.5%～2%。固体硅胶具有性能稳定、刺激性小、质地适中、可塑形、能长期保存在组织内、不会变形,以及手术操作方便、患者痛苦少,术后并发症容易处理等优点,是目前隆鼻术比较理想的充填材料。

(3)羟基磷灰石微粒人工骨(人工骨):是一种不可吸收的生物陶瓷,其化学成分与脊椎动物的牙齿和骨骼所含的矿物质极其相似。具有高度的生物相容性,与机体组织具有很好的亲和力,无毒性、无刺激性、无排斥反应、无老化现象,不致敏、致癌,既可单独使用,也可和其他材料混合植入。

2.设计方法

(1)植入体定位:一般认为鼻的起点应在眉间及内眦间连线的中1/2处,称为鼻起点的黄金点。画出眉间至鼻尖的纵轴线(鼻尖偏斜者以唇珠为准),眉头与内眦连线中点的水平线,为植入体的上缘,植入体的宽度应根据患者鼻的长度及脸型而定。

(2)充填材料的塑形:制作一般鼻尖部较细,鼻背稍宽,鼻两线相交处即起点部较窄。窄处5～7mm,宽处7～10mm,鼻小柱高度17～20mm。充填模型背面应有一定的弧度,在男性应稍向前凸,在女性则应稍向后凹,呈下坡状弧形。

(3)术前采用彩色计算机美容整形显像系统进行设计:将患者面部图像通过摄像机输入计算机显示屏幕上,医生在屏幕上进行模拟隆鼻,直到患者与医生均满意为止。然后计算机自动计算出要隆鼻的高度及大小的参考数据,医生可照此数据雕刻鼻模型及隆鼻术。

3.麻醉　手术一般采用局部麻醉,以2%利多卡因5mL加布比卡因5mL鼻周及切口浸润麻醉,双侧眶下神经阻滞,鼻腔黏膜1%丁卡因表面麻醉。

4.体位　仰卧位。

5.手术方法

(1)单纯性鞍鼻

1)切口设计。

鼻内切口:沿鼻翼边缘稍内侧面切口,此切口隐蔽,无明显瘢痕,术中出血少。

鼻外切口:蝶形切口或飞鸟形切口,手术操作方便。可抬高鼻尖皮肤,远期瘢痕不明显。

2)分离:经切口用细长剪沿鼻背软骨表面潜行分离,用骨膜剥离器将鼻骨骨膜分离,以保证植入体位于鼻背筋膜的深层。分离范围上达鼻根部,下至鼻尖,两侧根据植入体宽度而定,应稍大于植入体宽度,以植入后软组织张力不大为原则。若植入"L"形物质,则要求将鼻翼软骨内侧脚后方分离直至前鼻棘,分离完毕即可植入。

3)挤出鼻背部隧道内的积血,观察有无活动出血。

4)假体植入后,仔细观察其高低、宽窄是否合适,鼻梁有无偏斜,长短是否合适等。若有不合适者,取出假体进行修正,直至植入后满意为止。

5)缝合切口,用5-0美容线间断缝合,盐水棉球清洗切口,涂抗生素眼膏。

(2)复杂性鞍鼻:复杂性鞍鼻实际上是面中1/3发育不良伴有鞍鼻,俗称为"蝶面畸形"。术前仔细检查鼻腔衬里黏膜是否有缺损。对鼻腔衬里完全缺如的患者,可采用赝复体,撑入鼻腔内以抬高鼻尖、鼻梁。对鼻腔衬里黏膜缺少或紧张的患者,可采用梨状孔植骨及鼻背植骨。

1)切口设计:蝶形切口,蝶形切口和唇龈沟联合切口。

2)分离。

①在鼻尖和鼻翼边缘做蝶形切口,分离皮下组织,深度以紧贴鼻软骨、鼻骨骨膜表面进行,分离范围至眉间,两侧至上颌骨鼻突和鼻骨,向下至上唇。

②将切口向上下牵开,显露鼻骨及鼻软骨。在犁状孔上缘约1.5cm处的鼻骨骨膜弧形切开,掀起骨膜瓣,并向下推移,形成蒂在下方的舌形鼻骨骨膜瓣,至梨状孔上缘(鼻骨下方)将鼻骨骨膜与鼻中隔黏膜层分开,并横行切开鼻中隔黏膜,梨状孔上部与鼻腔相通。继续沿梨状孔两侧向下剥离,使骨膜瓣连同鼻下部下移。最后将骨膜瓣覆盖洞穿缺损,瓣的创缘与梨状孔上缘的鼻中隔黏膜缝合。

③切取肋软骨或髂骨,雕刻成"L"形支架,植入鼻部皮下,使其与鼻骨紧密贴合,使"L"形短臂直抵鼻前嵴上,如果支架是软骨,可在鼻两侧用丝线做褥式缝合固定;如是髂骨,可用钢丝固定于鼻额角处。

④鞍鼻合并面中部1/3发育不良者,可施行犁状孔-上牙槽植骨。可用口内唇龈沟处切开,在骨膜下沿梨状孔两侧向上剥离,形成可容纳移植骨的骨膜下间隙。将移植骨修成与梨状孔弧形一致的状态,一般厚度为1cm左右,植入梨状孔两侧与上牙槽凹面。用钢丝固定于梨状孔缘。

⑤蝶面畸形矫正:可在唇龈沟切口,在骨膜下沿梨状孔两侧向上剥离,形成骨膜下腔隙,将切取的骨块修成与梨状孔弧形形状一致,植于梨状孔两侧及上齿槽凹面,用钢丝固定。缝合唇龈沟切口。

⑥鼻部切口用5-0丝线缝合,外用纱布卷、印模胶、棉垫加压包扎。鼻腔内碘仿纱条填塞。

(四)注意事项

1.防止假体移位　术后2周内不能碰推鼻梁,防止假体移位。

2.预防感染　术后换药1~2次,应用抗生素5~7天,预防感染。

3.术后5~7天拆线。

(五)预后及并发症的处理

1.充填物替换　隆鼻术后若感觉外形过低、过高或某部不合适,可将其取出更换更合适的充填物。通常手术后2周内施行。如时间超过2周,最好术后2~3个月后再行处理。更换充填物时,应适当刮除因硅胶反应而形成的纤维囊,以便新腔形成。

2.位置异常 充填物上移,超越鼻起点,鼻模歪斜,鼻尖与鼻背交接处出现凹陷,鼻根部前翘等,均应将鼻模取出,重新做适当的调整。

3.皮肤色泽异常 如充填物过大,剥离的隧道不够充分,鼻部皮肤张力大,出现皮肤淤血、发红,应取出鼻模,重新修整,或加大隧道,重新植入。如剥离层次过浅,皮肤菲薄,剥离应注意在骨膜层剥离。

4.穿孔和感染 可发生在鼻孔缘切口处或鼻小柱上缘。多为充填物过大、过长,边缘过于锐利,皮肤菲薄等所致。鼻背鼻根部穿孔,多因手术时将鼻背皮肤剥破,而引起继发性感染所致,有的病例数年后仍可出现穿孔。一旦出现穿孔应立即取出鼻模,愈合 3 个月再作二期整容术。有轻度感染者可用抗生素处理,有排斥反应或化脓情况者,需将植入体取出,打开切口进行冲洗和引流。

二、驼峰鼻矫正术

驼峰鼻大部分是先天性鼻背发育过度,少数是外伤后鼻骨错位愈合或后期骨痂增生所致。除形态异常外,无功能障碍。中国人驼峰鼻的发生率远低于白种人。

临床表现为鼻梁部棘状突起,主要位于鼻骨下端与侧鼻软骨交界处。鼻尖下垂,鼻梁宽大成角突起似驼峰状隆起,人们称为驼峰鼻。常常伴有鼻尖过长向下弯曲,似"鹰嘴"样畸形。

(一)适应证与禁忌证

1.驼峰鼻矫正术适应证 各种原因所引起的驼峰鼻,驼峰鼻伴有鹰钩鼻者,身体健康的成年人。

2.驼峰鼻禁忌证

(1)18 岁以下的儿童。

(2)全身有急慢性感染病灶。

(3)局部有感染灶,应先治疗好鼻部疾病,然后行驼峰鼻矫正术。

(二)术前准备

术前修剪鼻毛,鼻前庭每天消毒 2 次。除必要的常规检查外,应对患鼻进行仔细的测量。先在鼻根至鼻尖顶部下方 2mm 画一连线,连线的上方即为手术需切除的鼻骨及鼻中隔软骨组织,再推动鼻尖使鼻唇角达到 90°~100°,标明其与静止状态鼻尖位置的差距,即为要缩短的鼻尖长度,也就是要切除的中隔软骨前端的量。手术前应与患者商量设计手术方案,有条件可在计算机上显示患者的术前鼻形及设计手术后的鼻形,在与患者达成统一意见后,用亚甲蓝将上述设计线标记于鼻背相应的部位。

(三)操作方法

1.麻醉与体位 见隆鼻术。

2.切口选择 驼峰鼻主要是采用一侧鼻翼边缘切口进路,手术操作有一定的难度,但术后鼻部不遗留瘢痕,有经验的医生应采用这种切口。鼻外切口术野暴露充分,操作方便,但术可能遗留瘢痕。

3.潜行分离　用小弯剪自切口插入,沿鼻翼软骨和鼻骨膜下分离,将鼻翼软骨、侧鼻软骨、中隔软骨上端及鼻骨与其表面的骨膜、肌肉、皮肤分离。分离范围:上至鼻根部,两侧至上颌骨额突。

4.截除驼峰　用骨凿将术前标记突起的鼻骨、侧鼻软骨截除,清除凿掉的骨片,然后用骨锉将截骨面锉平。如果是轻度的驼峰,可直接用骨锉锉平隆起的骨组织。

5.缩窄鼻背　用骨膜剥离器将上颌骨额突与其表面的骨膜分离,然后用电动来复锯或骨凿在鼻面交界处将上颌骨额突锯断,横形截断鼻骨上方骨组织,然后用双拇指将上颌骨额突向中线挤压,造成人工骨折,使两侧鼻骨重新靠拢排列。如果鼻基部不宽,可将截除的驼峰表层片切除后重新回填鼻背,或植入薄层硅模以塑造鼻梁背形态。

6.修整鼻下部　如果鼻尖下垂,可在鼻翼软骨内侧脚的后面将鼻中隔软骨的前端适当切除一部分,然后将鼻小柱与鼻中隔缝合固定在一起。若鼻下部过长,可分离出侧鼻软骨的下端,适当地切除一部分。如有合并鼻翼过宽大者,可将鼻翼软骨的上缘及外侧缘切除一部分。若鼻尖过低,可用被截除的鼻骨或软骨充填支撑。

(四)注意事项

1.术后固定　术后固定在驼峰鼻治疗过程中非常重要。固定正确可以保持手术预期的效果,固定不好将影响效果或出现继发畸形。固定的原则是鼻内、鼻外均匀加压,以保持其设计的良好外形,防止产生继发畸形。用碘仿纱布裹住橡皮管注入腔内填塞作为内固定,留置5~7天。外鼻可用纱布卷、硅胶片、胶布、印模膏、石膏绷带等外固定,保持10~14天。

2.鼻骨与鼻中隔软骨切除不宜过多,否则可导致鞍鼻畸形。中部截骨不完善导致鼻不对称。鼻翼软骨切除不对称可产生鼻尖不对称。

3.预防感染　术后应用抗生素7天。

4.术后7天拆线。

(五)预后及并发症的处理

1.继发畸形

(1)矫正不足:手术时骨组织截除不够,或术后软组织增生。矫正方法是术后3个月重新手术矫治。

(2)矫枉过正:鼻中隔软骨或鼻骨截除过多。如鼻梁过低可行硅胶鼻模矫正。

(3)鼻背畸形:鼻背部高低不平,症状明显者于在术后2周内或3个月后手术铲平或锉平。如果鼻背两侧不对称,即截断的鼻骨向中间靠拢的位置不一,可在术后2周内鼻骨尚未纤维愈合之前行矫正术。如已骨性愈合,应尽早做第二期手术。

(4)鼻梁基底部出现阶梯状畸形:外侧截骨位置偏高,不恰在鼻骨与上颌骨连接处,导致外鼻呈阶梯状,可用骨锉锉平重新矫正术。

2.血肿　因外部加压不紧或者手术时损伤鼻背动脉、内眦动脉所致。小的血肿可以自然吸收,较大的血肿则需用注射器抽吸,然后加压固定,以免发生感染。

3.出血　多数是手术操作粗暴,组织损伤较大,术中损伤鼻背动脉或内眦动脉,而又未作仔细止血所致,应注意术中仔细止血并局部加压包扎,术后用止血药治疗。

4.感染　与手术操作暴露和无菌技术注意不够有关,处理是保持鼻腔引流管通畅和应用大剂量抗生素。

三、鹰钩鼻矫正术

鹰钩鼻的主要原因是鼻中隔软骨过长,鼻中隔降肌过大,鼻翼软骨内脚过长,鼻翼软骨中间脚向下过度生长。

鹰钩鼻的临床表现主要是鼻尖下垂,鼻小柱过长,面部表情肌运动时鼻尖下垂更明显,鹰钩鼻常常伴有驼峰鼻畸形。

(一)适应证与禁忌证

1.鹰钩鼻矫正术适应证　各种原因所引起的鹰钩鼻,鹰钩鼻同时伴有驼峰鼻患者,身体健康的成年人。

2.鹰钩鼻禁忌证　全身有急慢性感染病灶,鼻部有急慢性感染灶(病灶治愈后可行矫正术),18 岁以下儿童。

(二)术前准备

术前修剪鼻毛,鼻前庭消毒每日 2 次。除必要的常规检查外,应对患者鼻尖和鼻梁仔细的测量。术前可做面膜,在电脑上显示患者术前图像,术者将设计方案输入,显示出患者手术后外观图像,意见统一后为手术标准。

(三)操作方法

1.麻醉　一般采用 1%利多卡因局部麻醉及眶下神经 2%利多卡因阻滞麻醉,有时需加 1%丁卡因鼻腔黏膜表面麻醉。

2.体位　仰卧、头平,手术床略向脚侧倾斜。

3.切口选择　侧前鼻孔内缘切口;鼻中隔前缘纵行切口;唇龈沟切口。

4.切除范围

(1)切除过长的鼻中隔软骨:通过鼻中隔前缘纵行切口,切除过长的中隔软骨,纠正相应部位隆起畸形。

(2)切除过长的鼻翼软骨:通过鼻翼边缘切口,通常适当切除鼻下端两侧鼻软骨或鼻翼软骨外侧脚上及外侧部。东方人的鹰钩鼻以中间脚过长多见,而内侧脚过长较少见,常常伴有鼻中隔软骨过长。因此需要同时切除过长的鼻中隔软骨。

(3)切断肥大增生的鼻中隔降肌:在唇龈沟切口分离,于口轮匝肌深层紧贴上颌骨切牙窝上方切断鼻中隔降肌。

(4)切除过多的鼻尖部皮肤:切除软骨组织后,如果鼻尖部有明显多皮肤,可施行纠正修剪多余皮肤。

(四)注意事项

鹰钩常常伴有驼峰畸形,分离鼻翼软骨后,在穹隆部缝合软骨的背,轻刻数刀以抬高鼻尖,切除部分鼻翼软骨,改善鼻小柱与上唇所形成夹角。

(五)预后及并发症的处理

1.鹰钩鼻 手术矫正操作不当可引起鼻尖不对称、鼻尖下垂、鼻梁低等鼻畸形。因此,要求在鹰钩鼻矫正术过程中,鼻翼软骨切除要对充分暴露鼻翼软骨和侧鼻软骨,恰当地切除鼻翼软骨、鼻中隔软骨、鼻侧软骨及鼻骨,避免造鼻尖畸形或低鼻梁畸形。

2.出血或血肿 术中损伤鼻背动脉或内眦动脉,没有彻底止血而致术后出血。手术结束前应仔细止血,局部加压包扎,应用止血药治疗。避免发生血肿引起感染死腔导致肉芽增生。

3.感染 手术操作中无菌技术观点不够,处理是保持鼻腔引流管通畅和应用大剂量抗生素。

四、鼻翼缺损修复术

鼻翼是由皮肤、皮下纤维组织、鼻翼软骨和鼻前庭鳞状上皮层所构成。鼻翼缺损常见的原因有创伤(包括外伤、咬伤、肿瘤切除)、烧伤、感染及先天性畸形,少数见于动物咬伤。可根据其缺损的大小、厚度,选择局部皮瓣、鼻唇沟皮瓣、耳后岛状皮瓣或游离的复合组织瓣修复。

(一)适应证与禁忌证

1.适应证 单纯鼻翼较小面积缺损,可应用局部皮瓣法。较大面积的鼻翼缺损,可应用鼻唇沟皮瓣法。鼻翼缺损较大或伴鼻尖、鼻小柱缺损者可应用耳后岛状皮瓣法。鼻翼全层缺损可用耳郭复合组织瓣游离移植法。

2.禁忌证 全身或局部有急慢性感染病灶(病灶治愈后可行修复术)。

(二)术前准备

术前应用无菌生理盐水低压灌洗鼻腔,每天鼻前庭消毒 2 次。根据鼻翼缺损大小,修复皮瓣需要精确计算,设计所需要的长度、角度和体积。

(三)操作方法

1.麻醉 一般采用 2%利多卡因 5mL 加布比卡因 5mL 加 1∶100 肾上腺素 3~4 滴局部麻醉,或者同时应用眶下神经阻滞麻醉。

2.体位 仰卧位。

3.手术方法

(1)V-Y 缝合法:适合于鼻翼缺损较小,利用鼻侧皮肤下推,增长鼻翼的下部。

(2)推进皮瓣法:利用鼻背外侧皮肤的游离松弛,使鼻翼获得较多皮肤,包括外面及鼻前庭面。

(3)鼻唇沟皮瓣法:鼻唇沟皮瓣法适用于较大面积的鼻翼缺损者,鼻唇沟部皮肤紧张者忌用。先按鼻翼缺损的大小在同侧鼻唇沟处设计一蒂在上的皮瓣。将鼻翼缺损处瘢痕切除,并松解周围皮下组织,再按切口线切开皮瓣,将皮瓣修理后折叠缝合于缺损创缘。供区创周皮下潜行后直接缝合,鼻孔内以碘仿纱条填塞。

(4)耳郭复合组织移植法:此法适用于鼻翼全层缺损,而缺损周边组织正常,供血良好者。耳郭复合组织是修复鼻翼缺损的良好供体,可利用衬里或周边组织的血供进行游离移植。取耳郭的整块组织,包括前后皮肤及软骨,呈三角形,整块改形后直接缝合,一般不超过15mm,否则不易成活。

(5)隧道皮瓣法:利用前额皮肤形成皮下蒂经隧道修补。

(四)注意事项

1.复合组织瓣离体后需要在15~30分钟移植。

2.复合组织瓣上的任何一边距离有血供的创缘不超过10mm。

3.应做到无损伤操作,复合组织瓣用带齿皮钩或缝线牵引,避免钳夹。

4.应将血供差的瘢痕组织切除,以便保证受区血供良好。

5.受区创面止血不用电凝,用压迫止血或医用胶止血代替。

6.用无损伤6-0针线全层间断缝合,避免皮下或皮内缝合。

7.术毕局部加压包扎。

8.10天左右拆线。

9.应用抗生素预防感染。

(五)预后及并发症的处理

1.耳郭复合组织瓣坏死 移植物时间最好15~30分钟完成,如果时间过长将影响组织瓣成活,术后移植瓣一般呈白色,24小时后变成黑褐色,经过5~6天表面脱一层黑痂,颜色逐渐恢复正常,皮瓣成活。若颜色持久不恢复,则说明移植物已坏死。

2.切口感染 如术中无菌操作及消毒不严,则可造成切口感染。

3.术后应用抗生素7~10天,直至感染完全控制,皮瓣的愈合。

五、鼻尖美容术

鼻尖具有明确的界限定义,即纵向为鼻背前端最凹点到鼻小柱的折返点;横向是鼻背前端左右最高凸起点,4点之间连线形成正菱形。

鼻尖畸形或缺损,可因先天性,有种族特征和家族遗传倾向,常见的有鹰钩鼻、鼻尖圆钝、低平、鼻尖过高、鼻尖裂及隐裂等;或者因外伤及感染造成鼻尖缺损与畸形。

(一)适应证与禁忌证

1.适应证 鼻尖美容术适应于先天性畸形或因外伤及感染造成的鼻尖畸形或缺损。

(1)鹰钩鼻:鹰钩鼻的鼻尖过长、下垂,鼻中隔软骨过长、鼻翼软骨中间脚向下过度生长,或内脚过长,鼻中隔降肌肥大。

(2)鼻尖圆钝、低平:理想美观的鼻尖高度应是鼻长度的1/2,而黄种人及黑种人的鼻尖高度往往达不到鼻长度的1/2,表现为圆钝、低平是种族的特征之一。其治疗原则是抬高鼻尖、延长鼻小柱。

(3)鼻尖过高:鼻尖的高度超过鼻长度的1/2,可视为鼻尖过高,以白种人多见。其治疗原则是降低鼻尖高度,同时缩短鼻小柱。

(4)鼻尖隐裂:是过于明显的横向鼻尖双峰,必须手术纠正。

(5)鼻尖缺损:鼻尖缺损多见于外伤及肿瘤切除术后,应根据缺损组织的面积和深度采用不同的方法修复。

2.禁忌证　全身或局部有急慢感染病灶(病灶未治愈者)。

(二)术前准备

1.剪鼻毛。

2.鼻前庭每日消毒 2 次。

3.无菌生理盐水低压灌洗鼻腔。

4.对不同的畸形或缺损,采用不同的美容手术方法,通过设计图像和患者达成协议后进行美容手术。

(三)手术操作

1.麻醉　局部麻醉,眶下神经阻滞麻醉。

2.体位　仰卧位。

3.手术方法

(1)鹰钩鼻美容术:见鹰钩鼻矫正术。

(2)鼻尖圆钝、低平

1)缩窄鼻翼抬高鼻尖:采用鼻尖部蝶形切口,分离出鼻翼软骨,在鼻翼软骨外侧角内、中 1/3 交界处将其切断,以延长鼻翼软骨内侧脚的长度,将两内侧脚顶部靠拢做褥式缝合固定,形成鼻尖支架,皮肤切口可行 V-Y 推进以延长鼻小柱。V-Y 切口延长鼻小柱的同时会遗留较明显瘢痕,影响美观,手术时应慎重选择。

2)鼻尖部支撑物植入:可选择鼻腔内鼻小柱旁切口或鼻小柱垂直切口,通常需在鼻尖和鼻小柱内移植一块鼻中隔软骨作为鼻尖和鼻小柱的支撑,也可选用"L"形硅胶假体,手术时充分分离鼻尖、鼻小柱间隙。支撑物良好的就位和固定(与鼻翼软骨内侧脚缝合)是保证手术成功的关键。

3)鼻翼软骨内侧脚缝合技术:①采用在两侧鼻翼软骨内侧脚之间做鼻小柱的支撑缝合;②双侧鼻翼软骨圆顶缝合形成鼻尖形态;③采用一个圆顶作为平衡线调整鼻尖位置并使其变窄。

(3)鼻尖过高

1)鼻翼边缘切口,用分离剪刀将鼻软骨与皮肤及黏膜分离,将鼻软骨外侧脚挑出切口,骨表面做数行平行软骨切断,使软骨支撑张力减弱,以降低鼻尖高度。必要时还可适除鼻翼内侧脚软骨,鼻小柱皮肤有明显多余时可切除部分皮肤以缩短鼻小柱。

2)将鼻软骨与皮肤和黏膜分离后,直接部分切除鼻翼软骨外侧脚的上部和内侧脚的下部。

(4)鼻尖隐裂

1)切除两鼻翼软骨内侧脚之间的脂肪纤维组织,将两内侧脚行贯穿褥式缝合,缝合时尽量对拢穿隆部,以便提高鼻小柱的高度,消除双鼻尖而形成一个鼻尖。

2)取鼻翼软骨内脚或取自体肋软骨、耳软骨及组织代用品充填鼻尖部隐裂,以便抬高鼻梁,消除隐裂。

(5)鼻尖缺损

1)鼻唇沟皮瓣法:在鼻唇沟处设计一略大于缺损面积的皮瓣,蒂在上方。先切开蒂部皮肤深达真皮下层,向两侧锐性分离,形成皮下蒂。按皮瓣的宽度切开蒂部及皮瓣达深筋膜层,将皮瓣皮蒂部掀起,经皮下隧道至鼻尖缺损处,修复缺损创面,供皮区直接拉拢缝合。

2)额部岛状皮瓣法:可采用滑车上动脉为蒂的额部岛状瓣,一期修复鼻尖缺损。术前先用多普勒超声血流仪探测血管的走向,根据血管走向设计面积略大于缺损的额部皮瓣。首先切开蒂部皮肤,显露血管行径,于动脉两侧1cm处切开深筋膜,在帽状腱膜深层分离,掀起皮瓣径鼻背皮下隧道至鼻尖缺损,修复缺损伤面,供区直接拉拢缝合。

(四)注意事项

1.鹰钩鼻手术中骨质不能切除过多,否则形成鞍鼻。

2.鼻翼软骨切除修整注意两侧对称,切除多少比例恰当,避免形成鼻尖下垂或者鼻孔向上牵引。

3.额部岛状皮瓣修复缺损注意血管走向,切开皮肤后要显露血管行径,在血管两侧1cm沿血管走向切开,以便保证皮瓣的血供。

4.应用抗生素7天。

(五)预后及并发症的处理

1.低鼻畸形　避免鼻中隔软骨去除过多,以免造成低鼻畸形。可选用"L"形硅胶鼻模再次美容术。

2.鹰钩鼻并驼峰鼻　术后鼻背、鼻中隔上缘之间形成死腔导致肉芽增生,而产生隆起畸形。可重新切开清除肉芽组织,术后加压包扎。

3.术后感染　轻者应用抗生素处理,有化脓情况则需要打开切口进行引流。

第三节　耳郭美容

一、招风耳矫正术

(一)适应证

1.耳甲与颅侧壁的夹角大于90°。

2.对耳轮上脚扁平较严重。

(二)禁忌证

1.有全身疾病不能耐受手术者。

2.对手术效果期望值过高或伴有精神疾病者。

(三)操作方法及程序

1.Mustarde 法

(1)在耳郭后内面做顺耳郭长轴的切口。

(2)皮下分离,暴露耳软骨。

(3)在耳郭软骨背面做纵向褥式缝合,形成对耳轮。

(4)切除多余皮肤,缝合切口。

2.Converse 法

(1)将耳郭向颅侧壁轻压折叠以显现对耳轮及其上脚的轮廓,用亚甲蓝标出。

(2)然后用带亚甲蓝的针头沿折叠耳郭轮廓刺入,穿透耳郭全层,以在软骨上形成标记。

(3)在耳郭后内面两排亚甲蓝标记中央切口,并向两侧分离显露软骨上的标记点。

(4)沿软骨标记点做两条切口,上方分开,下方逐渐靠拢,保持前面软骨膜完整。

(5)两侧切口间的软骨用细丝线做内翻缝合成管状,形成对耳轮及上脚。

(6)拉拢缝合两外侧软骨游离缘,并固定上述软骨管数针。

(7)切除耳后内侧切口两侧多余皮肤,缝合皮肤。

3.注意事项

(1)术中止血彻底,避免活动性出血,预防血肿形成。

(2)术后用凡士林纱条填塞耳郭凹陷部分,用棉垫及绷带加压包扎。

(3)伤口一般不放引流条。

(4)术后可应用抗生素 3 天,10 左右拆除敷料及缝线。

二、杯状耳矫正术

(一)临床表现及分型

杯状耳表现为耳郭上部耳轮和耳舟向前下方卷曲,呈帘幕状垂落,耳郭高度降低,对耳轮和对耳脚较平,耳舟相对变短宽。外耳道外口、耳屏和对耳轮位置均较健侧低。

杯状耳根据畸形程度可分为三型。

Ⅰ型最轻,仅上部耳轮较宽并向下方呈锐角弯曲。

Ⅱ型耳轮缘弯向耳甲艇,对耳轮和对耳轮后脚发育不良或后脚不存在。

Ⅲ型畸形最严重,整个耳郭卷缩呈小管状,耳舟和对耳轮形态消失。

(二)适应证

1.轻度杯状耳,耳郭上部轻度下降者。

2.轻度杯状耳,耳郭上部软骨卷曲、折叠者。

3.中度杯状耳,耳郭上部软骨卷曲不严重者。

4.一侧为轻度杯状耳,另一侧为正常耳,两者大小有明显差异者。

5.重度杯状耳肌性,耳郭上半部已完全失去正常形态者。

(三)禁忌证

1.有严重心、肾、脑等病变不能耐受手术者。

2.年龄小于 5 岁者。

(四)手术方法和程序

1.耳轮脚"V-Y"推进法　"V"形切开耳轮脚部的皮肤及皮下组织,并剪断耳轮脚软骨,将耳轮脚向后上方推进,"Y"形缝合切口。

2.软骨瓣法

(1)于患者耳郭后距耳轮缘 1cm 处做一条与耳轮上缘平行的切口。

(2)切开耳轮后面皮肤及皮下组织,与耳软骨表面潜行分离,使卷曲于耳轮的皮肤脱套,暴露卷曲的软骨。

(3)向耳轮脚方向切开分离耳轮软骨折叠部,形成蒂在耳轮脚的软骨瓣。

(4)将耳轮软骨上部做放射状切开,旋转软骨瓣至耳郭边缘并缝合。

(5)脱套皮肤做"Z"成形或邻位皮瓣转移,缝合切口、固定包扎。

3.Barsky 法

(1)在耳郭上前部做纵行切口,全层切开耳郭。

(2)在耳后设计并形成一舌状皮瓣。

(3)按招风耳手术原则切除一软骨条,修整并嵌入耳郭上部的缺口中。

(4)转移舌形皮瓣修复耳郭残余创面。

4.耳甲软骨移植耳轮分期延长法

(1)全层切开卷曲处耳郭,复位,测定耳郭楔形缺损的面积。

(2)于耳甲处切取长度稍长于缺损区耳轮的弧形软骨条。

(3)于耳轮缺损相应的乳突区做与缺损面积相当的三角形皮瓣。

(4)将耳后皮肤与乳突区供瓣区切口缘皮肤缝合。

(5)将软骨条移植于耳轮缺损处,两端分别与耳轮软骨缝合连接。

(6)乳突区皮瓣向前推行并覆盖于移植的软骨表面,修复耳郭前方皮肤缺损。

(7)至少 3 周后行二期手术。于耳轮与乳突粘连区后方头皮上做"V"形切口,形成三角形皮瓣,将之向耳后折叠,缝合覆盖耳后创面。乳突供瓣区作皮瓣转移或植皮修复。

5.Musgrave 法

(1)在耳后做切口,剥离耳郭上半部软骨,使得上部皮肤脱套。

(2)在暴露的软骨上做多个与耳轮垂直的放射状切口,切开软骨。

(3)切取一条耳甲软骨,移植固定于切开的软骨边缘,作为支架。

(4)缝合皮肤切口,固定耳轮缘,塑形。

6.复合组织瓣法

(1)在耳郭上方做"Z"形切口,使得蒂在上方的三角瓣为皮肤软骨复合组织瓣。

(2)另一三角瓣皮肤适当剥离,暴露畸形软骨。

(3)将畸形软骨上部做放射状切开,展平拉直。

(4)将复合组织瓣转移到耳郭上部边缘,并与已切开软骨缝合固定,形成耳郭。

(5)缝合皮肤切口,包扎固定。

(五)注意事项

1.根据不同的病变程度选择手术方法 "V-Y"成形法适用于Ⅰ型杯状耳,仅仅有耳轮缘紧缩者;软骨瓣法适用于Ⅰ型杯状耳,耳轮缘轻度紧缩并耳郭上部耳软骨折叠者;Barsky法适用于Ⅰ型杯状耳,耳轮缘紧缩者;Musgrave法与复合组织瓣法适用于Ⅱ型杯状耳、耳轮和耳舟均有不同程度的缺失或畸形者;耳甲软骨移植耳轮分期延长法适用于Ⅲ型杯状耳、耳郭周缘紧缩较明显且组织缺损较多者。

2.因各种手术均进行了软骨成形,所以术后要有良好的固定塑形。

3.常规使用抗生素3~5天,拆线宜于术后2周进行。

三、隐耳矫正术

(一)病因及临床表现

隐耳又称埋没耳、袋状耳,是较为少见的耳郭先天性发育畸形。有学者认为它是耳上肌纤维的异常使对耳轮和对耳轮脚间的颞部固定所致,另有学者认为隐耳与耳横肌、耳斜肌缩短附着异常有关。隐耳主要表现为耳郭上半部埋入颞部头皮下,颅耳沟消失,用手指提起埋入部分,常可出现正常的耳郭外形,放松时又缩回原位。轻者仅耳郭上部皮肤短缺,耳软骨的发育基本不受影响;重者不仅皮肤严重短缺,耳郭上部的软骨也明显发育不良,表现为耳轮部向前卷曲,舟状窝变形,对耳轮亦常屈曲变形等。

(二)治疗方法

1.非手术疗法 对于2岁以内的婴儿,可试用非手术方法,按患儿耳郭上部的形状制作特殊的矫正装置,然后将其固定于耳郭上部,使其保持持续牵引状态,局部皮肤逐渐松弛,显露出耳郭外形。

2.手术疗法 适应证和禁忌证:1岁以后的患者则宜手术治疗,成年患者要求矫正者一般都可以手术。对于伴有全身疾患不能耐受手术,局部皮肤有感染灶,或对手术效果期望过高及伴有精神疾患者一般不予手术。

(三)操作方法及程序

隐耳的主要原因是耳郭皮肤不足,所以手术的主要目的是将皮肤切开,把埋没的耳郭软骨充分显露出来。手术方法如下。

1.皮片移植法 沿耳轮软骨轮廓外约0.5cm处切开,掀起软骨形成正常的颅耳沟,耳郭背面及颅侧壁植皮修复,注意软骨表面应保留适量的软组织,以利皮片成活。

2."V-Y"推进皮瓣法

(1)作以乳突及隐耳的耳轮为基部的两倒"V"形切口,形成皮瓣。

(2)在耳轮脚处设计一"Z"形皮瓣。

(3)两"V"形切口分别行"Y"缝合,将上后方皮瓣向下前推移形成颅耳沟。

（4）"Z"形皮瓣交叉换位缝合。

如有耳肌明显缩短者,应同时行肌肉的离断和松解。

3.三叶瓣法

（1）在耳轮的上、后缘分别做 3 个相邻的倒"V"形切口。

（2）形成皮瓣后,向下后部折叠缝合封闭耳郭后创面。

（3）颅侧壁创面头皮分离后拉拢缝合,剩余创面植皮修复。

（四）注意事项

1.术中彻底止血,预防血肿形成。

2.严格无菌操作,术后可使用抗生素 3~5 天,预防感染。

3.注意双侧外耳形态,力求双侧对称。

4.局部皮瓣转移者术后 7 天拆线,如加用植皮者术后 14 天拆线。

四、耳垂畸形矫正术

（一）适应证

1.先天性耳垂畸形,如耳垂过大、过长,耳垂尖角,耳垂粘连,耳垂裂,耳垂缺失,耳垂血管瘤,耳垂皮脂腺痣等。

2.获得性耳垂畸形,如耳垂缺损、耳垂裂、耳垂瘢痕疙瘩等。

3.耳垂形态无明显异常,以美容为目的者,也可酌情手术。

（二）禁忌证

1.有严重器官脏器疾病不能耐受手术者。

2.有瘢痕增生倾向者,要慎重。

（三）操作方法及程序

1.耳垂裂

（1）切开裂缘形成新鲜创面后直接拉拢缝合。

（2）将裂缘锯齿状切开,交叉对位拉拢缝合。

（3）对于要求保留耳垂穿孔者,可从一侧边缘掀起皮瓣卷曲成耳垂孔,缝合时应用"Z"字改形缝合,以免形成直线瘢痕。

2.耳垂过大过长

（1）耳垂外侧部分切除法。

（2）耳垂内侧部分切除法。

3.尖耳垂畸形

（1）三角形耳垂组织切除法。

（2）"V-Y"成形法。

4.耳垂缺损

（1）折叠皮瓣法

1）在耳后乳突区设计一个双叶皮瓣,每叶均要比健侧耳垂稍大,后叶略大于前叶。

2）切开皮肤,掀起皮瓣,将其折叠形成耳垂。

3）切除原耳垂缺损下部边缘的瘢痕组织,创缘与再造耳垂上缘对位缝合。

4）乳突区创面直接拉拢缝合或植皮修复。

（2）易位皮瓣法

1）在乳突区设计一个略宽于缺损耳垂的皮瓣。

2）切开皮肤形成皮瓣,将其上缘与缺损部的边缘缝合。

3）供瓣区拉拢缝合。

4）3周后皮瓣断蒂,并将其下缘向上翻转形成耳垂。

（3）Brent法耳垂再造术

1）参照健侧大小及形态,在患侧耳后乳突区设计一"鱼尾"形分叉皮瓣。

2）将皮瓣向上方掀起,相互折叠形成耳垂。

3）乳突区创面可直接拉拢缝合,耳后创面植皮修复。

（4）Zenteno Alanis法耳垂再造术

1）按健侧大小和形状,在相当于耳垂位置的下方,设计蒂在上方的纵行皮瓣。

2）切开皮肤及皮下组织形成皮瓣。

3）将皮瓣向前上方旋转形成耳垂。

4）乳突区创面可直接拉拢缝合。

（5）皮片皮瓣法

1）在乳突区或缺损耳垂后的瘢痕部位设计皮瓣,皮瓣大于缺损约1/3。

2）切开组织形成蒂在前方的皮瓣。

3）将皮瓣的上缘与缺损创面前缘缝合。

4）皮瓣背侧及供瓣区植皮修复。

（6）皮肤扩张法耳垂再造

1）在耳后乳突区放置扩张器。

2）定期注水,扩张满意后取出扩张器。

3）利用扩张的皮瓣进行耳垂再造。

4）供瓣区可直接拉拢缝合。

（7）耳垂血管瘤、皮脂腺痣及瘢痕疙瘩:大多数情况下均可切除病变组织,进行全厚皮片移植修复。

（四）注意事项

1.耳垂过尖、粘连者,手术矫正后,耳垂仍可能较小,难以与健侧完全对称,术前要交代清楚。

2.耳垂再造往往要在耳后乳突区及颈上部遗留瘢痕,术前也要交代清楚。

3.扩张器的使用要分期进行,增加了手术次数和费用,要征得患者及家属的同意。

4.耳垂血管瘤、皮脂腺痣等病变的治疗,可能会使得耳垂的形态有所改变,但如沟通充分,一般患者及家庭都能接受。

5.耳垂瘢痕疙瘩的治疗要慎重,必须向患者交代复发的可能性,并要考虑供区有瘢痕增生的可能。

五、耳垂畸形矫正术

(一)适应证

1.先天性耳垂畸形,如耳垂过大、过长,耳垂尖角,耳垂粘连,耳垂裂,耳垂缺失,耳垂血管瘤,耳垂皮脂腺痣等。

2.获得性耳垂畸形,如耳垂缺损、耳垂裂、耳垂瘢痕疙瘩等。

3.垂形态无明显异常,以美容为目的者,也可酌情手术。

(二)禁忌证

1.有严重器官脏器疾病不能耐受手术者。

2.有瘢痕增生倾向者,要慎重。

(三)操作方法及程序

1.耳垂裂

(1)切开裂缘形成新鲜创面后直接拉拢缝合。

(2)将裂缘锯齿状切开,交叉对位拉拢缝合。

(3)对于要求保留耳垂穿孔者,可从一侧边缘掀起皮瓣卷曲成耳垂孔,缝合时应用"Z"字改形缝合,以免形成直线瘢痕。

2.耳垂过大过长

(1)耳垂外侧部分切除法。

(2)耳垂内侧部分切除法。

3.尖耳垂畸形

(1)三角形耳垂组织切除法。

(2)"V-Y"成形法。

4.耳垂缺损

(1)折叠皮瓣法

1)在耳后乳突区设计一个双叶皮瓣,每叶均要比健侧耳垂稍大,后叶略大于前叶。

2)切开皮肤,掀起皮瓣,将其折叠形成耳垂。

3)切除原耳垂缺损下部边缘的瘢痕组织,创缘与再造耳垂上缘对位缝合。

4)乳突区创面直接拉拢缝合或植皮修复。

(2)易位皮瓣法

1)在乳突区设计一个略宽于缺损耳垂的皮瓣。

2)切开皮肤形成皮瓣,将其上缘与缺损部的边缘缝合。

3)供瓣区拉拢缝合。

4)3周后皮瓣断蒂,并将其下缘向上翻转形成耳垂。

（3）Brent 法耳垂再造术

1）参照健侧大小及形态，在患侧耳后乳突区设计一"鱼尾"形分叉皮瓣。

2）将皮瓣向上方掀起，相互折叠形成耳垂。

3）乳突区创面可直接拉拢缝合，耳后创面植皮修复。

（4）Zenteno Alanis 法耳垂再造术

1）按健侧大小和形状，在相当于耳垂位置的下方，设计蒂在上方的纵行皮瓣。

2）切开皮肤及皮下组织形成皮瓣。

3）将皮瓣向前上方旋转形成耳垂。

4）乳突区创面可直接拉拢缝合。

（5）皮片皮瓣法

1）在乳突区或缺损耳垂后的瘢痕部位设计皮瓣，皮瓣大于缺损约 1/3。

2）切开组织形成蒂在前方的皮瓣。

3）将皮瓣的上缘与缺损创面前缘缝合。

4）皮瓣背侧及供瓣区植皮修复。

（6）皮肤扩张法耳垂再造

1）在耳后乳突区放置扩张器。

2）定期注水，扩张满意后取出扩张器。

3）利用扩张的皮瓣进行耳垂再造。

4）供瓣区可直接拉拢缝合。

（7）耳垂血管瘤、皮脂腺痣及瘢痕疙瘩：大多数情况下均可切除病变组织，进行全厚皮片移植修复。

（四）注意事项

1.耳垂过尖、粘连者，手术矫正后，耳垂仍可能较小，难以与健侧完全对称，术前要交代清楚。

2.耳垂再造，往往要在耳后乳突区及颈上部遗留瘢痕，术前也要交代清楚。

3.扩张器的使用要分期进行，增加了手术次数和费用，要征得患者及家属的同意。

4.耳垂血管瘤、皮脂腺痣等病变的治疗，可能会使得耳垂的形态有所改变，但如沟通充分，一般都能接受。

5.耳垂瘢痕疙瘩的治疗要慎重，必须向患者交代复发的可能性，并要考虑供区有瘢痕增生的可能。

第四节　面部除皱术

一、额部除皱术

（一）适应证

面颈部皮肤松垂的美容求助者。

(二)禁忌证

精神疾病、比较严重的身体疾患(如糖尿病、心脏病等)和局部条件不适合者。

(三)操作方法及程序

1.眉提升术

(1)切口:在眉毛中外 2/3 上缘 2~3mm 处做水平状切口,与眉毛的毛根方向并行。

(2)剥离:沿切口在皮下组织内向上行皮下剥离,对某些特殊的患者,其剥离范围要足够。

(3)缝合固定:切除松弛的皮肤,逐层缝合皮下组织和皮肤。

2.眉间皱纹的矫正

(1)眉间皱纹切除直接缝合术:沿眉间皱纹做椭圆形切除,包括皮肤、皮下组织及部分皱眉肌,仔细止血,分层缝合肌层、皮下和皮肤。由于这种方法可能会在眉间遗留永久性瘢痕,应慎重选择,其是对面部肤色较红或较黑的人更应慎重。

(2)皱眉肌去除术:可在眉毛内侧或额部做切口,分离达皱眉肌范围,去除部分或全部皱眉肌,手术可在内镜下进行,特别是额部切口。此手术适于皱眉肌比较发达,患者又不愿意额部留有明显瘢痕者。

3.额横皱纹的直接切除缝合术　该方法可在局麻下进行,让患者取仰卧位,常规消毒面部皮肤后,在额部将要切除的皱纹处设计切口,沿设计切口切除皮肤,仔细止血后,分层缝合皮下组织和皮肤,然后予以包扎即可。在选择这种方法时,应持慎重态度,而且要向患者讲明术后情况,因为它会形成永久性的瘢痕。

4.额横皱纹去除术

(1)麻醉:局部麻醉或全身麻醉,根据患者的具体情况来决定。

(2)切口:根据患者的具体情况和要求选择在发际内或发际缘,通常选择在发际内。一般情况下,距前额发际边缘 5~8cm,而且切口取弧线。对于发际较高且患者能够接受额部瘢痕者,可采用沿前额中央的发际边缘设计切口,然后逐渐进入发际内。

(3)剥离:切开头皮至骨膜,在帽状腱膜层或额肌下进行锐性或钝性剥离,向两侧剥离延伸至眉外侧,且应仔细分离眶上缘的纤维性连接(由外向内),注意保护眶上神经。继续向前剥离至眉间区,将鼻根部组织游离,酌情切除或切断皱眉肌,在眶上缘水平以上,酌情切断或切除部分额肌。

(4)止血:为减少术中出血,切口应分段进行。术中应用电凝器或结扎法仔细止血,以避免术后发生出血及血凝块,影响手术效果。

(5)切除、缝合:牵拉头皮瓣至合适位置后,先用丝线固定几针,再将多余的头皮切除,然后依次缝合皮下和皮肤组织。

(6)包扎:术区放置油纱条以及纱布和棉垫,用绷带加压包扎。

(四)术后处理

1.术后酌情应用抗生素,以预防感染。

2.术后酌情放置引流,根据伤口引流情况,确定换药及拔除引流条或引流管的时间。

3.术后根据伤口愈合情况及张力情况确定拆线时间。

(五)并发症

1.血肿　血肿是最常见的并发症,术后24小时内应密切观察患者。

预防措施:

(1)术中注意密切观察血压的变化情况,尽量避免出现血压升高情况(用药除外,如注射加有肾上腺素的利多卡因),一旦出现时,应及时查明原因,并采取措施(如给予药物)将血压控制在比较理想的范围内。

(2)术中尽量减轻患者疼痛,使患者处于比较放松、无痛苦情况下手术,多数患者在术后几小时会有不适或疼痛感,因为此时麻醉药物的作用开始逐渐减弱(尤其是局麻情况下)。

(3)术中仔细操作尤其是掌握好剥离层次,避免损伤血管和神经。

(4)术后酌情放置引流和适当加压包扎。

(5)术后一旦发现血肿形成,应立即给予处理,必要时应立即返回手术室,将缝线拆除后,清除血肿,检查出血部位并给予结扎。

2.水肿　一般情况下,术后都会有水肿现象,只要无特殊的非常明显的水肿,就可不予特殊的处理,术后包扎时不宜过紧,过紧会导致血流淋巴回流不畅,而加重水肿。术后应将头稍抬高,以利于静脉回流。

3.血清肿　在皮瓣下可能会有血清肿,一般情况下不需特殊处理,多会自行吸收。

4.瘀血　术后由于血肿或其他原因而出现广泛的瘀血,可向患者解释,这种情况过几周后会自行消失。

5.脱发或秃发　术后可出现脱发或秃发,明显秃发的发生率为1%~3%。

6.神经损伤　面部除皱术发生神经损伤的情况较为少见,如果发生,应进行相应的处理。几乎所有发生神经损伤的患者都会随着时间的推移而有所改善,其恢复期为2~6个月,在其完全恢复之前,应每隔3~4周进行一次检查,必要时做相应处理。

7.瘢痕增生　尽管术中操作非常仔细,术后处理非常注意,但仍有少数患者可能会发生较明显的瘢痕,而且瘢痕在几周或几个月内可能会变得越来越大,这种情况较多见于肤色较深的人,或者是面部红润、有雀斑者。

8.皮肤坏死　皮肤坏死与张力及血液循环障碍有关。经过认真仔细处理后一般会自行愈合。

9.面部轮廓形态不规则　面颊部的表浅肌肉腱膜系统折叠缝合可能会产生暂时性的面部不对称或者是在面部皮肤出现浅窝,2~3周后自行消失。一旦发生这种情况时,应向患者解释清楚。

10.感染　面部除皱术后发生感染的情况较为少见,如果发生可进行一般的抗感染治疗。

11.瘙痒　术后最初几周可能会有瘙痒感,不常发生,而且会逐渐消失,不必做特殊的处理。其发生的原因可能与皮瓣的神经再生有关。对于不可忍受的瘙痒,可应用镇静止痒类药物治疗。

12.麻木 术后初期可能会有麻木感,由于术中剥离皮瓣时损伤支配该区域的神经所致。通常不需特殊处理,在6~8个月就可恢复正常。

二、颞部除皱术

(一)适应证

同本节"额部除皱术"。

(二)禁忌证

同本节"额部除皱术"。

(三)操作方法及程序

1.麻醉 可选择局部麻醉或全身麻醉。

2.切口设计 位于颞区发际内或发际缘。

3.切开、剥离 沿切口设计线切开皮肤,于颞浅筋膜表面进行皮下剥离,剥离范围为向前达外眦水平,向下达颧弓至眼轮匝肌下缘,上达颞上线水平。

4.表浅肌肉腱膜系统的处理 以较小切口切开颞浅筋膜达颞深筋膜浅层,在此层分离,范围同皮下剥离。然后拉紧颞浅筋膜,酌情折叠缝合或去除切口处部分颞浅筋膜并与颞深筋膜固定缝合。对于鱼尾纹较深和眼轮匝肌较松垂者可同时处理眼轮匝肌。

(1)在眼轮匝肌外缘做放射状外牵拉缝合,以舒展眼轮匝肌。

(2)在眼轮匝肌外缘1.0cm处,平行于肌外缘半环形切开颞浅筋膜,向前分离至眼轮匝肌下1.0~1.5cm,形成筋膜—肌瓣,外牵拉重叠缝合或去除多余部分后缝合,此法应谨慎操作,防止损伤颞浅筋膜下的面神经和进入眼轮匝肌的小分支。

5.切除、缝合 拉紧头皮,将多余的皮肤组织切除、缝合。

(四)术后处理及注意事项

同本节"额部除皱术"。

三、面颈部除皱术

(一)适应证

同本节"额部除皱术"。

(二)禁忌证

同本节"额部除皱术"。

(三)操作方法及程序

1.麻醉 可选择局部麻醉或全身麻醉。

2.切口设计 于耳屏前向上进入发际内4~5cm,向下可延伸至耳垂然后绕过耳垂至耳垂后沟,向后上沿耳郭后沟成弧形(约90°)进入发际内2~3cm。

3.切开、剥离　沿切口设计线切开皮肤,行皮下剥离,剥离范围为向前达或超过鼻唇沟,上达外眦水平,向下达颈中部或根据颈部松垂程度而定。

4.表浅肌肉腱膜系统的处理　从耳屏前腮腺表面开始,酌情在肌肉腱膜下剥离,切开肌肉腱膜,用组织剪在肌肉腱膜下分离形成肌肉腱膜瓣。其范围是上至颧突,下至颌下线,内至鼻唇沟区转入颧大肌的表面肌肉腱膜上,下在胸锁乳突肌处切断颈阔肌-耳韧带,并向前剥离部分颈阔肌。将形成的肌肉腱膜-颈阔肌瓣向后上方拉紧并做褥式缝合。

5.切除、缝合　向后上方拉紧面颈部皮瓣,将多余的皮肤组织切除、缝合。

(四)术后处理及注意事项

同本节"额部除皱术"。

四、中面部除皱术

(一)适应证

同本节"额部除皱术"。

(二)禁忌证

同本节"额部除皱术"。

(三)操作方法及程序

1.沿下睑睫毛下约1mm至外下鱼尾纹处切开皮肤,在眼轮匝肌下分离达眶下缘骨膜,切开骨膜在其下分离上颌骨和部分颧骨体表面。

2.向上外提紧骨膜和软组织,将骨膜提紧重叠缝合,眼轮匝肌瓣固定缝合在眶外侧骨膜上,去除多余的眼轮匝肌和皮肤,缝合切口。

(四)术后处理及注意事项

同本节"额部除皱术"。

五、额颞部除皱术

(一)适应证

同本节"额部除皱术"。

(二)禁忌证

同本节"额部除皱术"。

(三)操作方法及程序

额颞部除皱术也称上1/2除皱术,即将额部除皱术式与颞部除皱术式联合应用。方法是先行颞部的皮下层分离,后行额部的帽状腱膜下或骨膜下层分离。两个平面分离结束形成颞浅中筋膜蒂瓣,称为颧颞额蒂,内含颞浅血管、面神经颞支。皱眉肌、降眉肌、额肌和眼轮匝肌等的处理,完全与单独的额部除皱术与颞部除皱术相同。

(四)术后处理及注意事项

同本节"额部除皱术"。

六、额颞面部除皱术

(一)适应证

同本节"额部除皱术"。

(二)禁忌证

同本节"额部除皱术"。

(三)操作方法及程序

额颞面部除皱术切口是将上述的额颞部除皱术之切口向下延至耳垂下沟水平。术中形成较小的肌肉腱膜瓣,上提固定。此术式因无耳后切口,所以常有多余的软组织和皮肤堆积在耳垂周围,术后需要1~3个月才能平复。

(四)术后处理及注意事项

同本节"额部除皱术"。

七、颞面颈部除皱术

(一)适应证

同本节"额部除皱术"。

(二)禁忌证

同本节"额部除皱术"。

(三)操作方法及程序

颞面颈部除皱术也称扩大下1/2除皱术,是临床上最常选用的术式之一。颞面颈部除皱术是将颞部除皱术式与面颈部除皱术式联合应用。

(四)术后处理及注意事项

同本节"额部除皱术"。

第五节　皮肤磨削术

一、理论基础

皮肤磨削术也叫磨除术、擦皮术,是对表皮和真皮浅层进行磨削的一种手术。磨削后残存的皮肤附属器(毛囊、皮脂腺、汗腺)会迅速形成新的表皮,伤口几乎不留或极少留有瘢痕而愈合。磨削术是我国近年来发展很快的一项技术,它是整容和治疗某些疾病的一种有效的手术方法。如痤疮、天花、水痘等后遗瘢痕,是用常规的药物和外科手术方法难以治疗的疾患,皮肤磨削术则可以达到改善面部缺陷,收到较好的整容效果。

(一)磨削工具

目前采用较多的是不锈钢橄榄型磨头。该磨头不管采用何种角度,均为一球面接触皮肤,深浅易控制,刷洗消毒方便,经久耐用,易于掌握。

(二)皮肤磨削伤口的愈合过程

皮肤磨削术是除去表皮和真皮乳头层的手术,其治疗过程与供薄层皮片区及浅Ⅱ度烧伤的治疗过程相似。

1.磨削后(手术刚结束时) 伤口被血液及渗出液所覆盖。凝固后变成痂皮。

2.3 天后 创缘的表皮细胞及残存毛囊、皮脂腺及汗腺的表皮细胞发生增殖。

3.5 天后 创面表皮再生非常迅速。大部分被表皮所覆盖,但这种再生表皮很薄,又无表皮突起,所以易发生损伤。真皮再生比表皮再生要晚些,约在术后第 5 天开始,所以,再生表皮与真皮的融合相接在术后 7~8 天才可形成。因此,为防止剥离再生表皮,应避免过早地去除敷料。

(三)色素沉着的产生

磨削后 1 个月开始,在表皮的毛孔周围产生色素沉着现象,并不断扩大,互相融合,最后形成色素沉着。这种色素沉着是由于表皮基底细胞肥大和色素颗粒增加所造成的,有色人种的色素沉着更为严重。

二、适应证与禁忌证

(一)适应证

1.首选适应证 痤疮、天花、水痘、带状疱疹、湿疹、外伤或手术后遗留的浅表瘢痕,以及虫蚀状皮肤萎缩。

2.相对适应证 雀斑、雀斑样痣、咖啡斑、色素失禁症、粉尘染色、太田痣、结节性硬化症、汗管瘤、疣状痣、毛发上皮瘤、胶样粟丘疹、面部毛细血管扩张症、酒渣鼻、鼻红粒病、汗孔角化症、脂溢性角化病(老年疣)、毛囊角化病(达利氏病)、皮肤淀粉样变、面部播散性粟粒性狼疮、盘状红斑狼疮,以及面部皱纹或门角放射纹等。

(二)禁忌证

1.瘢痕体质。

2.患有血友病或出血倾向者。

3.患有传染性疾病,如乙型肝炎病毒感染、丙型肝炎病毒感染者。

4.局部有炎症性皮肤病,如复发单纯疱疹、化脓性皮肤病、慢性放射性皮炎或半年内曾接受放射治疗的局部、烧伤瘢痕,以及炎症明显的痤疮等。

5.白癜风活动期。

6.严重内脏疾患。

7.有精神病症状、情绪不稳定或要求过高、术后效果与要求差距太远者,均不能施行磨削术。

三、操作方法与规程

(一)术前准备

备皮、术前常规检查、术前照相。

(二)麻醉方法

全身麻醉、局部浸润麻醉及神经阻滞麻醉。

(三)磨削术的操作方法

常规消毒、铺巾,局部浸润麻醉(或神经阻滞麻醉,或全身麻醉),将不锈钢橄榄型磨头连接到已消毒的电动磨削机或台式牙钻车手柄上,启动脚踏开关,用左手手指绷紧局部皮肤,右手用握笔式持电动磨削机或台式牙钻车手柄开始磨削。由于皮肤损害的不同,如瘢痕、色素、肿瘤类等,磨削术时所选择使用的磨头、方式亦异。

1.磨削的方式 磨削术有推磨、圈磨、斜磨、点磨等方式。

(1)推磨:分顺推和逆推。将磨头的尾部抬高10°~15°,使磨头的工作面均匀地接触皮肤面,开机后适当加压缓慢地或较快地进行摩擦。前进为顺推,后退为逆推。主要用于面颊和额等平坦部位的皮损治疗,如痤疮瘢痕、天花瘢痕、雀斑和雀斑样痣等。

(2)圈磨:将磨头螺旋式地进行摩擦。自损害的边缘0.5cm开始,由外向内磨削,使其边缘平于瘢痕基底。该方法适用于疏散分布的水痘、天花及脓皮病的后遗瘢痕。

(3)斜磨:将磨头的尾部抬高30°,使磨头的前半部分接触皮肤面,自瘢痕的边缘外侧0.5cm处开始,由外向内斜磨,使其边缘移行,成为斜坡。斜磨适用于条状瘢痕,如瘢痕窄、浅,其疗效好;否则,应先切除瘢痕,半年后再磨削。

(4)点磨:将磨头的尾部抬起用磨头的尖部或中部一起一落间断性磨削突起瘢痕或肿瘤物,使其平于周围皮肤。该法适用于脓皮病性高低不平的瘢痕及疏散分布的良性肿瘤。

(5)特殊部位的磨削方式:指眼、口周、鼻部位的磨削。磨上、下眼睑时,应保护眼球。磨口周上、下唇,应注意保护唇红及牙齿。磨头的长轴应与眼裂、口裂呈垂直角度,不能平行。另外,由于眼睑、口周皮肤较薄,且易于感染,故这些部位应浅磨,否则易出现新生瘢痕。

2.磨削的深度 磨削的深浅是否恰当对治疗效果有密切的关系。磨浅了效果不明显,深了易留痕使治疗失败。初学者,为稳妥起见,切勿过深。一般来说,将表皮角质层和颗粒层磨削掉,创面并不出血;再往下磨时,创面出现点状出血,表示已磨削到了真皮的部分乳头,再往下磨即为乳头层血管丛,血管破坏增多,创面即出现片状出血,此时已将大部乳头磨掉,包括乳头旁侧的棘细胞层及基底细胞层。其磨削术的深度,类似浅Ⅱ度烧伤及供薄层皮片区的程度。以后表皮之生长有赖于表皮突部位之棘细胞和基底细胞等分裂增殖。

3.创面的处理 磨削结束时,用生理盐水纱布压迫创面3~5分钟止血,检查确无明显渗血后,先敷盖一层庆大霉素凡士林纱布(凡士林不宜太厚,以看到纱布孔为宜),再以同样形状、略大的一层无菌纱布敷盖于其上,最后用若干层无菌纱布包扎(磨削术后,48小时内创面渗出明显,故包扎的敷料应稍厚点)。

(四)术后处理

1.局部处理　48小时以后,渗出减少并逐渐停止,包扎敷料趋向干燥。4~5天后拆除外层无菌纱布,保留一层凡士林纱布。术后10天左右凡士林纱布自行脱落,露出红嫩皮面。此法不易感染,患者无痛感,较适用。

2.体位　全面部磨削整容术的患者,应卧床休息,睡眠取头抬高30°或半卧位,有利于血液循环,减轻水肿。全面部手术后,患者张口不要过大,以免牵拉创面,影响恢复。

3.药物治疗　常规使用抗生素、大剂量维生素 C 静脉滴注;泼尼松 10mg,口服每日3 次,从手术当日起连服 3 天,以减轻水肿渗出;术后创面若出现痒感,可服抗组织胺类药物对症处理。

注意控制磨削深度,太浅达不到治疗效果,太深则易产生新的瘢痕。由于快速旋转的磨头磨削皮肤,产生的热量容易造成其磨削创面的烫伤,故作用于局部的磨削时间不宜长,要随时用生理盐水滴洒术野,避免烫伤;并及时擦去创面血液,保持术野清楚,避免过深。

术后必须仔细观察术部敷料有否出血及渗出液的情况;创面在术后 3 天内,一般都有不同程度的渗出,下颏部垫上无菌纱垫,以免污染被褥、枕套。

告诫患者术后局部可有痒感,切忌搔抓。

术后第 5 天将外层包扎纱布拆去,剩下一层凡士林纱布,如有潮湿部位,可用 3%过氧化氢清洗,再用红外线照射,促进水分蒸发,或让其自然蒸发干燥,防止感染。术后10 天左右内层凡士林纱布可自行脱落,嘱患者不要强行撕拉,以免破坏新生的上皮。1 个月内避免日晒。

四、预后及并发症的处理

(一)预后

预后较好,若第一次手术的损害未能完全消失,可间隔 6 个月再行第 2 次手术。对于较深的瘢痕,甚至需要进行 3~4 次手术。

(二)并发症的处理

如同其他手术一样,磨削术有时也难免出现并发症,尽管这些并发症不严重,但我们仍应有个全面的了解,做好预防和补救工作,争取更好的疗效。

1.色素沉着　这是一个较普遍的问题。色素沉着的发生率因人种不同而不同。白种人低,黄种人高,绝大多数人都可出现。就我们黄种皮肤而论,在皮肤白的人中色素沉着轻,皮肤较黑的人或有黄褐斑的人色素沉着重。色素沉着一般在术后 1 个月左右出现,2个月为高峰,个别人可在磨削术后纱布一脱落时就可以看出色素沉着,这类患者色素沉着的发展要比一般人的色素沉着重,且表现的时间要长。色素沉着及消退的发生原理很复杂,影响的因素也很多。现就有关途径简述如下:正常的皮肤中的巯基抑制酪氨酸氧化为黑色素。由于磨削术,大量的巯基被除去,因而酪氨酸酶上升,局部形成黑色素;还有人认为,由于磨削术的强烈刺激,酪氨酸酶进一步激活,从而使色素生成增加。如黄体酮、雌激素可解除谷胱甘肽对酪氨酸酶的抑制作用;紫外线可增强酪氨酸酶的活性;铁、汞、砷、银等对巯基的亲和力大于铜离子,而与巯基结合释放铜离子,使酪氨酸酶的活力增加而色素沉着。故磨削术后患者应尽量少用含铜、铁、银、铋、汞、金及砷等元素食物,多食含锌元素多的食物。可以针对以上的机制,采用相应的药物治疗。

2.色素减退　主要是磨得太深,色素细胞受到损失之故。

3.粟丘疹　磨削术部位在1个月左右发生,约30%的人出现。主要是皮肤附件再生到达表面时排出其内容物所致,其次是由于毛囊皮脂腺、汗腺导管受损有关。常自行消退,一般不需处理,或用针尖挑破,刮匙刮除内容物即愈。

4.增生性瘢痕　多集中于口周,尤为女性,因口周皮肤薄嫩,这与磨削深度掌握不当有关。可使用氟羟氧化泼尼松缩丙酮加等量奴夫卡因稀释后于损害处注射,每周或2周1次,连续6次。

5.感染　其发生率极低,国外曾报道过念珠菌感染,解释为角质层被磨去,破坏了宿主对念珠菌的抵抗力;也有人为了减轻水肿,常口服大剂量激素,影响了抵抗力。

6.红斑　术后可不同程度出现,持续数周及数月可消失。

7.代偿性皮脂溢出　经常清洗,保持清洁。

8.单纯疱疹　见于大面积的磨削患者,给予阿昔洛韦等抗病毒药物治疗。

第六节　脱毛术

脱毛术是将影响美容的部位的毛发去除的一种方法。其只适用于美容,无其他特殊意义,但目前有广大的市场需求。

一、传统脱毛方法

1.电针脱毛法　主要适用于局限性多毛症如女性面部及四肢暴露部位的多毛症、须疮及烧伤瘢痕中残毛伴有毛囊炎者。具体操作是,根据不同的部位和毛发的种类选择电流的强度和电针的型号,顺毛发生长的方向将针插入毛囊口达毛乳头(3mm左右),通过0.5~2mA电流,1~30秒,见毛囊口稍有变白,关闭电流,将针拔出,以拔毛镊将毛拔出,如此反复施术将毛发拔完为止。如施术后毛发不易拔出,说明插针方向不对或深浅不适未能破坏毛囊,可再重复插针。面部1个毛孔内有2根以上的毛发,一次插针拔毛一根,剩下的毛发待下次再拔,以免在毛孔内多次插针破坏毛囊周围组织过广而致瘢痕。如拔毛面积广泛,术后常肿胀,可口服泼尼松10mg,每日3次,服3~7天,肿胀可消退。术后创面应保持干燥、清洁,以免感染。该方法可使毛发永久性脱落,但操作过程慢,操作不当可遗留点状的斑痕。

2.蜡脱毛法　分热蜡脱毛法和冷蜡脱毛法。前者每次用时需将蜡溶解,对敏感的皮肤不宜使用;冷蜡脱毛时无须溶解,只一次使用,黏性大,敏感皮肤也可使用。具体操作为,先将脱毛部位消毒,扑爽身粉使其干燥,以便看清毛发的生长方向。再用竹棒取出蜡,顺着毛生长方向将蜡涂于术区,待其干爽后,逆毛生长方向迅速撕下,毛亦随之拔除,擦上收缩水。蜡脱毛为暂时性,且可能导致毛发周期同步化,促进毛发生长,故仅作为必要时使用。

3.化学脱毛法与漂白　化学脱发是使用化学药品使毛发脱落,也为暂时性脱毛,目前有各种各样的脱毛液市售。毛发漂白是将毛发中的黑素氧化分解而使毛发脱色,如过氧化氢漂白法有暂时的隐蔽掩饰效果,但有刺激性。

总结:传统的脱毛方法费时,且有一定的危害性,目前已有其他更先进的方法取代。

二、激光脱毛

激光脱毛(laser hair removal)是一种新式脱毛方法,和传统的脱毛术相比,操作更加迅速方便,不良反应更小,更安全,无痛苦,并且具有永久性脱毛的特点。随着社会生活水平的提高、科技的发展,激光脱毛的应用在我国也日益广泛。目前常用的激光脱毛技术有长脉冲红宝石激光、长脉冲 Nd∶YAG 激光、Light Sheer 半导体激光、新型强脉冲激光、长脉冲紫翠玉宝石激光等。

1.激光脱毛的机制、激光去除毛发理论根据　某些波长的激光,可以选择性地作用于色素积聚的毛干和毛囊上皮细胞,光能量迅速升高毛囊局部的温度,从而永久性破坏毛囊组织。激光对黑色毛发起作用,黑色素越多目标越明确,吸收的能量越高,对毛囊的破坏也就越大。在短期内能延迟毛发生长和永久性地减少毛发数量。

2.激光脱毛的效果　一般认为,激光脱毛的效果(例如,使毛囊永久性破坏的百分比)应和所使用的激光能量密度呈正比,除此之外还受多种因素的影响,其中包括接受治疗的患者皮肤类型和毛发颜色。浅色皮肤和深色毛发的人治疗效果要好于深色皮肤患者的治疗效果。深色皮肤患者激光脱毛的难点是,既要避免由于含有色素的表皮和真皮浅层对光的吸收而出现的表皮损伤,又要形成对表皮层下含色素的毛囊的选择性破坏。对于浅色毛发的人,使用比人类毛囊组织热扩散时间更短一点的脉冲宽度时,会收到更好的脱毛效果。现代的激光去除毛发设备多具有 20~40ms 的脉冲宽度。国内临床多使用 30~100ms 脉宽的激光器。为了降低高能量密度激光照射可能对局部表皮组织产生热损伤,脱毛过程中对局部表皮的及时辅助冷却具有重要的临床意义,尤其是在有色人种当中。

3.激光脱毛的治疗方法　①术前将治疗区域的毛发刮除,一般不需要麻醉;②根据治疗部位、皮肤类型、毛发的颜色、粗细和密度、激光设备的种类等情况调整激光参数,包括能量、脉宽、光斑大小等,戴防护眼镜,在皮肤上薄薄地涂一层经冷冻的耦合剂,即可开始激光治疗;③治疗完毕可用冷水冲洗或冰敷治疗区;④间隔 1~2 个月,看到有较多的毛发长出即可再次治疗。一般激光脱毛治疗需 3~5 次或更多次,才能使治疗区的毛发全部永久性脱落。

第七节　软组织填充技术

填充剂(fillers)也称软组织填充剂(soft tissue augmentation),是注射到皮肤内使皮肤凹陷、缺损得以填充,达到纠正缺陷,恢复完美皮肤目的所用的材料。这种技术问世已有一个多世纪,注射性软组织填充剂以其治疗方法简单、效果立竿见影而获得临床上的广泛应用,它确实能解决特别是面部种种疾病引起脂肪缺损的塌陷、面部不对称、严重影响生活质量的问题。虽然已有许多填充剂问世,各种材料在填充效果、持续时间、并发症等方面有着很大的差别,直到现在尚无一种临床使用十分满意的材料,客观评价现有材料和寻找合适的材料一直是值得关注的问题和努力探索的方向。

一、注射性软组织填充剂的分类

注射性软组织填充剂有多种分类方法,而按材料来源分类有助于指导临床应用,分为以下4类:非生物源性、生物源性、人体源性及混合物。

(一)非生物来源的软组织填充剂

此类材料一般是永久性填充。在20世纪40年代开始应用液状石蜡,1965年被美国食品和药品管理局(FDA)禁止使用。其后在1966年出现硅油,1994年美国FDA允许硅油使用。2001年开始在欧洲使用的聚丙烯酰胺水凝胶(Aquamid)等,曾在我国广泛应用,对此材料的评价,争议很大,由于其严重的并发症,目前有降低趋势。

(二)其他生物来源的软组织填充剂

此类材料一般填充持续时间3~18个月,以胶原为代表,包括1977年开始应用的非交联牛胶原(Zyderm)、1979年出现的戊二醛交联的牛胶原(Zyplast)、主要应用于巴西的猪胶原(Fibroquel)、美国生产的单分子牛胶原溶液(Resoplast,Atelocollagen)等,法国生产的胶原和弹性蛋白的混合物(Endoplast-50),还有一类动物来源的透明质酸(Achyal Hylaform)和来自链球菌发酵的透明质酸(Restylane)。

(三)人体来源的软组织填充剂

早在1893年开始的自体脂肪注射,一直沿用至今。1998年,美国生产自体胶原蛋白(Aulogen)应用于临床。在20世纪末出现的还有微粒化异体脱细胞真皮基质,异体皮肤脱细胞胶原、弹性蛋白和糖胺多糖的混合物(Dermalogen),异体脱细胞阔筋膜基质(Fascian),培养的人自体成纤维细胞和胶原的混合物(Isolagen),保存的阔筋膜(Presen,ed fascia laota)则来自异体尸体,具有较好的组织相容性。

(四)混合的软组织填充剂

此类材料一般是永久性填充。由自体血清、氨基己酸、猪明胶粉组成的混合物特点是自体成纤维细胞可以长入植入体。聚甲基丙烯酸甲酯(PMMA)微球体悬浮在3.5%浓度的牛胶原溶液中组成的混合物(AIttecoll),20世纪90年代在欧洲发明,同类产品有

Meta-Crill(巴西);法国生产的聚丙烯酰胺水凝胶在透明质酸中的悬浮液(Dermlive),应用于欧洲的聚乙烯小珠在盐水和胶原中的悬浮液(Profill),透明质酸。

二、适应证

皮肤缺陷呈现的病变,小的可以是点状凹坑,大的可以是偏面萎缩,均是软组织填充术的适应证。

1.真皮浅层萎缩　如痤疮、水痘、外伤后遗留的瘢痕,细的、浅的皱纹(如鱼尾纹)。

2.真皮深层萎缩　如痤疮、溃疡、外伤后遗留下来的深瘢痕,较深的皱纹(如眉间纹)和薄唇。

3.皮下脂肪缺损　如特发性脂肪萎缩、艾滋病相关颊中部脂肪萎缩、替代性脂肪萎缩、局限性硬皮病、幼儿腹部远心性脂肪营养不良症,Weber-Christian 病,偏面萎缩,Lawrence Seip 综合征。

三、禁忌证

1.对填充剂所有成分(包括利多卡因)过敏者。

2.活动性感染(如细菌、病毒、真菌等)疾病。

3.特应性患者。

4.瘢痕体质患者。

5.自身免疫性疾病(如红斑狼疮、类风湿关节炎)患者。

6.出血性疾病(如血友病、血小板减少性紫癜)。

7.口服阿司匹林、其他非甾体抗炎药(NSAIDs),口服、病损内注射外用皮质类固醇激素和外用他克莫司。

四、操作方法

(一)自体脂肪填充

1.脂肪抽取(liposuction)　脂肪抽取选脂肪沉积较多的部位如髋部、腹部和臀部,考虑到脂肪抽取后需要加压包扎,故以髋部外侧为宜。采取站立姿势,圈出抽取范围,采用肿胀麻醉(tumescent anesthesia),即含有 1%利多卡因和 1∶100 000 肾上腺素的混合溶液,注射于抽取脂肪部位,注射肿胀之后局部血管收缩,皮肤发白,用 16 号针头 10mL 注射器(如果要抽数管则要加用套管),在抽脂部位皮下来回移动抽吸,因加用肾上腺素一般不会出血,抽足 10mL,拔出注射器,脂肪抽取部位加压包扎,以防出血、感染。注射针头用瓶塞将针头堵塞,注射器垂直放置。让注射器内麻药、血液和破碎脂肪细胞的油脂分层,抽取脂肪非但不会影响形体,而且能使体态更优美。

2.脂肪注射(lipo-injection)　注射器静置分离后将麻药和血液推出注射器丢弃之,将注射器内的脂肪注入需要注射的部位。为保证注射取得满意的效果,要过度注射 10%左右,以使混在脂肪中的麻药、血液、油脂吸收后剂量正合适。上面残留的油脂不宜注入,故注射器几乎要取垂直位置注射脂肪以便将油脂丢弃。一次注射平均可维持 12 个月,特别是在面颊中部脂肪注射后 3~4 小时不要进食、咀嚼、微笑和说话。

(二)胶原填充

1.胶原填充剂　胶原是美容皮肤科中应用最广泛的填充剂,因为它包装完备(30 号针头、1mL 注射器、消毒灭菌、密封包装)、一次性注射、用起来方便、压缩注射、操作简单、非常安全、效果优良、价格低廉、患者痛苦小。到目前为止胶原填充剂主要有以下 4 种。

(1)Zyderm:含Ⅰ型胶原95%、Ⅲ型胶原5%、0.3%利多卡因,1mL 含胶原35mg。主要用于真皮浅层(乳头层),填充小凹坑和浅皱纹,如鱼尾纹。

(2)ZydermⅡ:1mL 含胶原65mg。主要用于真皮上部(网状层上部),填充稍大的凹陷和皱纹,如眉间纹、额头纹。

(3)Zyplast:1mL 含胶原3mg,用 0.0033%戊二醛交联而成。它注射后维持时间较长,用于真皮深层,填充较大的沟纹和皱纹,如额头纹和鼻唇沟线。

(4)Resoplast:由新西兰研制,生产的小牛胶原含胶原 3.5%和 6.5%。它的优点是发生变态反应更少,故可广泛用于各种适应证。

2.胶原注射技术　各种牛胶原填充剂均应放置冰箱冷藏,在运输过程中也要用冰盒。使用前从冰箱中取出复温,必要时放在手心中保温 5 分钟以上。

凡使用胶原填充剂均应做过敏试验,在前臂内侧注射 0.1mL 于皮内,观察 1 周,结果阴性经 2~4 周后再注射第 2 次,观察 1 周,结果阴性,其变态反应发生率<0.01%。

注射细皱纹:注射针头以锐角(10°~55°)进针,沿着皱纹的陷凹处进针,一面退针,一面注射。注射后皮肤发白,说明胶原已注射进入真皮,但不能注射过浅,否则穿破表皮从表皮处胶原溢出,注射失败。采取多点注射法,一面注射一面用手指轻轻按摩、揉挤,使胶原均匀分布。当作唇部填充术(lipaugmentation):用 Resoplast 沿着唇缘的轮廓皮内注射,要注射得均匀,使口唇增厚,稍稍翘起,称为巴黎唇(Paris lip),水肿消退后唇形更优美。

五、不良反应及预防

1.自体脂肪填充　可能发生的不良反应为肿胀、疼痛、出血,皮肤瘀斑或血肿,局部皮肤感觉异常,极少数情况下发生坏死、脂肪栓塞和继发感染。只要按正规技术操作,严格灭菌消毒,注射手法正确,不良反应是可以防止的。

2.胶原填充剂　Drake 等在《软组织填充剂之胶原注射护理指导》中指出可发生 3 种不良。①常见的:红斑、一过性注射过量,风团,水肿,烧灼感;②偶见的:皮肤上可见皮下胶原,治疗的局部反应,潜在的单纯疱疹病毒感染;③罕见的:注射部位复发性、间断性水肿,局部坏死,脓肿形成,致盲。凡注射胶原填充剂之前严格进行两次皮内试验,正规、严格、规范的操作可防止不良反应。

第五章 变态反应性皮肤病

第一节 湿疹

一、概述

湿疹是一种炎症性皮肤反应,由多种内外因素引起的具有明显渗出倾向,临床表现为瘙痒、红斑、脱屑及成群的丘疱疹,多对称发生。慢性期表现为局限而有浸润、肥厚,伴剧烈瘙痒、易复发。湿疹的病因很复杂,常为内外多种因素相互作用的结果,往往不易查清。外在因素包括生活环境、气候条件、日光、紫外线、寒冷、温热、摩擦、搔抓、动物皮毛、植物、化妆品等;内在因素包括慢性消化系统疾病、过敏体质、精神紧张、失眠、劳累等。

二、临床诊断要点

皮损可发生于任何部位,皮疹多形性,常对称分布,多伴有不同程度的瘙痒。根据皮疹表现可分为如下几种。

1.急性湿疹 皮疹呈多形性,初期为针头大小红斑、丘疹、丘疱疹或水疱。搔抓或热水烫洗造成片状糜烂、渗出、结痂,皮疹中心融合,周围有散在性新皮疹,致损害境界不清,严重时皮疹泛发全身,瘙痒剧烈。

2.亚急性湿疹 当急性湿疹炎症减轻之后或急性期未及时适当处理,拖延时间较久而发生亚急性湿疹。皮损以小丘疹、鳞屑和结痂为主,仅有少数丘疱疹或小水疱及糜烂,可有轻度浸润,自觉仍有剧烈瘙痒。

3.慢性湿疹 可由急性、亚急性湿疹反复发作转变而来,亦可开始即为慢性,表现为皮肤粗糙、抓痕、结痂、浸润肥厚,皮损多局限,外周又出现丘疹、丘疱疹散在。多为对称分布,瘙痒剧烈,且呈阵发性、遇热或晚间加重,病程不定,易复发。

4.耳部湿疹 多发生于耳后皱襞处,表现为红斑、渗液、皲裂及结痂,有时带脂溢性,常两侧对称。

5.阴囊湿疹 表现为慢性损害,阴囊皮肤肥厚、脱屑、皱纹加深,局部皮肤发硬。急性发作时,阴囊肿胀、糜烂、渗出、结痂,瘙痒较突出,夜晚难以入睡。

6.肛门湿疹 多局限于肛门口的皮肤,一般不累及周围正常皮肤,急性时以潮湿、糜烂、浸润为主。慢性时皮损肥厚、浸润,往往发生辐射状皲裂,伴有色素减退或疼痛。

7.手部湿疹 皮疹好发生在手指背及掌指部,可见红斑、丘疱疹、小水疱、浸润肥厚、皲裂脱屑等,甲根部起疹可影响指甲生长,造成甲板不平。

8.脐窝湿疹 表现为鲜红或暗红色斑,有渗液及结痂,表面湿润,边缘清楚,很少波及脐周皮肤,病程慢性。

9.钱币状湿疹 好发于手、足背及四肢伸侧等部位,损害可单发或多发,呈散在性分布,直径为 1~3cm 大小,为境界清楚的密集融合的红斑、丘疹、丘疱疹或水疱及糜烂、渗出、结痂,慢性者皮肤肥厚、轻度脱屑、瘙痒明显。

三、诊断及鉴别诊断

皮疹多形性,边界不清,双侧对称发生,反复发作,伴有明显瘙痒,可诊断为湿疹。该病主要与接触性皮炎相鉴别:后者皮疹多局限于接触物部位,边界清楚,皮疹与接触物形状一致,无对称发生等特点。神经性皮炎应与慢性湿疹相鉴别,本病皮损常见于颈项两侧,肘、膝关节伸侧及骶尾部等处,典型损害为平顶肤色或淡红色丘疹,密集成片呈苔藓样变,无渗液,瘙痒呈阵发性加剧。手足癣应与手足湿疹相鉴别,本病皮损界限清楚,从单侧手掌、足跖或趾间发病,刮取皮损部鳞屑做真菌镜检呈阳性,可资鉴别。另外还要与嗜酸性粒细胞增多性皮炎、皮肤淋巴瘤、乳房外 Paget 病等相鉴别,必要时行病理学检查以确诊。

四、治疗

(一)一般治疗

1.应尽可能地寻找患者发病或诱发病情加重的原因,应详细了解病史、工作环境、生活习惯、思想情绪等;做变应原检查,如皮内试验、斑贴过筛试验等,以发现可能的变应原。

2.尽可能避免外界不良刺激,如热水洗烫、剧烈搔抓等;尽量不穿化纤贴身内衣、皮毛制品;避免食用易致敏和刺激性食物,如海鲜、辣椒、酒、咖啡等。

3.保持皮肤清洁,防止皮肤感染,避免过度劳累,保持乐观稳定的情绪。

(二)局部治疗

应以温和、无刺激性为原则,具体用药视病期及皮损情况而定。

1.急性湿疹 无渗出时,炉甘石洗剂每日 4~6 次外用。瘙痒明显时酌加皮质类固醇激素霜外用,如 1%氢化可的松霜、0.25%地塞米松霜、0.1%去炎松霜等;有渗出时,首先用 2%~4%硼酸溶液或生理盐水等冷湿敷,每次 60~80 分钟,每日 2~3 次湿敷或持续湿敷,湿敷间歇或晚间可用 10%氧化锌油外涂,渗出减少后改用氧化锌糊膏。

2.亚急性湿疹 可选用糊剂,如氧化锌糊膏或 5%糠馏油糊膏、皮质类固醇激素霜剂,每日 2~3 次外用。

3.慢性湿疹 可选用皮质类固醇激素霜剂、软膏或硬膏、氧化锌软膏及焦油类软膏。

1)皮质类固醇激素类药多用 1%氢化可的松霜、0.5%地塞米松软膏、0.05%氯米松软膏、0.1%去炎松霜、恩肤霜等,选择其中 1~2 种,每日 2~3 次外用;15%氧化锌软膏,每日 2~3 次外用;焦油类,如 5%~10%黑豆馏油软膏、10%鱼石脂软膏、10%糠馏油软膏等,选择其中 1 种,每日 2~3 次外用。

2)对肥厚顽固皮损,可用去炎松尿素软膏、0.1%去炎松二甲基亚砜液;也可将上述药膏加塑料薄膜或玻璃纸封包,每晚 1 次;还可用曲安奈德新霉素贴膏(肤疾宁)、皮炎灵等含有皮质类固醇激素的硬膏贴于小片肥厚皮损处。

4.湿疹并发感染 如继发细菌感染,除选用有抗感染作用的湿敷液、0.05%小檗碱溶液湿敷外,可用皮质激素抗生素混合制剂,如去炎松氯霉素霜外用,或加用百多邦药膏、1%红霉素软膏等外用,每日2~3次;如继发真菌感染,可联合外用抗真菌药物。市售有皮质类固醇激素、抗真菌药和抗生素混合外用制剂,如皮康霜、皮炎平、复方康纳乐霜等,可酌情选用。

5.皮质类固醇激素皮损内注射 用于小片肥厚而顽固性损害及钱币形湿疹,如醋酸泼尼松龙或去炎松混悬液加等量1%~2%普鲁卡因,做损害皮内或真皮浅层局部封闭注射,宜采用多点注射,用量根据皮损大小而定,每1~2周注射1次,共3~4次,应注意局部皮肤萎缩等不良反应。

6.钙调磷酸酶抑制剂 常用有他克莫司和吡美莫司,多用于激素治疗好转后减量过程的替代治疗。

(三)全身治疗

首选抗组胺药,起到抗炎止痒作用,可联合维生素C、钙剂等起到辅助抗过敏作用,有感染患者可加用抗生素,严重病例可短期使用小剂量糖皮质激素,好转后减量,免疫抑制剂一般只适用于其他疗法无效、有糖皮质激素使用禁忌的重症患者。

1.抗组织胺类药物 如马来酸氯苯那敏(扑尔敏)4~8mg,每日3次,口服;去氯羟嗪,25mg,每日3次,口服;赛庚啶,2mg,每日3次,口服。新一代抗组织胺类药较少或无中枢镇静及口干等不良反应,可作为首选,如特非那丁,60mg,每日2次,口服;仙特敏,10mg,每日1次,口服;左西替利秦,5mg,每日1次。可酌情选择其中1~2种。小儿较安全的药物是西替利秦糖浆、地氯雷他定糖浆、0.2%苯海拉明糖浆等,根据年龄及体重使用合适等剂量;或扑尔敏,2mg,每日3次,口服。对瘙痒剧烈、影响晚间睡眠者,可给予苯海拉明20mg、扑尔敏10mg或非那根12.5~25mg,每晚睡前肌内注射1次。

2.非特异性脱敏治疗 10%葡萄糖酸钙10mL,或硫代硫酸钠0.64g加入注射用水10mL溶解后,每日1次,静脉注射;或合用5%~10%葡萄糖液500mL内加维生素C 2~3g,每日1次,静脉滴注。

3.皮质类固醇激素 能很快控制症状,但停药易复发,故一般情况不主张应用。

(1)只有在湿疹急性严重且皮疹广泛或湿疹性红皮病患者,采用其他治疗无效而又无皮质类固醇激素应用禁忌证时可酌情选用,如成人用泼尼松,30~40mg/d,分2~3次口服,待病情缓解后逐渐减量至完全停药。

(2)注意不宜减、停药过快,以免出现反跳现象使病情反复。

4.免疫抑制剂 一般只用于其他治疗无效的患者,常用有环孢素A、甲氨蝶呤、雷公藤等。

(四)中医中药

可以外用亦可以口服,要注意辨证施治。中药提取物有复方甘草酸苷、雷公藤多苷等,应用过程中要注意其相应的不良反应。

(五)随访

湿疹易反复发作,建议患者定期随访,指导患者减药,对于反复发作、久治不愈的患者要注意查找病因,减少诱发因素,以减少复发。

五、注意要点

湿疹主要分急性期、亚急性期和慢性期,急性期皮疹较严重,以糜烂、渗出为主;亚急性期皮疹渗出较急性期明显减少,以红斑、丘疹及丘疱疹为主;慢性期皮疹以苔藓化为主,局部皮肤肥厚,表面粗糙,可有丘疹、抓痕、鳞屑等。湿疹分期没有明确的界限,也不是以时间为节点,而是以皮疹形态为主要区别,三者之间可相互转化,暴露于变应原、新的刺激或治疗不当可能使慢性湿疹或亚急性湿疹急性转变,亦可使急性湿疹慢性化。

第二节 荨麻疹

一、概述

荨麻疹、血管性水肿和全身过敏反应综合征是皮肤科临床上的三种重要变态反应综合征类型,为常见的皮肤黏膜变应性疾病,是一种血管反应性皮肤病,由于皮肤黏膜小血管扩张及渗透性增加而出现的一种局限性水肿反应,临床以皮肤、黏膜的局限性、瘙痒性、暂时性潮红斑和风团为特征,表现为边界清楚、红色或白色瘙痒性水肿斑块或风团。荨麻疹的病因复杂,约3/4的患者不能找到明确病因,尤其是慢性荨麻疹,常常与药物、食物、吸入物、感染、昆虫叮咬、精神因素、内分泌改变、物理因素等有关。与肥大细胞表面的IgE结合的抗原可能是急性荨麻疹的常见病因。急性荨麻疹病因较明确,常由食物、药物、感染或吸入性变应原引起,去除病因一般在数天或1~2周痊愈。而慢性荨麻疹则病因不明,其中90%病例是特发性的,病程在6周以上,病情反复发作,经久不愈,可以长达数月或数十年。

二、临床诊断要点

常常先有皮肤瘙痒,随即出现红斑、风团,呈鲜红色或苍白色、皮肤色,少数患者仅有水肿性红斑。

1.急性荨麻疹 起病急,持续时间短,常可自愈,病变在6周以内可完全消退。为突然发生的皮肤黏膜红斑或风团,形态大小不定,伴瘙痒,可伴有发热、关节痛、恶心呕吐甚至腹痛、胸闷、呼吸困难等。单个风团一般在12~24小时消退,不形成鳞屑或者色素沉着,因急性感染等因素引起的荨麻疹可出现高热、白细胞计数增高。

2.慢性荨麻疹 皮疹反复发作,病程超过6周,80%~90%为慢性特发性荨麻疹。

3.皮肤划痕症 又称人工荨麻疹,在皮肤上机械性刺激或加压引起局部风团形成并伴有瘙痒。根据病史,常用压舌板或回纹针中等压力在患者上背部、前臂处皮肤试验划"井"字,5分钟内皮肤出现条状风团,并伴有瘙痒即可诊断。

4.血管性水肿 又称血管神经性水肿,多见于眼睑、阴茎包皮、口唇等组织疏松处,皮肤紧张发亮,界限不清,触之坚韧。

5.胆碱能性荨麻疹　是体温增高所致的一种常见病,运动、情绪波动、热水浴等,使胆碱能神经发生冲动而释放乙酰胆碱,导致组胺释放。临床表现为 1~4mm 大小的圆形风团,周围有 1~2cm 大小的红斑包绕,伴有瘙痒、麻木、刺痛、灼痛、发热,一般累及躯干。

6.寒冷性荨麻疹　由于在冷水和冷空气中暴露激发而成,发生与冷刺激有关,可分为家族性和获得性两种类型。

三、诊断及鉴别诊断

患者无明显诱因下出现大片状红斑、风团,伴有明显瘙痒,皮疹于 24 小时内可完全消退,消退后不留痕迹,但反复发作,可诊断荨麻疹。该病要与以下疾病相鉴别。荨麻疹性血管炎:皮疹与荨麻疹类似,但皮疹于 24 小时内不能消退,且消退后可留下色素沉着,可伴有发热、关节痛等全身症状,实验室检查可出现补体降低;荨麻疹性药疹:多有明确的用药史,有一定的潜伏期及典型的风团样表现;成人 Still 病:皮疹可表现为红斑、风团,但病程慢性,且与长期不规则发热有关,发热时症状明显,体温正常时症状减退或消失。另外,荨麻疹需和丘疹性荨麻疹及多形红斑相鉴别,伴有腹痛、腹泻者,应注意与急腹症及胃肠炎等鉴别;伴有高热和中毒症状者,应考虑为严重感染的症状之一;血管性水肿须与实质性水肿,如丹毒、蜂窝织炎及眼睑部接触性皮炎、成人硬肿病、面肿型皮肤恶性网状细胞增生症等鉴别。

四、治疗

找出病因并且以消除病因为主,有感染时常须应用抗菌素,对某些食物过敏时暂且不吃。慢性感染灶常是慢性荨麻疹的病因,但有些荨麻疹患者的病因很难确定或不能发现病因。

(一)系统用药

抗组织胺药是治疗各种荨麻疹患者的重要药物,可以控制大多数患者症状,抗组织胺药物虽不能直接对抗或中和组织胺,不能阻止组织胺的释放,但对组织胺有争夺作用,可迅速抑制风团的产生。抗组织胺药有各种不良反应,最好选用不良反应较少者,尤其高空作业的工人、驾驶员等要慎用,易因昏倦而导致事故的发生。久用一种抗组织胺药容易引起耐药性,可另换一种,或交替或合并应用。儿童的耐药性较成人大,因而相对用量也大。首选二代抗组胺药物,常用药为西替利嗪、地氯雷他定、咪唑斯汀等。可联合使用维生素 C、钙剂等协同抗过敏。如伴发感染要注意控制感染。病情严重者,如出现喉头水肿、变应性休克等需及时抢救,加用地塞米松静脉等糖皮质激素静脉滴注,控制症状后逐渐减量。

1.抗组织胺药物的种类很多,结合病情及临床表现可选用安泰乐(羟嗪),有良好安定及抗组织胺作用,对人工荨麻疹、胆碱能性荨麻疹及寒冷性荨麻疹都有较好的效果。对于临床症状控制欠佳的慢性荨麻疹患者,可适当增加剂量或联合治疗,最大可增加至常规剂量的 4 倍。

2.肾上腺素、氨茶碱能增加肥大细胞内 cAMP 而抑制组织胺的释放,能迅速促使急性荨麻疹或巨大荨麻疹的风团或水肿消退,常用于伴有喉头水肿并出现休克症状的急性荨麻疹的抢救治疗,尤其氨茶碱和抗组织胺药合用或与肾上腺素合用有协同作用,对并发哮喘或腹痛的患者尤其适用。

3.6-氨基己酸可用于寒冷性荨麻疹和巨大荨麻疹,阿托品或普鲁卡因及氯丙嗪可用于胆碱能性荨麻疹。

4.钙剂可用于急性荨麻疹,有报道利血平、安络血等药物可用于慢性荨麻疹的治疗。

5.类固醇激素应用于严重的急性荨麻疹及血清性荨麻疹,对压力性荨麻疹及补体激活的荨麻疹可用小剂量。荨麻疹并发变应性休克更须应用。也有人用每隔 3~4 周注射一次的疗法治疗慢性荨麻疹。

6.中医中药对荨麻疹的治疗亦有较多的报道,玉屏风、金蝉止痒颗粒、防风通圣等中成药在慢性荨麻疹的治疗中起着重要的调节作用。

7.免疫抑制剂、免疫调节剂对于难治性慢性荨麻疹有着重要的作用,卡介菌多糖、匹多莫德等免疫调节剂对慢性荨麻疹的治疗起到很好的辅助作用,在临床中广泛应用;环孢素 A、他克莫司、吗替麦考酚酯、咪唑利宾、雷公藤多苷在慢性荨麻疹的治疗中有着重要的作用。

8.奥马珠单抗是针对人体内 IgE 分子的单克隆抗体,其对于慢性特发性荨麻疹有着较高的临床应用价值,且临床安全性较高。

(二)局部用药

主要用于控制瘙痒等临床症状,炉甘石洗剂、丹皮酚或氧化锌洗剂等都可达到暂时止痒的疗效。

五、注意要点

荨麻疹病因复杂,常难以寻找,可嘱患者记食物笔记以寻找病因,常见病因有鱼、虾、海鲜等动物蛋白,植物食品、细菌及病毒感染、霉菌、花粉、动物皮毛、粉尘螨、青霉素等药物、血清制品、疫苗、冷热及日光等物理因素、精神因素等。必要时可行变应原检测。

第三节　药疹

一、概述

1.概念　药疹又叫药物性皮炎,是指药物通过内服、注射、使用栓剂或吸入等途径进入人体,引起皮肤黏膜的炎症反应。临床上药疹种类很多,主要有发疹性药疹、固定性药疹、荨麻疹或血管性水肿性药疹、光敏性药疹、急性泛发性发疹性脓疱病、伴嗜酸性粒细胞增多及系统症状的药疹、大疱性药疹、中毒性大疱性表皮坏死松解症,少见药疹类型有脱发、口腔炎、HIV 相关性药疹、药物诱发银屑病、痤疮样药疹、紫癜样药疹等。

2.病因　药疹发病机制主要分变态反应性药疹和非变态反应性药疹,变态反应性药疹可为Ⅰ~Ⅳ型变态反应,非变态反应性药疹主要由免疫途径的非免疫激活、药物积聚和过量、药物不良反应及菌群失调、药物的相互作用及药物激发原有皮损。药疹的诊断原则为:有明确的用药史和合理的潜伏期;有该药相应的皮疹;停用药物皮疹可消退;再次给药又可引起同样的皮疹;该皮疹不能用其他原因解释。致敏药物以抗生素最多,其次为解热镇痛药、磺胺类药物及镇静催眠药,抗痛风药别嘌呤醇、唑类或丙烯类抗真菌药都可导致药物过敏。

二、临床特征

①发疹前近期内(2~3周)有明确用药史;②有一定潜伏期,首次用药为4~20天,重复用药,常在24小时以内发病;③发病急,多有头痛、寒战、发热、瘙痒等前驱症状。除固定性药疹外,多对称发生,皮疹鲜红而瘙痒,大多于1~6天皮损遍及全身;④皮疹类型多样,如发疹型、荨麻疹及血管型水肿型、湿疹型、多形红斑型、固定型、紫癜型、剥脱性皮炎型、大疱性表皮松解坏死型等。除固定型药疹外,多数药疹不易与其他原因引起的同样症状区别,对突然出现的全身性、对称性分布的皮疹要特别注意,追问患者的服药史,根据潜伏期、典型临床症状并排除其他疾病可诊断。轻型药疹在停用致敏药物、对症处理后较快好转或消退,重症药疹如中毒性表皮坏死松解症、剥脱性皮炎型药疹、重症多形性红斑等较少见,可伴黏膜、心、肝、肾、关节及造血系统损害,病情严重,甚至危及生命;⑤药疹的皮肤试验斑贴、划痕、皮内试验可呈阳性反应。但需在变态反应消退后半个月才能进行,且有一定的危险性,可诱发严重变态反应;⑥实验室检查:可伴有白细胞及嗜酸性粒细胞计数升高;或白细胞、红细胞或血小板减少。重症患者可有不同程度的肝肾功能损害及心电图异常。

三、诊断及鉴别诊断

根据明确的用药史,有一定的潜伏期,皮疹表现为典型的药疹表现,诊断不难。需注意与以下疾病相鉴别。

1.系统性红斑狼疮 该病亦可累及口腔黏膜,但多为小溃疡,反复发作,皮疹多表现为面颊部蝶形红斑,可伴有低热及关节疼痛,抗核抗体、抗双链DNA、ENA等自身抗体多为阳性,血沉常增快。

2.天疱疮 亦可出现口唇黏膜糜烂、全身大疱、尼科利斯基征阳性,但该病病程慢性、反复发作,一般不伴有发热、肝肾功能损害等系统症状,免疫病理可见棘层松解,角质形成细胞间IgG、C3呈网状沉积。

3.其他 固定型药疹要注意与接触性皮炎相鉴别,药物超敏反应综合征需与其他原因引起的红皮病及感染性疾病相鉴别。

四、预防及治疗

1.治疗 停用一切可疑致敏药物和与其化学结构近似的药物,鼓励患者多饮水或静脉输液以加速药物的排泄,及时抗过敏治疗,必要时早期、足量、系统加用糖皮质激素。

（1）局部治疗：①皮疹无渗出者，可外涂1%冰片炉甘石洗剂，每日5~6次，也可单纯扑粉；②有大疱者，用无菌针筒抽干疱液；然后外涂1%甲紫溶液；③渗液明显者，行干燥暴露疗法，重视消毒隔离，每日换消毒床单，糜烂面用3%硼酸液清洗后贴敷单层0.1%小檗碱纱布或1%聚维酮碘纱布；④眼结膜用3%硼酸或生理盐水冲洗给予氢化可的松眼液，夜间给予金霉素眼膏；⑤口腔每日护理，可用碳酸氢钠漱口，预防真菌感染。

（2）全身治疗

1）轻型药疹全身治疗：抗组胺药物、维生素C、钙剂、中等剂量糖皮质激素等，如氯苯那敏4mg，口服，每日3次；左西替利嗪5mg，口服，每日1次；10%葡萄糖酸钙10mL，静脉注射，每日1次；必要时加用泼尼松30~40mg/d，口服，待皮疹消退后逐渐减量以至停药。

2）重型药疹全身治疗。

①糖皮质激素：及时、足量应用糖皮质激素，是治疗重型药疹的重要环节。常用药物及剂量为氢化可的松每日200~400mg，或地塞米松每日10~20mg，加入5%葡萄糖溶液中，静脉滴注。病情稳定后激素减量。病情特别严重者，可及早予大剂量糖皮质激素冲击治疗，如甲基泼尼松龙300~1 000mg/d，连用3天，冲击后改为常规剂量使用，病情缓解后逐渐减量。

②防止继发感染：皮损剥脱糜烂、同时大剂量应用皮质激素的患者，极易发生感染，应严格消毒隔离措施，患者应住隔离室，保持房间温暖、空气流通，并进行定期消毒。如已并发感染，则选用适当的抗生素，选用抗生素时应排除可疑致敏药物，注意药物的交叉过敏与多元过敏，临床常选用广谱、较少发生药物反应的抗生素，如红霉素等大环内酯类抗生素、喹诺酮类抗生素等。

③支持疗法：注意水、电解质平衡。特别应注意有无低钾，渗出较多时在补液的同时，还应补充胶体，补给足够的高热量、高蛋白和多种维生素，根据病情需要给予能量合剂、白蛋白、输新鲜血或血浆。

④免疫球蛋白：病情危重可予静脉注射免疫球蛋白，0.4g/（kg·d），连用3~5天。

⑤血浆置换：可清除致敏药物，代谢产物及炎症介质。

⑥加强护理：注意眼、口腔、肛门和外阴的护理。对眼部的护理要及早采取措施，以防后遗症，一般每日用3%硼酸或生理盐水冲洗，每2~3小时用糖皮质激素眼液滴眼1次，并用含抗生素的眼膏保护，保持口腔清洁，2%碳酸氢钠溶液漱口。

2.预防　对于药疹的治疗，预防是关键，要注意积极寻找可疑致敏药物，帮助患者记清哪一类药物，嘱患者每次就诊时均要向医生说明致敏药物，以防止再次发病。药疹的反复发作可导致疾病逐渐加重，甚至危及生命。

第四节　接触性皮炎

一、概述

接触性皮炎是指皮肤或黏膜单次或多次接触变应原性物质后在接触部位或其他的

部位出现炎症性反应,表现为红斑、肿胀、丘疹、水疱,继而发生糜烂、渗出。去除变应原后损害很快消退,再次接触,皮炎症状再次发生。适当浓度的强刺激物在一定的作用时间内,可诱发任何个体的皮肤反应,取决于刺激物的性质、浓度、接触时间等,为原发性刺激性接触性皮炎的病因。接触物基本上无刺激性,初次接触后不立即发病,4~20天潜伏期(平均7~8天),再接触该物质后可在12~72小时发生皮炎,刺激物有动物性、植物性、化学性三种。中医无确切病名,"漆疮""膏药风""马桶癣""狐尿刺"属此类范围,认为禀赋不耐,皮毛腠理不密,接触各种动物性、植物性、化学性物质等辛热之毒,触犯禁忌,风湿热三邪与气血相搏,毒热蕴于肌肤所致。

二、临床表现

临床表现一般无特异性,由于接触物的性质、浓度、接触方式及个体的反应性不同,发生皮炎形态、范围及严重程度也不同,反复接触弱刺激物质可出现皮肤干燥、红斑、鳞屑或皲裂等损害,自觉症状大多有瘙痒感或胀痛感,重症时红斑肿胀明显,在此基础上可出现丘疹、水疱,炎症明显时可出现大疱,水疱破溃可出现糜烂、渗出、结痂。少数严重病例可有全身反应,如发热、畏寒、头痛、呕吐等。原发刺激性接触性皮炎:在接触刺激物后立即发生,去除刺激物后炎症反应很快消失。临床表现为从轻微红斑、皲裂,直至严重水疱、溃疡形成,剧烈的原发刺激可导致表皮坏死脱落,甚至深及真皮发生溃疡,可伴有瘙痒、疼痛,以疼痛剧烈为明显。变应性接触性皮炎:初次接触变应原不发生炎症反应,潜伏期后再次接触该变应原可出现红斑、丘疹、丘疱疹,严重者出现水疱、大疱,糜烂渗出、结痂,慢性期则为暗红斑、皮损肥厚、苔藓化,以剧烈瘙痒为明显,可在皮损以外部位出现类似皮疹。以上两类可分为急性期、亚急性期、慢性期。

三、诊断及鉴别诊断

根据接触史,在接触部位或身体暴露部位突然发生边界清晰的急性皮炎,皮损形态单一,除去病因后皮损消退等特点,容易诊断。鉴别诊断:本病需与急性湿疹鉴别,急性湿疹皮疹呈多形性,对称发生,多有糜烂渗出,边界不清。急性湿疹病因常不明,易反复发作,依此可以鉴别。另外,原发刺激性接触性皮炎要注意与变态反应性接触性皮炎相鉴别(表5-1),变态反应性接触性皮炎主要有以下特点:①有一定潜伏期,首次接触后不发病,经过1~2天潜伏期后,再次接触同样变应原才发病;②皮损往往广泛、对称性分布;③接触相同物质即发病,易反复发作;④斑贴试验阳性。

表5-1 刺激性接触性皮炎与变应性接触性皮炎的鉴别

	刺激性接触性皮炎	变应性接触性皮炎
危险人群	任何人	遗传易感性
应答机制	非免疫性	迟发型超敏反应
接触物特性	有机溶剂,肥皂	低分子量半抗原
接触物浓度	通常较高	可以较低
起病方式	随着表皮屏障的丧失而逐渐加重	接触后12~48小时,一旦致敏通常迅速

（续表）

	刺激性接触性皮炎	变应性接触性皮炎
分布	准确地与接触物对应	边界常不明显
诊断方法	试验性脱离变应原	试验性脱离变应原和(或)斑贴试验

四、治疗

寻找病因、去除病因并避免再次接触,清洗接触部位,避免热水烫洗、使用肥皂、挠抓等刺激。

(一)局部治疗

1.急性期皮损

(1)无渗液时,用炉甘石洗剂,每日 5~6 次外用或痒时即用。

(2)有渗液时,用 2%~4%硼酸溶液或生理盐水冷湿敷。如果皮损继发感染,可选用0.05%小檗碱溶液、0.05%呋喃西林溶液或 1∶8 000 高锰酸钾溶液冷湿敷,根据皮损渗液多少持续湿敷或每次湿敷 30~60 分钟,每日 2~4 次,间歇期或晚间可外用 40%氧化锌外敷。

2.亚急性期皮损　待皮肤干燥后可改用皮质类固醇激素霜剂,如 1%氢化可的松霜、0.25%~0.5%地塞米松霜、0.1%去炎松霜、布地奈德等,每日 2~3 次外用。

3.慢性期皮损　选用皮质类固醇激素软膏或霜剂外用,每日 2~3 次,也可加用焦油类软膏,如 10%黑豆溜油软膏、5%~10%糠溜油软膏或 10%鱼石脂软膏等。

(二)全身治疗

1.抗组织胺类药　一般选择其中 1 种口服,如马来酸氯苯那敏(扑尔敏)4~8mg 或去氯羟嗪 25mg,每日 3 次,口服。新一代抗组胺药较少或无中枢镇静及抗胆碱能等作用,如特非那丁,60mg,每日 2 次,口服;仙特敏,10mg,每日 1 次,口服;左西替利嗪,5mg,每日一次等,可作为首选使用。

2.皮质类固醇激素　皮疹严重或泛发患者,可首选激素治疗,成人用泼尼松 30~40mg/d,分 2~3 次口服;或氢化可的松,150~200mg,加入 5%~10%葡萄糖液 500mL 中,每日 1 次,静脉滴注;或地塞米松,5mg,每日 1 次,静脉滴注或肌内注射。待炎症控制后逐渐减量,在 2~3 周撤尽。

3.非特异性脱敏治疗　10%葡萄糖酸钙 10mL 或硫代硫酸钠 0.64g,用 10mL 注射用水溶解,每日 1 次,静脉注射;5%~10%葡萄糖液 500mL 内加维生素 C 2.0~3.0g,每日1 次,静脉滴注。

4.继发感染　同时选择适当有效的抗生素,全身或局部外用治疗。

五、预防

1.应积极寻找变应原,避免再次接触该变应原,谨慎对待直接接触皮肤的任何物质。

2.工作必须要接触变应原时力争改善工作条件,或调离原工作环境。

第五节 特应性皮炎

一、概述

特异性皮炎(atopic dermatitis,AD)又称异位性皮炎、异位性湿疹、体质性痒疹或遗传变应性湿疹,其特征为本人或家族成员中可见明显的"异位性"体质。本病病因较复杂,一般认为与遗传、环境等多种因子有关。季节、精神因素、温度变化及职业均对本病的临床过程产生重要影响。

二、临床表现

特应性皮炎的临床表现在不同的年龄段有不同的特点,临床上通常分为三个阶段,即婴儿期、儿童期及成人期。

1.婴儿期 亦称婴儿湿疹,约60%的病例均在1岁以内发病,通常在出生2个月以后,皮疹主要在额、面颊、耳郭、头皮及颏下部,四肢和躯干也可发生。皮疹初为急性红斑,逐渐在红斑基础上出现针头大小丘疹、丘疱疹或水疱,境界不清,伴有明显瘙痒。搔抓严重者可抓破,渗出浆液及显露有多量渗液的糜烂面、结痂,头皮可呈黄色脂溢性结痂。病情反复发作,某些食物或环境因素可使病情加重,一般常在2岁内逐渐疹愈。亦可迁延不愈,发展至儿童期甚至成人期。

2.儿童期 多在婴儿期缓解1~2年后,4岁左右开始发病,少数患儿可自婴儿期延续至儿童期。皮疹常累及四肢伸侧或屈侧,常限于腘窝及肘窝等处,称为"四弯疯",亦可累及眼睑及颜面部。皮损多为针尖大小丘疹、丘疱疹和小水疱,融合成片,较干燥,被覆灰白色鳞屑,渗出较轻,瘙痒明显,可有抓痕及苔藓样变性。

3.青年及成人期 是指12岁以后或成人阶段的AD,可直接发生或从儿童期延续发展而来,皮疹好发于肘窝、腘窝、四肢及躯干,皮损表现为局限性干燥、红斑或丘疹,融合后皮肤浸润肥厚,呈苔藓样变,或呈急性或亚急性湿疹样损害。

目前国际上多采用Williams的简化版AD诊断标准:①屈侧皮肤受累史,包括肘窝、腘窝、踝前或围绕颈周(10岁以下儿童包括颊部);②个人有其他变应性疾病如哮喘或变应性鼻炎史(或一级亲属中有变应性疾病史);③全身皮肤干燥史;④屈侧可见湿疹(或4岁以下儿童颊部/前额和远端肢体湿疹);⑤2岁前发病(适用>4岁者)。必须有皮肤瘙痒史,加上以上3条或3条以上即可诊断AD。

2016年,张建中提出了成人/青少年特应性皮炎诊断的中国标准,该标准包括3条:①病程超过6个月的对称性湿疹;②特应性个人史和(或)家族史;③血清总IgE升高和/或外周血嗜酸性粒细胞计数升高和(或)变应原特异性IgE阳性(变应原特异性IgE检测2级或2级以上阳性)。AD的诊断:第1条加第2条或第3条即可诊断。该诊断标准在成人AD的诊断中,灵敏度比Williams标准高不少,由于仅有3条,易记易背,适宜临床应用。目前我国大部分皮肤科医生已经在临床上应用"中国标准"。

三、辅助检查

1.血常规嗜酸性粒细胞数计数升高。

2.血清中有总 IgE 或特异性 IgE 抗体增高。

3.继发感染时,白细胞计数及中性粒细胞占比升高。

4.变应原检测 多种变应原皮内试验呈阳性反应。

四、诊断与鉴别诊断

根据临床主要表现及辅助检查,按照 Williams 标准或"中国标准"诊断不难。需要鉴别的疾病主要有:脂溢性皮炎,常见于生后不久的婴儿,好发于头皮、面部,呈灰黄色或棕黄色油腻状鳞屑,可累及眉区、鼻唇沟、耳后等处,痒较轻。而特应性皮炎婴儿期皮损以两颊部为主,头皮发生较少,痒剧。湿疹,皮肤损害及表现与特应性皮炎相似,但无一定的发病部位,家族中或个人常无"异位性"疾病史。

五、治疗

该病不能治愈,治疗目的主要是促使皮损消退和防止复发。

1.积极寻找发病诱因,尽量避免诱发和加重的因素。

2.本病婴儿期要特别注意调整饮食,喂奶勿过饱,避免过度营养,保持消化正常。避免毛织品直接接触皮肤。避免用热水及肥皂水洗涤。

3.发病期禁止疫苗接种及接触患有疱疹的患者皮疹。

4.全身及局部治疗同湿疹。

5.继发细菌或真菌感染者抗细菌和真菌治疗。

6.免疫调节剂治疗 他克莫司和吡美莫司软膏外用,防止复发、保持皮肤质地和减少长期使用糖皮质激素的需要。

7.光动力治疗 适于轻中度的年龄超过 12 岁或成人患者。

8.静脉内大剂量免疫球蛋白治疗 适于重型、对激素有依赖的患者。

六、诊疗重点

积极寻找可能的诱发因素,尽量避免诱发和加重的因素,避免一切可能的刺激,过度热水洗澡、肥皂及清洁剂使用不当、用力揉擦、穿着羊毛织品内衣等均可能诱发或加剧皮疹。恢复及保持皮肤屏障功能、纠正皮肤干燥、保护皮肤屏障功能和止痒是治疗特应性皮炎的关键措施,无论是急性期还是缓解期,润肤保湿剂的应用均极为重要。轻症患者可仅外用中成药软膏,或局部外用糖皮质激素,并配合润肤保湿剂等是目前治疗特应性皮炎的一线疗法。要注意根据患者的年龄、皮损部位及病情程度选择不同类型和强度的糖皮质激素制剂,以快速有效地控制炎症减轻症状。面颈部、皱褶部位及儿童应慎用强效糖皮质激素,可选用钙调神经磷酸酶抑制剂如他克莫司和吡美莫司。瘙痒明显时可口服抗组胺药物。重症患者可系统使用抗组胺药、抗生素、糖皮质激素、免疫抑制剂等,抗白三烯药物对于伴有变应性哮喘的患者有效,曲尼司特、复方甘草酸甘、复合维生素等均可用于 AD 的辅助治疗。紫外线光疗是治疗 AD 的有效方法,特别是 NB-UVB 及 UVA1

的疗效最佳,但应注意光疗后即刻使用润肤剂,12 岁以下患者禁用紫外线疗法。

AD 患者皮肤屏障功能障碍,为变应原致敏或微生物定植创造了良好条件,是诱发或加重皮肤炎症的重要生理学基础,因此在 AD 患者的治疗中一定要重点强调保湿剂的全程应用,甚至终生应用。

第六章 色素障碍性皮肤病

第一节 白癜风

一、概述

白癜风(vitiligo)是一种常见多发的色素障碍性皮肤病,表现为局部或泛发性的色素脱失。本病虽然不影响患者正常生理活动,但影响美容及社会活动,严重影响患者的生活质量,易诊难治,给患者造成心理上的负担和精神上的痛苦仍然是巨大的。因此,对本病的防治具有重要的意义。

本病可累及所有种族,世界各地均有发生,发病率估计在1%左右,男女发病无显著差别,任何年龄皆可发生,一般肤色浅的人发病率较低,肤色较深的人发病率较高。

二、病因及发病机制

本病确切的发病原因还不十分清楚,目前主要有以下几种学说。

(一)自身免疫学说

近年来大量研究资料表明,白癜风发病和自身免疫有关。

1.白癜风患者易并发自身免疫性疾病,如恶性贫血、艾迪生病、甲状腺功能亢进(甲亢)、糖尿病、甲状腺炎、斑秃、晕痣、系统性红斑狼疮等。这些疾病患者的白癜风发病率明显高于一般人群。

2.患者血清中可测到多种自身抗体。国外有报告一半以上患者血中可测到一种以上自身抗体,常见的为抗甲状腺抗体、抗胃壁细胞抗体及抗核抗体。

3.患者血清中可测到抗黑素细胞抗体,阳性率高达50%~93%,

4.恶性黑素瘤患者白癜风发生率明显高于正常人。

5.白癜风患者存在着细胞免疫及体液免疫异常,如T细胞亚群的变化,CD4、CD8、CD4/CD8值的异常,可溶性白细胞介素α受体及一些细胞因子的变化。

6.本病病程迁延慢性,对治疗抵抗,有时能自行消退,符合一般自身免疫病规律。

7.皮肤损伤可诱发本病,部分患者同形反应阳性。

8.皮质类固醇激素治疗有效,间接证明本病的免疫发病机制。

(二)神经化学学说

神经末梢释放的化学介质,如去甲基肾上腺素、乙酰胆碱或其他物质,可能与黑素细胞产生黑素减少有关。有人推测,黑素细胞产生黑素能力减退,是由于其周围神经化学物质增加,使酪氨酸酶活性减低的结果。也有人认为,神经化学因子造成黑素细胞破坏之后,产生黑素细胞抗体,进一步引起自身免疫反应。

临床见到的节段型白癜风的皮损沿神经呈节段性分布,白癜风患者常伴发自主神经功能紊乱和白斑部皮肤出汗异常现象,均符合神经化学因子学说。

(三)黑素细胞自毁学说

白癜风的基本病变是表皮黑素细胞部分或完全功能丧失。有人认为,暴露部位及色素加深部位黑素细胞功能亢进,促其耗损而早期衰退。黑素合成的中间产物或酚基团积聚过多,破坏黑素细胞,其他外界物质如酚类和儿茶酚类化合物,同样能破坏黑素细胞,接触这类物质者也可能发病。

(四)遗传因素

有人认为本病可能是一种常染色体显性遗传的皮肤病。患者可有阳性家族史,国外作者统计阳性家族史为18.8%~40%,国内统计为3.0%~17.2%。本病在同卵双生子中均可出现。

(五)微量元素变化

微量元素中,以铜、锌和本病的关系最密切。大部分报道白癜风患者中血清铜、锌降低,结合临床中给铜、锌治疗没有明显疗效,笔者认为降低可能是继发的。

三、临床表现

本病男女均可发生,可开始于任何年龄,从初生婴儿到年迈老人皆可发病,但最多见于青年人,15~30岁为发病高峰。皮损处局部色素完全脱失,呈乳白色,大小不一,形态不定,数目不等,境界清楚,白斑部分可有毛发变白。Wood灯下皮疹呈现蓝瓷白色荧光,与周围正常皮肤对比鲜明。全身任何部位均可发生,常见于面部、颈部、手背和外生殖器等处,部分患者有明显的季节性,一般春末夏初明显加重,冬季可静止或减轻,大多数患者无任何自觉不适感。曝晒后易出现红斑,甚至水疱,自觉灼痛。炎症后,白斑可比原发范围大。

临床分型:根据全国色素病学组1994年制订的《白癜风临床分型及疗效标准(草案)》结合2003年修订稿,白癜风一般分为二型、二类、二期。

(一)二型

二型指寻常型和节段型白斑。

1.寻常型　分为局限性、散发性、泛发性和肢端性。

(1)局限性:单发或多片白斑,局限于某一部位。

(2)散发性:散在、多发白斑,常呈对称分布,总面积不超过体表面积的50%。

(3)泛发性:多由散发性发展而来,白斑多相互融合成不规则大片,有时仅残留小片岛屿状正常肤色,累及体表面积50%以上。

(4)肢端性:白斑初发于人体的肢端,而且主要分布在这些部位。

2.节段型　白斑为一片或数片,沿某一皮神经节段支配的皮肤区域走向分布,一般为单侧。

(二)二类

二类指完全性和不完全性白斑。

1.完全性白斑　为纯白色或瓷白色,白斑中没有色素再生现象,白斑组织内黑素细胞消失,多巴反应阴性。

2.不完全性白斑　白斑脱色不完全,白斑中可见色素点,白斑组织内黑素细胞数目减少,多巴反应阳性。

(三)二期

二期指进展期和稳定期。

1.进展期　白斑增多,原有白斑逐渐向正常皮肤移行扩大,境界模糊不清,易发同形反应。

2.稳定期　白斑停止发展,境界清楚,白斑边缘色素加深,没有新的白斑出现。

除皮肤及黏膜外,体内有黑素细胞部位,如眼、耳、毛发等亦可发生病变。

四、病理变化

白癜风皮肤用多巴及银染显示表皮明显缺少黑素细胞及黑素颗粒,但早期损害包括增大的白斑边缘区色素减少,基底层也可有一些黑素颗粒。有些患者在色素脱失斑的边缘真皮内可见淋巴细胞浸润。另外,白斑邻近外观正常皮肤的表皮下层,特别是基底层可发现灶性空泡变性,同时有轻度的单一核细胞浸润。

五、诊断与鉴别诊断

本病以乳白色色素脱失斑为主,容易诊断。Wood灯下进展期呈灰白色荧光,边界不清;稳定期呈高亮蓝白色荧光,边界清楚,可见色素岛及色素沉着的边缘。皮肤CT检查进展期可见皮疹区域真表皮交界处色素环缺如或明显减少,色素细胞排列紊乱,与周边正常皮肤边界不清,周围见高折光性细胞;稳定期真表皮交界处色素环完全缺失,边界清晰,无炎症细胞浸润。皮肤镜显示皮损区色素减退或消失:皮损颜色变浅、变白,呈灰白、乳白或瓷白色;毛囊周围色素残留,皮损区域毛囊口与其周围无间断的色素沉着,呈一致性分布,通常于皮损的周边多见;毛细血管扩张,皮损区域可见点状、线状或网状毛细血管扩张;稳定期可见白斑区域有肉眼不易见的多个毛囊口周围的色素点沉着,两个以上的毛囊口色素沉着可相互融合,可能是早期复色迹象,也是白癜风皮损诊断的另一特征;皮损周围区域色素加深。

鉴别诊断主要与无色素痣、贫血痣、斑驳病、炎症后色素减退斑、花斑癣及单纯糠疹等相鉴别。无色素痣和贫血痣均为出生后或出生后不久发生,一般不会扩大,常单侧分布,Wood灯下无色素痣呈灰白色,无色素痣在皮肤镜下变现为苍白色色素减退斑,边缘模糊,不规则;白斑内可见血管结构(丝状、线状、分叉血管);边缘无色素增加。贫血痣皮疹用力摩擦后局部不发红,而周围正常皮肤发红,用薄片压迫贫血痣皮疹,边缘更模糊不清。斑驳病是一种常染色体遗传病,多有家族史,出生即有,最常见于额部、躯干及四肢也可发生,呈三角形或菱形,局部毛发变白,面积不随年龄增长而变化,可合并其他发育异常。炎症后色素减退斑仅局限于原发皮疹部位,有炎症性皮肤病病史,为暂时性,可自行恢复。花斑癣为圆形或卵圆形浅色斑片,表面附有鳞屑,夏季好发,多发于颈、躯干等,真菌镜检可见短棒状菌丝。白色糠疹多见于面部等暴露部位,皮疹为白斑基础上见细碎糠状脱屑,多见于儿童。

六、治疗

1.治疗原则　使病情停止发展,恢复色素。首先判别疾病的类型,是进展期或稳定期,有无自身免疫性疾病并相应处理。该疾病的进展期,患者应控制病情发展,进入稳定期,再行综合治疗,恢复色素。

2.基本治疗　白癜风的基本治疗见表6-1。

表6-1　白癜风的基本治疗

治疗方法	具体措施
靶向治疗	调整免疫、神经体液功能,恢复酪氨酸酶活性,阻止黑素细胞的伤损和破坏,促进黑色素合成,或黑素细胞移植,恢复皮肤正常颜色
监测伴发自身免疫性疾病	如甲状腺疾病、糖尿病、恶性贫血、艾迪生病、斑秃、结缔组织病,并予治疗、口服或外涂糖皮质激素
局部用药	糖皮质激素、钙调神经磷酸酶抑制剂、维生素D衍生物、驱虫斑鸠菊(光敏剂)、假性过氧化氢酶
光疗法	PUVA,准分子激光(308nm);单频准分子光(MEL 308nm);窄波UVB(311nm)
内科治疗	糖皮质激素口服或冲击治疗
外科治疗	自体表皮移植、自体黑素细胞移植、自体表皮细胞悬液移植用于节段性白癜风、自体非培养性黑素细胞–角质形成细胞移植、文身法
联合治疗	调Q红宝石激光+准分子激光+他克莫司软膏;丙酸氟替卡松(Ⅳ级糖皮质激素)+UVA;准分子激光+小剂量糖皮质激素+他克莫司软膏
脱色法	仅剩下少许正常肤色皮肤,如面部、手背处,氢醌、4–甲氧苯酚外用、20%苄基醚氢醌,或Q开关红宝石激光脱色

3.治疗措施

(1)内科治疗:色素再生需要黑素细胞从储存处移动至脱色部位并增生,其仅能从色素沉着边缘移行数毫米。毛囊是其主要贮存处,无毛部位损害内科治疗无效,而终毛明显脱色的损害同样无效(毛囊已破坏)。

1)糖皮质激素。

①系统性用药:每日口服泼尼松,一般0.3mg/(kg·d);或5mg/次,每日3次;或15mg,每天1次,见效后每周递减5mg,维持3~6个月,如服药4~6周无效则停止治疗。多用于进展期患者或泛发型损害者。亦可用冲击疗法,Seiter等对1例快速进展期泛发性24岁的女性白癜风患者,给予泼尼松龙500mg静脉滴注,每日1次,连用3次为1个疗

程,每月重复 1 个疗程,连续 6 个疗程以后,患者皮损处大部分色素恢复。尽管全身皮质激素可导致短暂的色素恢复,但当激素减量时,色素又会丢失。

②外用糖皮质激素:每日外搽 1 次糖皮质激素制剂,如三氯生、0.2%倍他米松霜、0.1%曲安西龙霜持续数月以上,约半数患者有明显色素再生,3 个月内未见色素再生,应停止用药,半年后重复应用或换用其他方法。皮损内注射曲安西龙混悬液(10mg/mL)亦有一定的疗效,但应注意糖皮质激素本身可能引起色素减退和局部皮肤萎缩。

局部皮质激素对局灶型或皮损较少的白癜风有效,面部较薄部位的皮肤似乎反应最好,躯干和肢端的皮损通常无效。通常需要中效到高效的皮质激素。出现疗效时,可逐渐降低激素强度,治疗观察期至少 2 个月。尽管全身皮质激素可导致短暂的色素恢复,但当激素减量时,色素又会丢失。

外用钙调神经磷酸酶抑制剂为成人及儿童新发、扩散快的白癜风皮损有效的替代物。仅建议应用于头颈部、颜面部位,每天 2 次,治疗 6 个月,每天进行适当的日光照射。若有效,则建议长期使用(>12 个月)。外用吡美莫司可能会增加窄谱中波紫外线(NB-UVB)治疗面部白癜风疗效,但对非面部皮损无效。

2)光疗法:补骨脂素(psoralen)加 320~340nm UV 照射(PUVA)是最常用的治疗方法,可能是通过增加黑素细胞密度、酪氨酸酶活性而促进黑素的合成和转运,导致肤色逐渐恢复。可用于 10 岁以上的患者。

①局部 PUVA:外用补骨脂素的安全范围很窄,几乎全部患者在治疗期间均发生疼痛性水疱,不应使用直接日光照射。在完成治疗后,患者必须立即应用 UVA 遮光剂,其余时间内应避免所有的日光暴露。此法很难掌握,经验丰富者方可施行。

②PUVA:系统性治疗 3~4 个月,仍无反应者应停用并在半年后重复试用。治疗应持续至色素再生时为止,一般需要 100 次。

③准分子激光(308nm):准分子激光使用的波长和 NB-UVB 使用的波长相近。局限性白癜风皮损每周接受治疗 2 次,平均 24~48 次。准分子激光治疗的优点是将高剂量的光能直接照射在白癜风皮损上。

④单频准分子光(MEL 308nm):每周治疗 1~3 次,起始剂量为 250~400mJ/cm²,以后每次治疗增加 50mJ/cm²,最大剂量可至 4 500mJ/cm²,光源距照射部位 15cm,不良反应为红斑和小水疱。

⑤窄波 UVB:多项试验证实窄波 UVB 作为单一疗法治疗有效。起始剂量一般为 100~250mJ/cm²,此后每次照射剂量增加 10%~20%,治疗时间一般为每周 2~3 次。NB-UVB 与 PUVA 相比,治疗时间更短,少有光毒性反应,不需要治疗后光保护。NB-UVB 可用于儿童、孕妇和哺乳期妇女,已经成为成人和 6 岁以上儿童泛发型白癜风的首选治疗。

⑥准分子激光+他克莫司:准分子激光 1 周照射 3 次,一个疗程可至 10 周,外用他克莫司软膏每日 2 次。

3)脱色法:当病变范围超过体表面积一半、各种疗法无效时,用 20%氢醌单苯甲醚每日 2 次外涂正常皮肤连续 3~6 个月,残留的色素逐渐消失。用药后 1~2 小时,患者不应接触他人,以免引起脱色。

4)遮盖疗法:用含染料的化妆品涂擦,使白斑染色与正常皮肤颜色相似,如皮损内注射1%黄色素或外涂0.2%~5%二羟基丙酮。因低浓度的二羟基丙酮呈金黄色或棕黄色。而高浓度则呈深棕色,需要反复涂擦(5~10天1次)。

(5)其他:①malagenina(人胎盘的醇提取物)外用+红外线、凯林(khellin)口服(50~100mg)或外用+UVA(5~15J/cm²)、L-苯丙氨酸口服(50mg/kg)+UVA(2~12J/cm²)、米诺地尔+PUVA、α-生育酚+PUVA、UVB光疗均有一定的疗效;②0.05%氮芥乙醇:盐酸氮芥50mg加95%乙醇100mL,即配即用可保存1周,外用,每日2次。此药可激活酪氨酸酶,显效率50%左右;③0.5%硫酸铜溶液:10滴,每日3次。

(2)手术治疗

1)外科手术切除适用于面积较小,特别是毛发区域、经正规用药无效而病情又稳定没有发展倾向的患者,可以采用美容外科的方法直接切除缝合或应用局部皮瓣转移的方法,同时术后口服小剂量泼尼松1~2个月,每日15mg,早晨1次口服,以防止同形反应的出现。

2)单纯皮肤磨削术适用于面积小的白斑,一般应为小于1cm²的稳定期皮损。借助表皮创伤愈合修复,黑色素细胞增殖移行,以修复黑素脱失的皮肤。

具体方法:应用皮肤磨削器械或牙科台钻,磨去白癜风皮损区表皮及部分真皮乳头层,可见有细点状出血,并形成边缘浅、中间深的"锅底状"创面。创面油纱覆盖包扎,7~10天愈合,纱布自行脱落。术后早期用药同手术切除,创面愈合后继续外用有效药物治疗。

3)自体皮肤移植治疗白癜风:早在20世纪50年代初,就有人试用皮肤移植方法治疗白癜风,最后发展到黑素细胞的培养和移植,取得了重大进展。皮肤移植的方法如下。

①全厚植皮:外观差、色差大、瘢痕明显。

②中厚植皮:较全厚植皮略有改观。

③表皮植皮:外观美、色差小,瘢痕不明显。

前两种方法由于存在着较多缺陷,目前临床上已不被采用,广泛应用的是表皮移植。

4)自体表皮移植治疗白癜风。

①供皮区的选择:隐蔽部位,局部较平整,与受区色差较小处,一般多采用腹壁、臀部、大腿内(外)侧。

②取皮的方法:辊轴式取皮刀取皮;鼓式取皮刀取皮;电动取皮刀取皮;取皮刀徒手取皮;负压吸疱取皮。

以上方法多在外科、烧伤整形科应用,操作复杂不易掌握。

5)临床较常用的表皮移植方法。

①负压吸疱法治疗白癜风

i.负压吸疱获取表皮:即应用白癜风治疗仪,它配有不同形状的吸盘,适用于身体的不同部位。该方法操作简便,技术要求低,较适合皮肤科医生完成。所取疱顶表皮每个约1cm²,最大一次可取48m²,取疱时间30~50分钟,操作时应辨清所取皮正反面,并将所取表皮置凡士林纱上待用。

ii.受区(白斑区)处理:可以采用吸疱的方法去除白斑区表皮,并剪下弃之,将正常表皮移植其上。也可采用皮肤磨削的方法去除白斑,再将表皮移植其上。

术后创面凡士林油纱包扎7~10天愈合,至油纱自行脱落后,继续给予药物口服及外用1~2个月,同时口服泼尼松,每日10~15mg一次,防止同形反应出现。

此法有效率达90%以上,前种方法治疗后色素范围扩大现象不明显,而后一种方法,黑色素生成的皮肤往往超过移植的范围。

该法的缺点:一次性治疗面积受限,面积较大者常需多次治疗,术后可能出现斑点状色素不均现象。

②辊轴式取皮、鼓式取皮、电动取皮治疗白癜风:此法的机制也是表皮移植治疗白癜风的一种,只是取皮的方法不同。

优点:适合大或特大面积皮损的治疗,不受移植面积的限制,一次性治疗可达几百平方厘米。

缺点:医生技术操作要求高,大面积整张表皮移植后早期会出现挛缩,表现为局部不平整,表皮偏厚者更加明显,多数随时间推移可自行恢复,严重者,6个月后通过磨削可以完全消失。

6)表皮移植的适应证:外科疗法主要适用于静止期或节段型白癜风,皮损数目不多,注重美容者。瘢痕体质及同形反应者禁忌。外科疗法治疗静止期节段型白癜风患者疗效最好,预期治愈率达到95%,其次是局限型。

7)其他方法。

①自体单株毛发移植:适用于局限型及节段型,特别适用于眉毛、睫毛小面积白癜风。操作时首先在枕部头皮做椭圆形长切口,将供体头皮以单个毛囊为单位进行分离,毛发移植器将单个完整毛囊植入受体皮肤处,由于供体毛囊来源有限,因此不适用于大面积白癜风治疗。

②自体微移植:在正常皮肤和皮损部均用钻孔取皮,将皮损处皮片去除,将正常皮肤皮片移植于皮损钻孔处。本法成功率也很高,与起疱法相比,简单且易操作,无须特殊设备。但有形成瘢痕的缺点,瘢痕呈"鹅卵石样"外观改变。

③自体黑色细胞移植:

i.培养的表皮片移植:取一小片患者自身健康皮肤,用胰酶消化,分离出表皮并获得表皮细胞悬液后,借助载体膜将其置于培养基中,培养液每周更换2次,21天后获得带有黑素细胞的表皮片,将其平整的置于事先准备好的皮损裸露面包扎即可。

ii.表皮细胞悬液移植:在患者臀部或其他部位浅层削取表皮经胰蛋白酶消化后制成表皮细胞悬液,再将表皮细胞悬液接种到发疱后的水疱中,或者是在此之前,将白斑处皮肤磨削,然后再铺上表皮悬液,最后包扎好。

iii.培养的黑素细胞移植:浅层取皮经胰蛋白酶消化后制成细胞悬液,然后接种到培养瓶进行黑素细胞培养,2~3周后,再将体外增殖黑素细胞悬液移植到磨削面。本法有实验室操作,要求条件高,时间长,费用昂贵。临床上难以普及,且培养过程中还存在一些问题,有待进一步研究。

iv.同种异体表皮移植:存在排异问题,处在研究阶段。

v.文饰术:也可采用人工色素植入文身的方法进行治疗,此属被动治疗,在白癜风治疗中,将带有色素的非致敏源性氧化铁通过物理性方法植入白斑处,可以对白斑起到长期性的遮盖作用。

vi.脱色疗法:当皮损面积大于50%,上述所有疗法无效,或颜面部大面积白癜风残留小面积正常肤色皮肤,患者放弃了其他治疗时候,可以考虑选择脱色疗法:20%氢醌单苄醚软膏每月2次逐步脱色。脱色素治疗后,仍然需要3~4个月一次定期脱色治疗。常见不良反应是局部接触性皮炎。也可用4-对甲氧酚,调Q开关红宝石激光脱色。

无论何种外科治疗,均需要药物的辅助及维持。

第二节　色素痣

色素痣又叫痣细胞痣或黑素细胞痣,是黑素细胞系统的良性肿瘤,随着年龄增长痣细胞可由表皮移入真皮。根据出生时是否存在,分为先天性与后天性色素痣两大类。

一、临床表现

本病常见,可发生于不同年龄组,大多发生于儿童或青春期,往往在发育期明显增多,可发生于身体任何部位的皮肤和黏膜,皮损形态可呈斑疹、斑丘疹、乳头瘤状、疣状、圆顶形、息肉样或有带蒂损害等表现。其大小由几毫米到几厘米,甚至更大。其颜色通常呈棕色、褐色、蓝黑色或黑色,但无色素皮疹亦可呈皮色。根据痣细胞在皮肤内的分布位置可分为交界痣、皮内痣和混合痣。

交界痣一般较小,几毫米到十几毫米,呈褐色或黑色斑点,表面光滑,一般无毛,也可略高出皮面。好发于儿童,可发生于身体任何部位,好发于掌、跖及外阴部位。皮肤镜下可见均一的色素网,中央色深,边缘色淡,有色素斑点和小球。交界痣有恶性变的可能性,如出现局部轻度疼痛、灼热或刺痛、边缘处出现卫星小点,或突然增大、颜色加深、有炎症反应、破溃或出血时,应提高警惕,及早手术切除。

混合痣外观类似交界痣,较交界痣更隆起,多见于青少年,有时可有毛发穿出。皮肤镜表现可见多个圆形至卵圆形的小球,鹅卵石样模式,少量色素网且中央颜色较淡,部分可见规则分布的色素减退区。

皮内痣多见于成人,可发生于身体的任何部位,最常见于头颈部,大小为几毫米到几厘米,边缘较规则,呈深浅不同的褐色,表面光滑或乳头状,可有较粗毛发,病变多呈半球形或带蒂新生物,皮内痣一般不增大,较少发生恶变。皮肤镜表现为球状模式或均质模式,真皮内大量痣细胞增生,成巢或散在分布,有成熟现象,浅层痣细胞含有色素颗粒。根据痣发生的时间、部位与形态,有特殊命名的主要有先天性色痣、睑缘痣、睑分裂痣、甲母痣、巨大痣等。

二、鉴别诊断

临床上有时需与雀斑、雀斑样痣、脂溢性角化病、色素性基底细胞瘤相鉴别。

1.雀斑 多有遗传史,3~5岁开始发病,7~10岁及青春期为快速生长高峰期,皮疹逐渐增多,一般不凸起,亦无毛发生长。

2.雀斑样痣 为散在分布的灰色、黑褐色或黑色丘疹或斑疹、斑片,表面光滑,幼年或老年发病,病理表现为表皮基底层黑素细胞增多,表皮突延长,真皮上部有嗜黑色素细胞。

3.脂溢性角化病 为褐色、境界清楚的、高于皮面的扁平丘疹,表面光滑或略呈乳头瘤状,皮肤镜下可见粟粒样囊肿、粉刺样开口、网状结构和脑回状结构、边界清晰,部分脂溢性角化病可见均匀的典型发夹状血管,病理主要表现为角化过度。

4.色素性基底细胞癌 皮疹表现为黑褐色斑疹或斑丘疹,表面色素不均匀,部分可出现溃疡,皮肤镜下可见不含色素网,可见大的蓝灰色卵圆形巢、多发性蓝灰色小球,病理表现为境界不清,癌细胞呈巢状或岛状,肿瘤团块周围的细胞倾向于排列成特殊的栅栏状,癌巢周边结缔组织增生。

三、治疗

痣的处理是一个复杂的问题,其本身对健康影响不大,可以不予处理。多因美容需要,或疑有恶变时才考虑治疗,目前治疗方法如下。

1.手术切除法 如发生在掌跖、腰围、腋窝、腹股沟、肩部等处,或易摩擦受损部位,可能对皮损产生不良刺激或出现恶变症状时,应及时完全切除,皮损范围较大者,可行分次切除或切除后皮瓣转移及植皮治疗,也可采用皮肤扩张术治疗。小的色素痣还可采用贯穿插缝扎术、削除法治疗,其效果也很满意。

2.化学药物腐蚀疗法 由于药物对局部的刺激腐蚀,与药物的浓度及剂量有关,操作人员较难控制,治疗中往往不能完全消除痣细胞,反而造成恶性刺激,诱发恶变;或遗留有明显瘢痕。因此,此法基本淘汰,一般不建议使用。

3.激光治疗 损害小而表浅者,可不麻醉,直接用 CO_2 激光凝固、炭化即可达到治疗目的。损害大而深或有毛发者,原则上不主张激光治疗,因为激光治疗过浅或范围不够也可导致皮损残留复发,并有诱发恶变可能;过深过大则有留下瘢痕的危险。

4.液氮冷冻、电离子、微波电烙治疗 临床上也有不少应用报道,但在治疗中都存在着治疗后色素痣复发或留有瘢痕的可能,现在临床上已少用。

四、建议

原则先行皮肤镜等无创性检查,如无恶变征象可定期复查,如有恶变征象或有美容需求者,应采用手术切除、美容缝合,并做病理学检查。

第三节 雀斑

雀斑(freckles)是极为常见的常染色体显性遗传性色素沉着病,致病基因定位于4q32-q34,表现为面部褐色点状色素斑。

一、临床诊断要点

1.发病特征 女性较多,皮损好发于面部,特别是鼻部及眶下,重者可累及颈、肩、背上方等部位。雀斑可在 3 岁时出现,8~10 岁及青春期为其生长高峰期,孕期易复发。

2.皮损形态 日光暴露区出现淡褐色至褐色斑点,直径一般为 3~5mm,圆形、卵圆形或不规则形,散在分布,皮损数目多少不一,互不融合。雀斑与日光照射关系明显,其大小、数量和色素沉着程度在夏季增加,冬季明显减少,遮盖部位与黏膜不会受累。无自觉症状。Wood 灯下,皮损区与正常皮肤颜色反差加大。病理学检查可见表皮基底层色素细胞增多,表皮突不延长,黑素细胞数量正常或减少,但体积较大,树枝状突起较长,对多巴胺反应增强,真皮乳头层内有时见嗜黑素细胞。

二、诊断与鉴别诊断

好发于面颊等暴露部位、孤立而不融合的棕褐色小斑点、日晒后加重等特点,该病易于诊断。主要与雀斑样痣、着色性干皮病早期、色素沉着-肠息肉综合征相鉴别。雀斑样痣多见于儿童,但亦可发生于任何年龄,损害数目比较少,色素亦较深,无曝光部位倾向,对日光照射的变化不明显,病理示黑色素细胞数目增多,这些与雀斑的色素细胞增大明显不同;持续的雀斑样损害可能是轻型着色样干皮病早期的唯一症状,但和雀斑不同点是其发生较早,肤色较黑,冬季不消退。色素沉着-肠道息肉综合征的色素斑为黑色,口唇及颊黏膜多见,不受日光照射影响,常伴有肠道息肉,息肉有恶变可能。

三、治疗处理

(一)治疗原则

避免日晒和选用遮光剂。局部对症治疗,选用脱色剂、化学祛斑剂、激光或磨削术。可根据病变程度及患者的美容要求决定治疗方案。

(二)基本治疗

雀斑的基本治疗见表 6-2。

表 6-2 雀斑的基本治疗

治疗方法	具体措施
靶向治疗	针对表皮基底层黑素(并非黑素细胞)含量增多而采取措施,抑制黑素产生和消除黑素
避光	戴宽沿帽,用防紫外线伞,外涂遮光剂
局部治疗	脱色制剂:氢醌、过氧化氢液/霜、维 A 酸、氧化氨基汞 物理/化学治疗:冷冻、激光、化学剥脱、调 Q 激光治疗 中药制剂:五妙水仙膏 外科:皮肤磨削术
系统治疗	维生素 C、维生素 E

(三)治疗措施

1.防光剂　如5%对氨基苯甲酸霜或复方二氧化钛霜,既有遮光和护肤作用,又有减退色斑增白皮肤的作用。患者应尽量避免日光照射面部,外出时注意使用遮光保护用品,如遮阳帽、遮阳伞或外涂防晒霜(如5%对氨基苯甲酸霜,5%二氧化钛霜或两者配在一起的霜剂)或防晒蜜等。禁用含有雌激素的软膏或化妆品。

2.局部治疗　可用3%氢醌霜,3%~5%过氧化氢溶液或25%过氧化氢霜,表皮生长因子霜,1%万年青溶液,后者如能配合离子喷雾治疗,则效果更佳。5%~10%氧化氨基汞软膏、5%水杨酸软膏、0.1%维A酸霜等可使有色素的皮肤加速剥脱。

3.液氮冷冻　将液氮短暂地(一般为3秒)喷射于雀斑上,数日后雀斑可脱落。必须注意的是喷射时间不宜超过15秒,否则可致局部过度脱色而形成不可逆转的白斑或萎缩性瘢痕。本法只用于成人。治疗前2个月最好停用氢醌霜类药物。

4.化学性剥脱法　如采用25%苯酚乙醚点涂剥脱(数目多可分批),亦可用60%三氯乙酸点涂剥脱。此法必须由有经验的医生操作,注意掌握表皮剥脱的深度,以免因操作不慎而引起瘢痕,甚至引起全身中毒。须谨慎使用。

5.泛发性雀斑　可内服归脾丸、六味地黄丸和维生素C(维生素C每天用量至少1g),与维生素E联合治疗。

6.激光　1 064nm或532nm的调Q激光治疗、调Q开关694nm红宝石激光、755nm翠绿宝石激光均有效。

7.皮肤磨削术　重症可采用磨削术,常可获得较好的效果。

8.中药　中药制剂"五妙水仙膏"有一定效果,但本法操作精细,技术要求较高,必须由有经验的医生或美容师掌握。

(四)治疗评价

选择各种治疗均有一定疗效,但需慎重,考虑发生后遗症的可能,如色素沉着,治疗要十分仔细小心,掌握好深浅,有时可因操作造成的浅表瘢痕。告知患者有复发可能,特别是在孕期。

(五)预后

长期避免日晒,外出要涂防晒霜及物理防晒。本病有随年龄增长而逐渐消失的倾向。

第四节　黄褐斑

一、概述

黄褐斑是一种颜面部对称性、局限性、后天性、缓慢发展的淡褐色至深褐色斑片,是面部黑变病的一种。黄褐斑好发于女性,病因目前尚不完全清楚,常见于妊娠、口服避孕药或其他不明原因。妇女妊娠期出现,产后消失;20%口服避孕药的妇女可发生;卵巢、子宫等疾病,甲状腺功能亢进、慢性肝炎、结核等可发生黄褐斑;也可发生于男性,日光照射对黄褐斑的发生和加重有一定关系。

二、临床提要

1.基本损害　皮损为淡褐色至深褐色,两颊对称出现,呈蝶形,边界清楚。日晒后皮损颜色加深,偶见月经前颜色加深。常于春夏季加重,秋冬季减轻,无自觉症状,病程不定,可持续数月至数年。

2.发病特征　多见于青春期、中老年女性,好发于两颊,亦可见于颈、眉、颧、鼻及口周等处,无自觉症状。

3.组织病理　①表皮型:黑素主要沉积在基底层和棘层,主要见于黑素增加,但黑素细胞不增加;②真皮型:除表皮色素增多之外,浅层和深层真皮内可见游离的或噬黑素细胞吞噬的黑素颗粒,噬黑素细胞增多,无炎症细胞浸润。

4.皮肤影像学检查　皮肤镜下可见淡黄褐色均匀一致的斑片(呈蜂窝状或网状)、深褐色斑片/点(呈戒指状、球状或弓状)、毛细血管网、毳毛增粗变黑。反射式共聚焦激光扫描(RCM)检查可见表皮和真表皮交界处可见圆形或椭圆形黑素颗粒。部分真皮浅层可见散在、折光较强的噬黑素细胞。

5.临床分型

(1)按皮损发生部位分为4型:①蝶形型,皮损主要分布在两侧面颊部,呈蝶形对称性分布;②面上部型,皮损主要分布在前额、颞部、鼻部和颊部;③面下部型,皮损主要分布在颊下部、口周;④泛发型,皮损泛发在面部大部区域。

(2)按病因分2型:①特发型,无明显诱因者;②继发型,因妊娠、绝经、口服避孕药、日光等原因引起者。

三、鉴别诊断

1.雀斑　该病发病较早,多有家族史,色素斑点较小,分布散在而不融合,夏季明显,冬季变淡或消失。

2.获得性太田痣(ADM)　多位于前额的两侧,而黄褐斑多位于前额的中央或者眉毛的上方,ADM大多呈现出小的斑点状,偶尔也有严重的ADM是小斑点连续成大块的弥漫性病灶。黄褐斑是弥漫性的病灶;从颜色上来看,黄褐斑一般是略带红色的黄褐色,ADM是灰色的,大多是不明显的;随着时间的推移,黄褐斑会有各种变化,而ADM一般没有什么浓淡方面的变化。但ADM和黄褐斑经常合并发生。

3.瑞尔黑变病　好发于前额、颧部和颈侧,色素斑上常有粉状鳞屑。

4.艾迪生病　是弥漫性青黑或红褐色斑片,除面部外还见于乳晕、外生殖器等处,多有全身症状,如体重减轻、乏力、血压降低等。

四、治疗处理

先确定黄褐斑的临床类型。若患者是真皮型或混合型,则单纯外用脱色剂治疗效果常不显著,可采用化学剥脱和脱色剂合用,并适当延长疗程。另外,应尽可能帮助患者找到诱发病因并避免,有内科病者应及时彻底治疗。口服避孕药的患者必须停用,改用工具避孕。应使用遮光剂和避免日晒,禁止日光浴和去热带或日光照射强烈的地方旅游,因为数分钟的日光浴能使治疗数月的成果丧失殆尽,应尽量避免使用有香味的化妆品和光感性药物或食物。关于黄褐斑药物治疗的疗程,一般应 8 周以上,疗程越长,显效率越高。

(一)治疗原则

去除致病因素,防晒遮光,依据黄褐斑分型综合治疗。

(二)治疗措施

1.局部治疗 每日应用广谱遮光剂 Parsol 1789 化合物吸收 UVA 光谱,而含有二氧化钛和氧化锌配方者可有效阻止 UVA 和 UVB 辐射。

(1)氢醌:通过抑制酪氨酸酶和黑素细胞毒作用来阻止黑素合成。Kligmma 和 Willis (1975)提出了一种由 5%氢醌、0.1%维 A 酸、0.1%地塞米松和维生素 C 组成的配方,可通过改变维 A 酸和氢醌浓度,以及糖皮质激素效能来改良配方;其中氢醌可为 2%~5%,维 A 酸可为 0.05%~0.1%。氢醌以低浓度(皮损较少者,3%)开始,根据需要增加,每日 2 次(清晨和睡前)外搽,清晨应用广谱遮光剂。

维 A 酸/氢醌疗法中可加入羟乙酸以提高疗效,或交替或混合外用 3%氢醌霜与 0.05%~0.1%维 A 酸霜。

氢醌治疗的不良反应包括刺激性接触性皮炎、假褐黄病(外源性褐黄病)和甲褐色变(氢醌氧化产物沉积所致),刺激性反应与氢醌浓度和维 A 酸联用有关。

(2)维 A 酸:0.025%~0.05%维 A 酸,通过抑制酪氨酸酶的转录干扰黑素合成,促进角质形成细胞脱落。剂型有①霜剂:0.025%、0.05%、0.1%;②凝胶:0.01%、0.025%、0.1%;③溶液:0.05%。维 A 酸为增加脱色剂效果的药物,通过溶角质特性而减轻色素沉着。

(3)糖皮质激素外用:脱色能力取决于糖皮质激素的化学结构;起效迅速,脱色不完全,停药后复发。一般推荐用中效或弱效类糖皮质激素制剂,如 0.1%曲安奈德、0.1%地塞米松,而不主张用超强和强效类糖皮质激素制剂。

(4)壬二酸(azelaic acid):10%~20%壬二酸是酪氨酸酶抑制剂,已用于治疗黄褐斑、痤疮和其他色素沉着病(如物理性和炎症后黑皮病)。单独应用治疗本病的疗效尚未肯定,但联用 2%氢醌霜的有效率达 73%。一般应用 20%壬二酸霜。

(5)曲酸:通过螯合铜离子抑制酪氨酸酶活性,诱导角质形成细胞分泌 IL-6,从而抑制黑素合成。外用浓度为 1%~2%的凝胶,每日 2 次,共 2 个月。

(6)5%吲哚美辛:其作用类似类固醇激素,对表皮黄褐斑有效,特别是妇女面颊部。

(7)局部使用维生素 E 也能减少紫外线诱导的皮肤反应,遮光剂中添加维生素 E 可能产生进一步的局部遮光作用。

(8)熊果苷:熊果苷能明显抑制人黑素细胞和鼠黑色素瘤细胞酪氨酸酶活性和黑素产生。对黑素生成的抑制,用 3%熊果苷霜剂或溶液治疗黄褐斑,每日外用 2 次,共计 12

周,有效率达 71.4%。

2.物理治疗

(1)化学剥脱术(chemical peeling):25%三氯乙酸或 95%酚溶液对选择的斑片可有暂时性疗效,常在 1 周后产生漂白效果。

(2)激光:调 Q 开关红宝石激光、调 Q 开关 Nd:YAG 激光及强脉冲光(IPL)大光斑低能量可破坏色素组织,不伤及周围正常组织,但色素消退的效果不一,红宝石激光对表皮型最有效。

(3)倒模面膜治疗:有改善面部皮肤血液循环、促进脱色药物吸收、加速色素斑消退的作用,每周治疗 2~3 次,10 次为 1 个疗程。

3.全身治疗

(1)抗氧化剂:维生素 C 1~3g/d,其通过螯合铜离子抑制酪氨酸酶活性,抑制多巴醌的氧化,清除氧自由基,抑制黑素生成。部分患者有效。或予以维生素 E(60mg/d)。有研究发现,系统使用维生素 C 和维生素 E 可减少日光灼伤反应,这种光防护作用依赖两种维生素使用,单独使用维生素 C 或维生素 E 效果不佳,可选用辅酶 Q10。

(2)谷胱甘肽:400mg/次,联合维生素 C(1.0g/次)静脉注射,每周 2 次,抗氧化剂,抑制黑素生成,顽固性病例有效。

(3)氨甲环酸:250mg,每日 2 次。可通过抑制纤溶酶原结合角质形成细胞,降低酪氨酸酶活性,抑制黑素形成。

第七章　病毒性皮肤病

第一节　单纯疱疹

一、概述

单纯疱疹病毒能够引起多种感染,如黏膜皮肤感染、中枢神经系统感染及偶见的内脏感染。本症是由人类单纯疱疹病毒所致,根据其抗原性质不同,单纯疱疹病毒可分为Ⅰ、Ⅱ型,主要感染人体任何部位的黏膜和受损的皮肤,尤其易感染口唇、眼等腔口部位的黏膜,疾病容易复发。Ⅰ型主要引起生殖器以外的皮肤黏膜和器官感染,Ⅱ型主要引起生殖器部位皮肤黏膜及新生儿的感染。中医称之为"热疮""火燎疮",由于本病多与热邪有关,故常常称为"热疮"。

二、临床诊断要点

临床可分为原发性单纯疱疹和复发性单纯疱疹。

原发性单纯疱疹:初次感染单纯疱疹病毒后,约90%的患者可不出现临床症状,患者可出现倦怠、发热等全身症状,皮肤黏膜出现一处或多处水疱。最常见为疱疹性齿龈口腔炎,多发生于1~5岁的儿童,成人少见。在颊、舌及咽部出现水疱,易破溃,常形成白色斑块,继而形成溃疡,上覆假膜,有剧痛。此外,还包括疱疹性外阴阴道炎、接种性单纯疱疹、疱疹性湿疹、播散性单纯疱疹等。

复发性单纯疱疹:发热、受凉、日晒、风吹、外伤、月经、妊娠等皆可引起疱疹复发,常在同一部位多次复发,症状一般较原发的轻,常无全身症状,多见于成人。颜面部位的口唇疱疹是最常见的一型,好发于皮肤黏膜交界处口角、唇口、鼻孔附近。初起局部往往有灼热、瘙痒及潮红,继而出现密集成群或者数群针头大小水疱,破溃后出现糜烂、渗液,逐渐干燥结痂,全程经过为1~2周,愈后局部可留有暂时色素沉着。此外还包括疱疹性须疮、生殖器疱疹、复发性疱疹性角膜结膜炎等。

三、鉴别诊断

1.带状疱疹　发病前一侧牵扯性神经痛,一般较严重,有多处群集性水疱性斑片,沿神经分布排列呈带状,病程2周左右,可获终身免疫,一般不易复发。

2.接触性皮炎　有明显接触史,局部水疱较大,正常皮肤无触痛。

3.丹毒　面部单纯疱疹有时要与面部丹毒鉴别,丹毒主要表现为局部红、肿、热、痛,压痛明显,血象检查白细胞及中性粒细胞计数升高。

4.口角炎　红斑、脱屑、细小皲裂,无水疱,两侧口角均发,多见于儿童和青少年。

四、治疗

1.局部治疗

(1)3%硼酸溶液或生理盐水:用于水疱或局部红肿明显者,湿敷至损害消退。

(2)莫匹罗星软膏:用于溃破者,外涂患处,一日2次。

(3)3%阿昔洛韦软膏:局部涂敷,一日数次。

(4)0.5%新霉素软膏:局部涂擦。

2.全身治疗

(1)丙种球蛋白,每次3mL,肌内注射,隔日1次,共3~4次。

(2)西咪替丁:每次口服0.2g,每日3~4次,连用5天。

(3)口服维生素C、维生素B_2或复合维生素B。

(4)阿昔洛韦:每次口服0.2g,每日5次。严重病例可静脉注射给药,将阿昔洛韦0.2~0.3g加入5%葡萄糖注射液中静脉滴注,每日2~3次,连用5天。

(5)继发感染者用抗菌素(青霉素,头孢类抗生素)。

五、预防

原发性单纯疱疹均因接触了单纯疱疹患者引起。单纯疱疹病毒可经口、呼吸道传播,也可通过皮肤、黏膜、眼角膜等疱疹病灶处传染。单纯疱疹病毒的活动感染患者与无症状的排毒者,他们的唾液、粪便中皆有病毒存在,故本病患者应避免接触其他儿童与幼婴。复发性单纯疱疹的发生是由于体内潜伏的单纯疱疹病毒被激活,目前尚无理想的预防复发的方法,主要应消除诱使复发的刺激因素。

单纯疱疹的病程一般为1周,即使不治疗,只要没有继发细菌感染,1周以后也会痊愈。但此病极易复发,重症可引起邻近淋巴结肿大。

第二节　带状疱疹

一、概述

带状疱疹是由水痘-带状疱疹病毒引起的急性疱疹性皮肤病。初次感染表现为水痘或隐性感染,常见于儿童。在无或免疫力低下的人群初次感染病毒后,临床表现为水痘或呈隐性感染,以后病毒沿着脊髓后根或三叉神经节持久潜伏于脊髓后根神经节的神经元中。临床表现为沿一侧周围神经或三叉神经分支分布的簇集性水疱,是脊髓后根神经节的病毒复活所致。如受凉、过劳、创伤、恶性肿瘤、免疫抑制剂治疗等诱发刺激的作用下,可使之再活动、生长繁殖,使受侵犯的神经节发炎及坏死,产生神经痛。带状疱疹发病1个月后仍有明显疼痛称为带状疱疹后遗神经痛。老年带状疱疹患者合成或释放 β-内啡肽的功能可能有障碍,使中枢内源性痛觉调节系统对疼痛的抑制作用减低,且局部神经源性炎症不能得到及时充分的缓解,疼痛持续或加重。带状疱疹后遗神经痛是老年患者易发的主要原因,发病率随着患者的年龄的增大而升高。中医称之为"蛇串疮""蜘蛛疮""缠腰火丹",认为因情志不遂,肝郁气滞,郁久化热,肝经火毒,外溢皮肤;或因饮食不节,脾失健运,蕴湿化热,湿热搏结,兼感毒邪于皮肤;年老体弱,血虚肝旺,或劳累感染毒邪,或湿热毒盛,气血凝滞,邪滞经络,病后久病难退。

二、临床诊断要点

多好发于春秋季节,成人多见,发病前常有轻度发热、乏力、周身不适等全身症状及患处皮肤灼热及疼痛感,损害起初由丘疹、丘疱疹及水疱组成,渐渐发展成为水疱。临床分为只在某一感觉区内出现典型疼痛而不见皮损的无疹型;局部出现大片红斑,而不形成丘疹、水疱,症状轻、病程短的顿挫型;形成大的水疱,直径达 1cm 以上的大疱型;水疱内疱液呈紫红色血性液体的出血型;水疱基底部组织坏死,呈紫黑色结痂,常留有瘢痕和严重的神经痛的坏死型。

三、鉴别诊断

1.单纯疱疹　好发于皮肤与黏膜交界处,分布无一定规律,水疱较小,易破,疼痛不显著。常易复发。

2.接触性皮炎　有接触史,皮疹与神经分布无关。自觉烧灼、剧痛,无神经痛。

四、治疗

以抗病毒、消炎、镇痛和局部对症治疗为主。

1.全身疗法

(1)抗病毒药物:阿昔洛韦(阿昔洛韦)口服或静脉滴注;阿糖胞苷,静脉滴注;聚肌胞每次 2mg,1 周 2~3 次,肌内注射。

(2)镇痛剂:可选用吲哚美辛、卡马西平、甲氰咪胍等,亦可选用中成药七叶莲片(野木瓜),严重的尚可作普鲁卡因局部封闭,维生素 B_1、维生素 B_{12} 等亦可酌情应用。

(3)免疫调节剂:转移因子、α-干扰素、胸腺肽或丙种球蛋白等可酌情选用,以减轻症状,缩短疗程。

(4)皮质激素:对老年和眼受累患者,早期给予中等剂量的泼尼松 20~40mg/d,有缩短病程、缓解神经痛的作用。

(5)针刺:发于上肢及胸部者取合谷、曲池,发于下肢者取阳陵泉、足三里、三阴交,亦可用耳针,均具镇痛效果。

2.局部疗法　以干燥消炎为主,若疱疹未破时可外涂硫黄炉甘石洗剂或阿昔洛韦霜,每日 2~3 次;若疱疹已破溃,需酌情以 3%硼酸液湿敷或外涂莫匹罗星软膏、0.5%新霉素软膏等,每日 2~3 次;若疱疹性角膜结膜炎,可用 0.1%疱疹净或病毒唑、阿昔洛韦及干扰素等滴眼液滴眼。

3.物理疗效　氦氖激光照射,紫外线照射及频谱电疗等均有一定的消炎、镇痛效果。

第三节　风疹

一、概述

风疹(German measles)是由风疹病毒引起的呼吸道传染病,好发于儿童和青少年。冬、春两季多见,可形成小流行,但一般临床表现轻微,妊娠早期妇女感染此病毒后有致畸的报道。

二、诊断要点

1.临床特点

(1)潜伏期2~3周,平均18天。

(2)前驱症状轻微,过程较短,持续1~2天,可出现枕骨下、耳后淋巴结肿大,还可出现口腔黏膜疹,为散在于软腭悬雍垂等处的玫瑰色斑疹或出血点、瘀点,针尖大或稍大,对早期诊断有帮助。

(3)前驱期后1~2天自头面部出疹,迅速播散至颈部、躯干和四肢。皮疹稀疏,一般为粉红色斑及斑丘疹,背部皮疹可融合。皮疹自第二天就开始消退,4~5天退完不留痕迹。

2.实验室检查

(1)血常规检查:早期白细胞总数减少,淋巴细胞增多,可出现异常淋巴细胞及浆细胞。

(2)血清学检查。

1)血清风疹病毒抗体检测:用酶联免疫法或直接免疫荧光检测等方法检测,一般在出疹后5~14天,血清中IgM抗体阳性率最高,以后逐渐下降,IgM抗体阳性表示近期感染。先天风疹综合征患儿血清中IgM抗体可持续1年以上。风疹减毒活疫苗接种后,血清IgM抗体也可升高。IgG抗体可在发病后1~2个月开始明显升高,可持续数十年或终生。

2)血凝抑制试验:此法一直是诊断风疹的标准方法。抗体滴度1∶16以上为阳性。恢复期此抗体滴度若较前增加4倍以上,说明有新的感染。

3)风疹病毒培养:鼻咽部、血液、尿液、粪便、脑脊液等标本中可分离到病毒,一般在出疹前7天到出疹后7天,鼻咽部分离病毒阳性率较高。

4)病毒核酸检查:PCR或分子杂交技术可检测风疹病毒RNA,血清风疹病毒抗体检测或风疹病毒分离阳性可予以确诊。

三、鉴别诊断

1.麻疹　潜伏期6~10天,前驱症状较重,皮疹出现以耳后颈、发际始,渐蔓延至面、躯干、四肢手掌,足底亦受累。皮损颜色逐渐加深晕暗红色,全身反应重。

2.猩红热　潜伏期1~7天,起病急剧,突然高热。表现为头痛、咽痛、恶心、呕吐等症状。典型的临床表现由急性咽炎(扁桃体)和皮疹两部分组成,皮疹最早见于颈部、腋下和腹股沟处,于24小时内很快由上而下遍及全身,皮疹特点为红色细小丘疹,呈鸡皮样,抚摸似砂纸样。

四、防治

1.治疗

(1)一般疗法:风疹患者一般症状轻微,不需要特殊治疗。症状较显著者,应卧床休息,治疗常采取抗病毒治疗,静脉滴注利巴韦林(病毒唑)。通过内服中药,外用炉甘石洗剂或止痒药水,能够有效控制病情,改善症状。对于轻症者可口服板蓝根冲剂,每次6g,每天3次或野菊花、蒲公英、大青叶各15g,水煎服,每天1剂。

(2)并发症治疗:脑炎高热、嗜睡、昏迷、惊厥者,应按流行性乙型脑炎的原则治疗。出血倾向严重者,可用肾上腺皮质激素治疗,必要时输新鲜全血。

(3)先天性风疹:自幼应有良好的护理、教养,医护人员应与患儿父母、托儿所保育员、学校教师密切配合,共同观察患儿生长发育情况,测听力,矫治畸形,必要时采用手术治疗青光眼、白内障、先天性心脏病等,帮助患者学习生活知识,培养劳动能力,以便使其克服先天缺陷。

(4)药物治疗:除对症治疗外,干扰素有助于减轻病情。

2.预防 因本病症状多轻,一般预后良好,故不需要特别预防,但先天性风疹危害大,可造成死胎、早产或多种先天畸形,因此预防应着重在先天性风疹。

(1)隔离检疫:患者应隔离至出疹后5天。但本病症状轻微,隐性感染者多,故易被忽略,不易做到全部隔离。一般接触者可不进行检疫,但妊娠期,特别妊娠早期的妇女在风疹流行期间应尽量避免接触风疹患者。

(2)主动免疫:国际上经过十余年来广泛应用风疹减毒痘苗,均证明为安全有效,接种后抗体阳转率在95%以上,接种后仅个别有短期发热、皮疹、淋巴结肿大及关节肿痛等反应,免疫后抗体持久性大多可维持在7年以上。在接种对象方面不同国家尚不统一,例如美国主张1岁至青春期的青少年,特别是幼儿园和小学中的儿童为主要免疫对象,因为小儿风疹发病率最多,并且可传播给孕妇等成人,青春期及成年妇女也应接种。先天性风疹已明显减少。尽管目前对于风疹疫苗病毒株对人体、胎儿的影响了解得不够,但活疫苗的弱病毒确能通过胎盘感染胎儿导致胎儿畸形,因此孕妇不宜接受此类活疫苗。

免疫球蛋白预防风疹的效果至今尚不肯定。

第四节　麻疹

一、概述

麻疹(measles)是由麻疹病毒引起的一种急性传染性皮肤病,主要特征为发热、咳嗽、流涕、眼结膜充血、口腔黏膜疹及全身斑丘疹。麻疹病毒是一种RNA病毒,呈球形,大小约14nm,衣壳外有囊膜,囊膜有血凝素,有溶血作用。此病毒抵抗力弱,对干燥、日光、高温均敏感,紫外线、过氧乙酸、甲醛、乳酸和乙醚等对麻疹病毒均有杀灭作用。患者为主要的传染源,其口、鼻、咽、眼的分泌物均含有病毒。病毒随飞沫侵入上呼吸道和眼结膜,在局部的上皮细胞内繁殖,引起局部炎症,并由局部入血形成病毒血症,引起广泛病变,全身皮肤和黏膜的毛细血管内皮细胞亦被病毒所感染。

二、诊断要点

1.临床特点

(1)好发于6个月至5岁小儿,成人麻疹病情较重。本病四季均可发生,以冬、春季最多。

(2)潜伏期一般为9~11天。

(3)前驱期:一般为4天,表现有高热、眼结膜充血、畏光、流泪、流涕、咳嗽等,并伴全身不适。发病后2~3天可在第二门齿对面两侧颊黏膜上,出现针尖大小、蓝白色或紫色小点,周围红晕,出现Koplik斑,为麻疹早期的特征性表现。初起仅2~3个,很快增多,且可融合,到发疹期,可波及整个颊黏膜以及唇内侧、牙龈等处,在发疹后的2天消退。

(4)发疹期:起病后4天开始发疹,初见于耳后、发际、颜面,然后迅速蔓延至颈部、上肢、躯干及下肢。皮疹为大小不等的玫瑰色斑丘疹,压之褪色,疹盛时可互相融合,疹间皮肤正常,皮疹在2~5天内出齐。出疹高峰时,体温可高达41℃,全身中毒症状加重,可出现倦怠、嗜睡、烦躁甚至惊厥、抽搐等,颈淋巴结和肝、脾均可肿大。

(5)恢复期:出疹5~7天后,体温下降,全身中毒症状减轻,皮疹按出疹顺序逐渐消退,疹退后遗留棕褐色色素沉着斑伴细小糠状脱屑。

(6)整个病程约2周。

(7)病后获终身免疫,再次发病者极少,个别人可能患2次麻疹。

(8)麻疹患者如果治疗、护理不当,易出现并发症,较常见的有支气管肺炎、中耳炎、脑炎及心血管功能不全、结核病变播散等。

2.实验室检查

(1)血常规检查:白细胞总数前驱正常或增多,出疹期减少,淋巴细胞相对增多。

(2)细胞学检查:于前驱期末至发疹后1~2天阳性率高,鼻咽拭子涂片Wright染色或Giemsa染色,可检出多核巨细胞,阳性率可高达90%以上。

(3)血清抗体检查:采用酶联免疫吸附试验(ELISA)或免疫荧光法检测患者血清中麻疹IgM抗体,在发病后2~3天即可检测到,并作为早期特异的诊断方法。血清血细胞凝集抑制抗体,中和抗体和补体结合抗体检测,恢复期上升4倍以上方有诊断意义。

(4)生化检查:发疹期血清乳酸脱氢酶(LDH)增高,具有特征性。

(5)反转录-聚合酶链式反应(RT-PCR)技术可检测到麻疹患者咽拭子、含漱液、涎液、尿液等多种标本中的麻疹病毒基因,快速、灵敏、特异。

三、鉴别诊断

1.风疹　本病潜伏期14~21天,多见于幼儿,中毒症状及呼吸道症状轻,起病1~2天即出疹,为稀疏散在淡红色斑丘疹,1~2天消退,无色素沉着及脱屑。耳后、枕后、颈部淋巴结肿大是其显著特点。

2.猩红热　潜伏期2~5天，前驱期发热，咽痛，起病2~4天出疹，皮疹为针头大小密集猩红色斑疹，压之褪色，皮肤弥漫性潮红，退疹时脱屑较严重，白细胞总数及中性粒细胞计数明显升高。

3.幼儿急疹　潜伏期10~15天，多见于2岁以内婴幼儿，骤发高热，呼吸道症状轻微，患儿精神好，高热持续3~5天骤退，热退时或退后出疹，无色素沉着，亦不脱屑，是本病的特征。

4.埃可病毒疹　潜伏期3~5天，多见于夏、秋季，出疹前有发热、咳嗽、腹泻，皮疹为紫红色斑丘疹，疹退不脱屑，无色素沉着。

第五节　水痘

一、概述

水痘是由水痘-带状疱疹病毒引起的一种分布很广、传染性很强的儿童疾病，其特征是水痘疱疹，病毒存在于患者的呼吸道分泌物、疱液和血液中，经飞沫或直接接触疱液而传染，是一种高度接触性传染性疾病，在家庭中持续接触该病毒可使几乎所有的易感者感染，亚临床感染率不高于4%。从发病前1天到全部皮疹干燥结痂均有传染性，多数发生于儿童，低于2%的病例发生于20岁后。中医亦称之为"水痘"，认为湿毒内蕴，外感毒热之邪，发于肌肤而致。

二、临床诊断要点

潜伏期一般为14~16天，起病急，有发热、全身倦怠不适等前驱症状，常在发热1~2天后出现皮疹，初为米粒大小红色小丘疹，继发展成绿豆大小光亮的水疱，周围有红晕。疱液初为清亮，以后稍混浊，水疱中心可呈微脐凹外观。皮疹分批出现，在同一部位可见不同时期的皮损，皮疹疱壁薄易破溃，很快结痂，经1~2周后痂皮脱落，不留瘢痕，继发感染后为脓痂，病程长，愈后留有瘢痕。严重者可继发病毒性脑炎、病毒性肺炎、血小板减少性紫癜。成人发生水痘较小儿症状重，前驱期长，高热、全身症状显著，皮疹数目多，瘙痒剧烈。

三、鉴别诊断

1.丘疹性荨麻疹　突然发生的绿豆至花生米大小红色风团样或丘疹样损害。顶端有水疱，皮损可数个呈片状分布，剧痒。患者无前驱症状，口腔内无损害，头皮上无损害。

2.带状疱疹　疱疹呈带状排列，沿身体一侧的皮肤周围神经分布，有局部疼痛。

3.脓疱疮　本病好发于鼻周围和四肢暴露部位，起初为水疱，易形成脓疱和黄色厚痂，经挠抓而播散，全身症状不明显。

4.其他病毒感染　单纯疱疹病毒感染下也可引起水痘样皮损，这类播散性的单纯疱疹病毒感染常继发于异位皮炎或湿疹等皮肤病，确诊需依赖病毒分离结果。近年来发现肠道病毒,尤其是柯萨奇病毒A组可引起广泛的水痘样皮疹。通常发生于肠道病毒高发的夏末和初秋时,常伴有咽部、手掌和足底部皮损,这一点有助于水痘与肠道病毒感染的鉴别。

四、治疗

(一)全身疗法

水痘为良性自限性疾病,患病后应隔离患儿,注意护理,预防并发症,发热可卧床休息,口服抗组胺药可控制剧烈瘙痒,有高热者可酌情给予退热剂。病情严重且有并发症者及2~12岁的儿童患者,早期服用阿昔洛韦20mg/(kg·d)可减轻病情,促使皮疹很快结痂,缩短病程。青少年患者可口服阿昔洛韦,每日5次,每次800mg,5~7天;伐昔洛韦(万乃洛韦),每日2次,每次300mg,7天;喷昔洛韦,每日3次,每次50mg,7天。对阿昔洛韦耐药者可用膦甲酸400mg/(kg·d),静脉滴注,每日3次,直至治愈。对重症大疱型、出血型、坏疽型新生儿水痘,亦可早期静脉滴注阿昔洛韦,阿糖腺苷、干扰素等。

(二)局部疗法

局部外用1%含酚炉甘石洗剂、0.5%酞丁安(酞丁胺)搽剂、1%喷昔洛韦霜,有继发感染者外用莫匹罗星(百多邦)软膏。水痘性角膜炎可用0.1%碘苷(疱疹净)眼药水或利巴韦林(病毒唑)眼药水点眼。

第六节 疣

一、概述

疣是人类乳头瘤病毒(HPV)感染引起的慢性良性疾病,偶可发生恶变,可选择性感染皮肤或黏膜上皮。可发生于身体的各个部位,如表皮、阴道、呼吸道、口腔、结膜等,可从特征性的组织学形态来辨认。寻常疣、跖疣与HPV-1、HPV2、HPV-4有关,扁平疣与HPV-3、HPV-5有关。疣通过直接接触传染,生殖器疣一般都是通过性接触传染,也可通过污物而间接传染,皮肤外伤对HPV感染也是一个重要因素。疣的病程与机体免疫有重要的关系,在免疫缺陷者的疣的发病率增高。中医称之为"千日疮""扁瘊""臊瘊""雌雄狐刺疮"等,认为肝肾精血不足,风热血燥;或劳汗当风,营卫不和;情志不畅,肝旺血燥,气血凝滞,瘀血内生,搏于肌肤而生。

二、临床诊断要点

寻常疣皮损为一种肉色或棕色丘疹,豆大或更大,表面粗糙,角化过度,坚硬,呈乳头状。丝状疣皮损好发于眼睑、颈、颏部等处,为单个细软的丝状突起。指状疣皮损在同一个柔软的基底上发生一簇集的参差不齐的多个指状突起,其尖端为角化物质。跖疣为发生于足跖部位的寻常疣,初为针头大角质性丘疹,渐增大,表面角化,粗糙不平,周围绕以高起的角质环,边缘有散在小黑头。扁平疣主要侵犯青少年,为米粒大到绿豆大小扁平隆起丘疹,表面光滑,质硬,浅褐色或正常皮色,圆形、椭圆形或多角形,可由搔抓引起自体接种现象。尖锐湿疣又称生殖器疣,好发于外生殖器,肛门及包皮系带、会阴、阴蒂、宫颈、阴道等处,亦有尿道口、直肠、口腔、乳头、腹股沟、趾间等部位受累,为乳头状、菜花状、鸡冠状淡红色或灰白色柔软增生物,有渗液、渗血、恶臭。

三、鉴别诊断

1.寻常疣

(1)疣状痣:本病多幼年发病,为密集的淡褐色至褐黑色丘疹,常排列成线状,表面粗糙,呈疣状增生。无自觉症状。

(2)疣状皮肤结核:本病为不规则的疣状斑块,周围有暗红色浸润带,上覆痂壳和鳞屑。组织病理有特异性结核肉芽肿。

2.跖疣　跖疣应与鸡眼、胼胝相鉴别。

(1)鸡眼:好发于经常及擦及受压部位,如足底、趾间。损害为圆锥形角质增生,其扁平基底向外略高于皮面,尖端向内压于真皮乳头上,产生明显压痛。经常摩擦受压,穿鞋不适、长期步行或足畸形常为诱发因素。

(2)胼胝:为局限性表皮角质增厚,边缘不清楚,表面光滑,触之坚实。无主观感觉,主要发生于掌、跖突出部位。

3.扁平疣

(1)汗管瘤:本病主要发生于眼睑周围,其他部位如胸、面颊、腋窝、腹部及外阴较少。为皮色、淡黄色至棕褐色的小丘疹,表而有蜡样光泽的半球丘疹,1~2mm 直径大小,数个至百个以上,常密集而不融合。慢性病程很少自行消退。常无自觉症状。

(2)毛发上皮瘤:本病好发于面部的鼻唇沟。多发、对称、正常肤色的半球形或圆锥形小结节或丘疹,有时有透明感,有时可有毛细血管扩张,个别损害可融合成较大结节。开始见于儿童或青年,有家族发病倾向。皮疹持续存在无变化,可慢慢发生新疹。

四、治疗

数目少时首选冷冻或激光,数目多时可内服用药,用免疫调节剂治疗。

(一)局部治疗

1.寻常疣

(1)液氮冷冻治疗:此方法最常用,简便有效,适用于皮损较小、数目少时。用消毒棉签蘸液氮后直接压迫皮损处,每次 20~30 秒,重复 2~3 次,待其结痂脱落,如基底仍未脱掉则可再次冷冻。注意冷冻后局部可出现水疱,应防止继发感染。

(2)激光:局麻后用 CO_2 激光将疣体烧灼硬化,输出功率 5~7W,时间为 0.5~2 分钟。烧灼后可配合手术将碳化部分疣体切除,基底部再进行浅烧灼一次,止血包扎。

(3)对于基底部较小的疣,如丝状疣,可用刮匙直接刮除后加压止血。

(4)其他局部外用药物,如 10%甲醛溶液、10%水杨酸软膏、水晶膏等,此类药物有一定腐蚀性,注意勿伤及正常皮肤,也勿过量。

2.跖疣

(1)数目少时也可采用冷冻、激光疗法,治疗同寻常疣。

(2)还可采用手术挖除法。

(3)针刺疗法:用针灸针消毒后在损害局部刺入一定深度,不时捻针,并保留十余分钟。

(4)放射治疗:采用接触治疗的方法治疗单发灶,每次 5Gy,每周 2 次,总量可达 30Gy。对于多发损害可选表层治疗,剂量应适当减少。

(5)局部外用:氟尿嘧啶(5-Fu)软膏或 10%甲醛液。

3.扁平疣

(1)5%氟尿嘧啶(5-Fu)霜、3%肽丁胺霜等点涂疣面。

(2)0.1%视黄酸霜局部外用。

(3)木贼、香附、板蓝根、山豆根各 30g,煎水后趁热洗患处部,或用上述成分制成粉末敷于患处,每日 1 次。

(4)对于数量较少的皮损,可选用液氨冷冻、电灼或激光治疗。

(二)全身治疗

疗效常不肯定,对于严重多发病例可作为辅助疗法。

1.寻常疣

(1)左旋咪唑每日用 150mg,分 3 次,口服,服 3 天停 11 天,连用 3 个月。

(2)板蓝根或柴胡注射液 2mL,肌内注射,每日 1 次,10~20 次为 1 个疗程。

2.跖疣　同寻常疣。

3.扁平疣

(1)左旋咪唑 50~150mg/d,分次口服,服 3 天停 11 天,6 周为一个疗程。

(2)乌洛托品每次 0.3~0.6g,每日 3 次。

(3)氧化镁每次 0.5~1.0g,每日 3 次。

(4)聚肌胞每次 2mg,肌内注射,每周 2 次,4 周为一个疗程。

(5)转移因子每次 2mg,皮下注射,每周 2 次,3 周为一个疗程。

(6)内服生薏仁 30g/d,水煎服;或服祛疣散(板蓝根、玄明粉、当归、莪术各等份研末),每次 3~6g,每日 3 次。

第七节　手足口病

一、概述

手足口病(hand-foot and mouth disease)是由肠病毒所致的以手、足、口出现水疱为特征的传染病。病情轻微,有自限性,好发于婴幼儿。

二、诊断要点

1.临床特点

(1)好发于婴幼儿,潜伏期 3~5 天。

（2）可有低热、全身不适、腹痛等全身症状，继而在口腔、咽部、软腭、颊黏膜、舌和齿龈等部位出现 1~3mm 的水疱，周围有红晕，水疱迅速破裂发展成糜烂和溃疡。

（3）掌跖或指趾侧背面、臀部的皮损开始为红色斑丘疹，很快变成周围绕以红晕的小水疱，呈圆形，薄壁，数目几个到几十个。

（4）本病一般 7~10 天自愈，不留痕迹，预后良好。

2.实验室检查

（1）血常规检查：外周血白细胞总数正常或增多，分类中性粒细胞降低，淋巴细胞和单核细胞计数升高，可伴有不典型细胞。

（2）血清学检查：在急性期可查到中和抗体，但此抗体出现时间较短。恢复期补体结合抗体的滴度较高。

（3）病毒培养：可用疱液、口腔分泌物、脑脊液、粪便、直肠拭子及血液等细胞接种或乳鼠接种做细胞培养，分离出病毒。

（4）组织病理：表皮内水疱形成，陈旧水疱在表皮下，表皮有明显的网状变性及气球变性，无包涵体及多核巨细胞。真皮上部血管周围有较多淋巴细胞及组织细胞炎性浸润。细胞内及细胞间水肿，生发层网状变性。

三、鉴别诊断

应与疱疹性咽峡炎相鉴别。咽峡炎局限于口腔水疱、溃疡，手足和臀部无皮疹。

四、治疗

本病经 1 周后可自愈，一般对症治疗，可应用抗病毒药，如阿昔洛韦、利巴韦林(三氮唑核苷)等。中药以大青叶、夏枯草或导赤散加减。目前此病没有较有效的治疗方法，但可以采取以下措施缓解。

1.服用抗病毒的药物，如病毒唑、病毒灵等。

2.保持局部清洁，避免细菌的继发感染。

3.口腔因有糜烂，小儿吃东西困难时，可以给予易消化的流食，饭后漱口。

4.局部可以涂金霉素鱼肝油，用以局部减轻疼痛和促使糜烂面早日愈合。

5.可以口服 B 族维生素，如维生素 B_{12} 等。

6.若伴有发热时，可以用一些清热解毒的中药。

该病一般 1~2 周可以自愈，不会留下后遗症，但也不是终身免疫，即以后还可能感染发病。

第八章　细菌性皮肤病

第一节　脓疱疮

一、概述

脓疱疮包括寻常型脓疱疮、深脓疱疮和金黄色葡萄球菌烫伤样皮肤综合征。

寻常型脓疱疮(impetigo)俗称"黄水疮"，是由化脓球菌感染引起的一种急性炎症性皮肤病，主要由凝固酶阳性的金黄色葡萄球菌，其中40%是能产生青霉素酶的金黄色葡萄球菌引起，其次为凝固酶阴性的白色葡萄球菌引起，少数为链球菌引起。混合感染也不少见。本病主要表现为浅表脓疱易破溃而结成脓痂，可以自身接种或通过接触传染。儿童由于皮肤细嫩、局部抵抗力差、易遭受伤害等因素而易发集体流行；新生儿由于免疫力低下，分泌功能未充分发育，感染后易泛发全身。某些外界环境，如温度较高、出汗较多和皮肤有浸润现象或机体受到各种刺激、皮肤外伤等可成为发病的诱因。

深脓疱疮(ecthyma)又称臁疮，是由溶血性链球菌所引起的溃疡性脓疱疮；主要侵犯小腿，常见于体弱及营养差者。此外，某些瘙痒性皮肤病也可继发本病。深脓疱疮主要表现为水疱或脓疱及被黏着性痂所覆盖的溃疡，愈后留有瘢痕和色素沉着。卫生条件差、营养不良、体弱或伴发慢性消耗性疾病为其诱因。

金黄色葡萄球菌烫伤样皮肤综合征(staphylococcal scalded skin syndrome, SSSS)又称新生儿剥脱性皮炎或金葡菌型中毒性表皮坏死松解症，是由凝固酶阳性、噬菌体Ⅱ组71型金黄色葡萄球菌所致的一种严重皮肤感染，该型金黄色葡萄球菌可产生表皮松解毒素，临床上表现为全身泛发性红斑、松弛性大疱及大片表皮剥脱。本病最常发生于婴儿。

二、诊断要点

(一)临床特点

1.寻常型脓疱疮

(1)多见于夏、秋季，好发于儿童。

(2)好发于颜面、口周、鼻孔周围及四肢，多继发于痱子、湿疹等。

(3)基本损害为成群分布的黄豆大脓疱，疱壁薄，易破溃，破后露出红色糜烂面，脓液干燥后形成蜜黄色结痂、脓疱周围有红晕，可互相融合。

(4)自觉有不同程度的瘙痒，常因搔抓而不断将细菌接种到其他部位，发生新的皮疹。

(5)轻者一般无全身症状，重症者可伴邻近淋巴结肿大，可有发热、畏寒等全身症状。个别病例可引起败血症或肾炎。

(6)实验室检查:白细胞总数及中性粒细胞占比可增高。脓液细菌培养为金黄色葡萄球菌或溶血性链球菌。

2.深脓疱疮

(1)本病多见于营养不良的儿童或老年人,常继发于虫咬皮炎、疥疮、水痘、糖尿病之后。

(2)皮损多见于小腿,臀部及腰部亦可受累。

(3)损害初为水疱,迅速变为脓疱,向周围及下方发展,中心坏死,表面有污褐色痂皮,可呈蛎壳状。痂不易脱落,周围绕以水肿性红晕,去除后形成边缘陡峭的圆形或椭圆形溃疡。损害数目不等。

(4)自觉有灼烧、痒及疼痛感。

(5)可伴有局部淋巴结肿大,可自身接种。

3.金黄色葡萄球菌烫伤样皮肤综合征

(1)好发于出生后1~5周的婴儿,偶见于成人。发病前常在皮肤或黏膜部位有金黄色葡萄球菌导致的化脓性感染病灶。

(2)发病突然、急骤,首先是在面部口、鼻及眼睑周围发生红斑,24~48小时累及全身,为弥漫水肿性红斑,有压痛,在红斑基础上可出现松弛性大疱。疱壁迅速破裂,疱液清,皮肤很快发生松弛剥脱。表皮脱落后暴露出红润的基底糜烂面,形似烫伤。皮损有明显的触痛表现,并伴有高热、烦躁等全身症状。

(3)手足皮肤可呈手套、袜套样剥脱。

(4)Nikolsky征阳性,其检查手法有4种:①用手指平均着力压迫疱顶,疱液可向四周扩展;②用手指压迫水疱一侧,疱液在表皮下向前可推进,产生新的水痘或大疱;③用手指从疱顶部可将表皮提起;④摩擦两个相邻水疱间红斑,可将表皮擦掉,裸露出红润的基底面。

(5)除唇炎、口腔炎及结膜炎外无明显黏膜损害。

(6)可伴有发热、厌食、呕吐等全身症状,有时合并败血症和蜂窝织炎,死亡率较高。

(二)实验室检查

1.寻常型脓疱疮

(1)白细胞计数:白细胞总数及中性粒细胞占比可增高,严重感染时可出现中性粒细胞核左移。

(2)尿常规:儿童在链球菌感染时可并发肾小球肾炎,出现蛋白尿、管型。

(3)脓液涂片及培养:取脓液涂片可见革兰阳性球菌。培养可分离出致病菌,主要为凝固酶阳性的金黄色葡萄球菌,其中40%是能产生青霉素酶的金黄色葡萄球菌,其次为凝固酶阴性的白色葡萄球菌,少数为溶血性链球菌。新生儿脓疱疮为金黄色葡萄球菌,同时做药敏试验便于针对用药。近年来,由于临床不合理使用抗生素,耐甲氧西林的金黄色葡萄球菌(MRSA)开始增多,MRSA感染的症状轻重不一,严重时可致败血症、细菌性心内膜炎。因此,病原检查和药敏试验在化脓性感染中显得特别重要。

（4）血培养：形成败血症者可有金黄色葡萄球菌或溶血性链球菌生长。

（5）组织病理：角质层下与颗粒层间脓疱，疱内含有大量中性粒细胞、纤维蛋白和球菌。疱底基层可有海绵形成及中性粒细胞渗入。真皮上部也可出现炎症反应。

2.深脓疱疮

（1）白细胞计数：白细胞总数及中性粒细胞占比可增高。

（2）病原学检查：取脓液或溃疡基底组织作涂片，可见革兰阳性球菌，培养有 β-溶血性链球菌生长，偶见金黄色葡萄球菌。

（3）组织病理：真皮炎症反应明显，血管扩张，血栓形成，周围结缔组织坏死，形成表浅溃疡，溃疡边缘表皮水肿，棘层肥厚，溃疡表面有纤维蛋白和角质细胞形成的痂，革兰染色可见痂的上层有多数革兰阳性球菌。

3.金黄色葡萄球菌烫伤样皮肤综合征　表皮细胞变性、坏死，表皮有不同程度的松解和水疱形成，裂隙位于颗粒层之上。真皮炎症反应轻微，仅在血管周围有少许淋巴细胞浸润。

三、鉴别诊断

1.寻常型脓疱疮

（1）水痘：多在冬、春季流行，发病前多有发热，全身症状明显。皮疹以大小不等发亮的水疱为主，疱大者可见脐窝，可有红斑、疱疹、结痂等各种不同皮损。皮疹向心性疏散分布，多有黏膜损害。

（2）丘疹性荨麻疹：为风团样丘疹上发生水疱，无黄色结痂，瘙痒明显。

（3）脓窝疮：常因虱病、疥疮、湿疹、虫咬性皮炎等继发感染而成，脓疱壁较厚，破后陷成窝，结成厚痂。

2.深脓疱疮　同寻常型脓疱疮。

3.金黄色葡萄球菌烫伤样皮肤综合征

（1）非金黄色葡萄球菌引起的中毒性表皮松解症（如药物）：本病主要见于成人，皮损呈多形红斑型，常伴口腔黏膜损害，病理为表皮全层坏死。

（2）新生儿脓疱疮：皮疹以脓疱为主，Nikolsky 阴性，无表皮松解。

（3）脱屑性红皮病：多发生于出生后 2~4 个月的婴儿。主要表现为全身皮肤弥漫性潮红，且有大量脱屑。皮疹常开始于头皮、眉部和躯干，呈脂溢性皮炎样表现。

四、治疗

1.全身治疗

（1）寻常型脓疱疮：能及早给予有效的抗生素，必要时根据药敏试验选择抗生素，如青霉素、红霉素，并给予支持疗法及时治疗并发症。

（2）深脓疱疮：消除有关病因，争取早期治疗。注意局部清洁，保护创面，避免搔抓或用毛巾摩擦，以免扩散，同时应注意隔离。治疗除一般支持疗法外，应以局部疗法为主，重症患者应用磺胺剂、抗生素制剂等。

对皮损广泛，伴有发热或淋巴结炎者、婴儿、体弱儿童或经外用药长期治疗无效者，可给予磺胺药或根据药物敏感试验给予抗生素。

（3）金黄色葡萄球菌烫伤样皮肤综合征：死亡率一般不超过25%（中毒性表皮坏死松解综合征一般为25%~50%），如果早期能够积极治疗，其预后一般较好。加强口腔、眼部护理，注意保暖，同时注意被罩、褥单的消毒。外用药应为无刺激性、并有杀菌和收敛的药物，如1/2 000小檗碱湿敷。

2.局部治疗

（1）寻常型脓疱疮：原则为清洁、消炎、杀菌、干燥、收敛、防止进一步扩散。注意保护创面，避免摩擦，无菌的情况下剪破疱壁，吸取疱液，可外涂1%樟脑、5%硫黄炉甘石水粉剂或0.5%~1%新霉素软膏，每天多次外涂；也可用10%鱼石脂软膏、百多邦软膏及红霉素、氯霉素软膏等外涂。

注意皮肤卫生，夏季勤洗澡。隔离患者，防止传染。

（2）深脓疱疮：治疗原则为杀菌、消炎、止痒、干燥，疱壁未破者外搽1%樟脑、10%硫黄炉甘石洗剂，每日7~10次。樟脑可以止痒，使患者停止搔抓，避免本病继续发展，硫黄具杀菌作用，而在患处及其周围厚搽许多扑粉，不但发挥保护作用，也可防止球菌传播。洗剂的干燥作用很强，脓疱一般于3~5天干燥脱落，故对早期患者治疗效果比较满意。如有较大脓疱，可用消毒针刺破疱壁，用棉球吸干脓液，然后涂上述药物。脓疱如已结痂，应以消毒药液清洁创面，可用0.5%新霉素溶液、0.1%雷凡诺尔液、1∶5 000高锰酸钾液等，然后外用0.5%新霉素软膏、3%磷霉素软膏、5%白降汞软膏或5 000U/g杆菌肽软膏，2%龙胆紫溶液；如创面渗液较多，可用上述药物配成糊剂敷搽，或用上述消毒药液湿敷。

（3）金黄色葡萄球菌烫伤样皮肤综合征：早期足量应用抗生素对治疗非常重要，其目的有2个：①消除金黄色葡萄球菌感染病灶，切断剥脱毒素（ET）的不断产生；②预防继发感染，因表皮大片剥脱，微生物极易侵入机体，故败血症是金黄色葡萄球菌烫伤样皮肤综合征的常见并发症。在没有进行细菌培养和药敏试验时，最好选用广谱青霉素类药物，并及时进行细菌培养及耐药试验，以便在首选药物疗效较差时可更换新的抗生素。

由于体液的大量丢失，因此应注意水、电解质平衡和营养的补充，支持疗法对于治疗成功有很大的意义。

是否应用皮质激素，仍是一个有争论的问题，一般情况下不应使用。因为金黄色葡萄球菌烫伤样皮肤综合征的病灶部位炎症反应很轻或没有，使用皮质激素后其抗炎作用没有得到发挥，反而由于免疫抑制而造成感染扩散，可能"弊"大于"利"。但患儿如果有明显的中毒症状，或合并败血症以及脓毒症休克时，在应用有效和足量的抗生素的同时，应合并使用皮质激素，可降低死亡率，当病情稳定后应迅速减量。

第二节　毛囊炎

一、概述

毛囊炎(folliculitis)为毛囊口化脓性感染,是由金黄色葡萄球菌感染毛囊引起的炎症,主要由凝固酶阳性的金黄色葡萄球菌引起,有时也可以分离出表皮葡萄球菌、链球菌、假单孢菌属和类大肠杆菌。主要表现为毛囊下丘疹,顶端化脓形成小脓疱。近年来由革兰阴性菌引起的毛囊炎也日益受到重视,如克雷伯杆菌、肠杆菌、变形杆菌等。应用皮质激素及机体抵抗力低下等是引起毛囊炎的诱因。

二、诊断要点

1.临床特点

(1)皮疹易继发于脂溢性皮炎、神经性皮炎、瘙痒症等瘙痒性皮肤病基础之上,炎热夏季多见,初起为粟粒大红色毛囊性丘疹或毛囊性脓疱疮,顶端化脓形成小脓疱,大多分批出现,互不融合,自觉痒痛。

(2)脓疱破裂后可排出少量脓血,但无脓栓。约经1周干燥结痂,但易反复发作,愈后不留瘢痕。

(3)成人好发于头面部、颈部、胸背部、臀部、会阴、肛周、四肢等部位,与某些化学、物理因素接触者,则好发于接触部位。小儿则好发于有头发的部位,其皮疹有时可互相融合,愈后可留有小片状永久性脱发。

(4)自觉症状为患处轻度疼痛、痒感。

2.实验室检查

(1)血常规:白细胞总数及中性粒细胞占比可明显增高,有糖尿病及免疫功能低下者可有相应改变。

(2)病原学检查:脓疱刮片可见革兰阳性球菌,培养有金黄色葡萄球菌或其他细菌生长。

(3)组织病理:毛囊口、毛囊深部的毛囊壁及部分毛囊周围组织有化脓性炎症。

三、治疗

1.局部治疗　外用杀菌、止痒和保护的药物,如水氯酊、聚维酮碘、洁霉素液等。

2.全身治疗　根据病情选用适当的抗生素内用。对于慢性反复发作病例除积极寻找有无糖尿病、贫血等全身疾病外,可应用调节免疫药物,如皮下注射转移因子每次2mg,每周2次,5周为1个疗程。

3.物理疗法　早期可应用紫外线、超短波等治疗。

第三节 疖与疖病

一、概述

疖(furuncle)是一种急性化脓性毛囊和毛囊周围的感染,如多个损害反复发生则成为疖病。病原菌主要为金黄色葡萄球菌,其次为白色葡萄球菌。主要表现为炎性浸润较深的毛囊性结节,中央有脓栓。皮肤擦伤、糜烂等均有利于细菌侵入及繁殖,皮脂溢出也可成为其诱因,机体免疫力低下、贫血、慢性肾炎、营养不良、糖尿病,长期使用皮质类固醇激素者皆易并发疖。

二、诊断要点

1.临床特点

(1)夏季多见,皮疹好发于头面颈及臀部,偶可发生于四肢。

(2)损害初起为毛囊炎症性丘疹,逐渐增大成红色坚硬结节,2~3天后中心可化脓坏死形成脓栓,脓栓脱去后可排出血性脓液和坏死组织,肿胀减退。1~2周结疤而愈。发生于面部尤其是鼻孔及口唇的疖,因面部有丰富的淋巴管及血管网,且和颅内血管相通,故易引起海绵窦血栓性静脉炎、败血症甚至脑脓肿等。

(3)自觉灼痛及压痛。

(4)邻近淋巴结肿大,严重者可有发热、头痛等全身不适。

(5)对慢性疖病应查尿糖、血糖和血细胞。

2.实验室检查

(1)血常规:白细胞总数及中性粒细胞占比可增高。

(2)细菌学检查:脓液涂片可见革兰阳性球菌,细菌培养有葡萄球菌生长。

(3)组织病理:早期为毛囊炎及毛囊周围炎,毛囊周围有密集的中性粒细胞和少量淋巴细胞浸润,后期形成脓疡,毛囊、皮脂腺遭到破坏。

三、治疗

1.全身治疗

(1)早期应用足量、有效的抗生素。首选青霉素,也可用洁霉素0.6g,肌内注射,每日2次,青霉素过敏或耐药者还可用头孢类抗生素、红霉素及磺胺等,必要时结合脓培养及药敏结果选用合适的抗生素。

(2)对疖病可注射转移因子(同毛囊炎)。

2.局部治疗

(1)早期损害可热敷、外搽鱼石脂软膏、莫匹罗星软膏及聚维酮碘等。

(2)晚期成熟损害可切开排脓,局部用凡士林纱条引流。

3.物理疗法 紫外线、红外线、超短波等对缓解炎症均有效,可配合药物同时进行。

四、预防

增加机体抵抗力,注意皮肤清洁,勤换衣服并消毒。避免搔抓,有瘙痒性皮肤病应积极治疗。少食甜食,禁饮酒。不要任意挤压排脓,尤其是发于上唇部者。对慢性复发性疖肿患者要耐心寻找病因,如发现体内有慢性病灶、贫血、糖尿病等要积极治疗。

第四节　须疮

一、概述

须疮是发生于男子胡须部位的化脓性毛囊炎。病原菌为白色葡萄球菌,有时为金黄色葡萄球菌。多发生于 30~40 岁男性。鼻腔脓性分泌物中的白色葡萄球菌往往是此病的病源,多数患者有皮脂溢出,不良的拔鼻毛习惯及刮脸刺激,也可促使本病的发生。本病的发生不单纯是由于化脓菌感染,还可能与机体素质有关。患者往往对葡萄球菌有特异的灵敏度,如对治愈的须疮患者注射葡萄球菌疫苗,可能引起须部毛囊性红斑反应。维生素 B_2 缺乏也可能是一种诱发因素。

二、诊断要点

1.多见于中青年男性,好发于上唇近鼻部的胡须。

2.损害初起为一水肿性红斑、毛囊炎性丘疹或脓疱,中心有须毛贯穿。脓疱破后,干燥结痂,经 2~3 周痂脱而愈,但不断有新疹出现,呈慢性过程。皮损可孤立亦可簇集,呈浸润斑块,其上有散在性脓疱。

3.自觉痒、烧灼或疼痛。

4.严重患者可有睑缘炎及结膜炎,有时眉毛、腋毛、阴毛亦可受损。如果皮疹相互融合,可形成须疮样湿疹(eczema sycosiforme)改变。若毛囊被破坏而形成瘢痕,称狼疮样须疮(lupoid sycosis),狼疮样须疮初起为毛囊性小脓疱,逐渐增多,局部皮肤潮红、肿胀,有时有浸润,其上有小丘疹和脓疱组成的活动性边缘和肉芽肿样炎性改变,使皮损成为狼疮样,这种损害通常从一侧耳前或颏部开始,可向任何方向不规则延伸。头皮可以受累,使毛囊破坏,毛发阙如,如不及早处理可无限期地发展。

三、治疗

平时注意避免剃须时损伤。早期出现丘疹或脓疱时,可用 1:5 000 高锰酸钾液热敷,每日 2~3 次,再外用 0.5% 新霉素软膏;抗生素对慢性型疗效不肯定,即使抗生素与皮质激素联合应用效果也难判断,但可试用四环素或红霉素内服 10~14 天,狼疮样须疮须内服抗生素。

第五节　丹毒

一、概述

丹毒(erysipelas)是由 β-溶血性链球菌所致的皮肤及皮下组织内淋巴管及其周围软组织的急性炎症。主要表现为境界清楚的水肿性鲜红斑,伴发热等全身症状。病原菌大多经过皮肤黏膜的微细损伤侵入引起组织感染,故鼻部炎症、抠鼻、掏耳、足癣等因素常成为丹毒的诱因,病原菌可潜伏于淋巴管内,引起复发。

二、诊断要点

1.临床特点

(1)发病急剧,常先有畏寒、头痛、恶心、呕吐、全身不适等先驱症状,继之发生高热,婴幼儿有时可发生惊厥。

(2)皮损好发于小腿、面部,婴儿多见于腹部。

(3)皮损为略高出皮面的鲜红色水肿性斑,表面紧张发亮,边界较清楚,迅速向周围扩大,有时严重者可发生水疱。压痛明显,局部皮温高。丹毒蔓延很快,但少有组织坏死或化脓。婴儿及年老体弱者可继发肾炎、皮下脓肿及败血症。在临床上根据其表现不同而有不同的名称,如红斑上发生水疱者,则称为水疱性丹毒;形成脓疱者,称脓疱性丹毒;炎症深达皮下组织引起皮肤坏疽者,称坏疽性丹毒;皮损连续扩大且呈岛屿状蔓延者,称游走性丹毒;于同一部位反复发作者,称复发性丹毒。由于丹毒反复发作所致皮肤淋巴管受损被阻塞,日久可发生象皮肿,多见于下肢,若发生于颜面者,可形成慢性淋巴水肿样改变。乳癌患者腋部淋巴结清除术后由于淋巴瘀滞,也易反复发作丹毒,下肢反复发作可导致象皮肿。

(4)常伴局部淋巴结肿大。

(5)常有引起本病的局部因素,如足癣、鼻炎等。一般足癣及下肢皮肤外伤可诱发小腿丹毒;鼻腔、咽、耳等处炎症及损伤可诱发面部丹毒。

(6)自觉症状有灼痛,触痛明显。

2.实验室检查

(1)血常规:白细胞总数及中性粒细胞比例可明显增高。血沉增高,抗链球菌溶血素"O"升高。

(2)血培养:发生败血症时血液可培养出 β-溶血性链球菌。

(3)组织病理:表皮细胞水肿、变性。真皮高度水肿,毛细血管及淋巴管扩张,中小动脉内皮细胞肿胀,管腔有纤维蛋白栓塞,血管及皮肤附属器周围有以中性粒细胞为主的浸润,可扩展至皮下组织。革兰染色在组织间隙或淋巴管内见有革兰阳性球菌。

三、鉴别诊断

1.蜂窝织炎　呈弥漫性浸润潮红,境界不清,炎症范围更深更广,可出现明显凹陷性水肿,可软化破溃,愈后有瘢痕。

2.接触性皮炎　有接触史,皮疹多局限在接触部位,自觉瘙痒,无疼痛和全身发热。

3.类丹毒　多见于食品工业人员及屠宰人员,有接触鱼肉机会并有外伤史者,损害多局限于手部,为紫红色斑片,无水疱,全身症状轻微。

4.癣菌疹　足背或小腿部有多数大小不等的红斑,常为双侧性、无压痛、无全身发热等症状,常有活动性足癣灶。

四、治疗

治疗原则为积极抗菌。早期、足量有效的抗生素治疗能解除全身症状,控制炎症蔓延,防止复发。

1.全身治疗

(1)首选青霉素,每日 480 万~800 万单位,静脉滴注,过敏者可用红霉素 1~1.5g/d,静脉滴注;或选用环丙沙星每次 0.2g,每日 2 次,静脉滴注,口服阿莫西林每次 0.5g,每日 3 次。也可用选用抗菌谱较广的头孢类抗生素,一般疗程为 10~14 天,在皮损消退后应维持一段时间。

(2)加强支持疗法,对于高热、全身症状明显者应以对症处理。

2.局部治疗

(1)有水疱破溃者可用 1∶2 000 小檗碱或呋喃西林液湿敷,可外用抗菌素类软膏,如百多邦软膏、诺氟沙星乳膏等。象皮肿患者可用中药鲜柏树叶、鲜樟树叶、松针各 60g,生姜 30g,切碎煎汤,每晚熏洗一次;两药可用 50%硫酸镁热湿敷。

(2)物理疗法:采用紫外线照射、音频电疗、超短波、红外线等,均有一定疗效。

(3)积极治疗局部病灶,如足癣、鼻炎等,下肢损害应抬高患肢。

五、预防

对于反复复发的病例应注意寻找附近有无慢性病灶。叮嘱患者勿挖鼻,积极治疗足癣等易诱发丹毒的疾病。

第六节　皮肤结核病

一、概述

皮肤结核病(tuberculosis cutis)是由结核杆菌所致的皮肤感染,可以是结核杆菌直接侵犯皮肤或者由其他脏器结核灶内的病菌经血行或淋巴系统播散到皮肤所致的损害。由于结核菌的数量、毒力及机体抵抗力的差异,临床表现可分为不同类型。

二、诊断要点

1.临床特点

(1)寻常狼疮(lupus vulgaris):是皮肤结核中最常见的类型,常发生在既往感染过结核并已致敏者身上的一种继发性皮肤结核。

1)好发于儿童和青年,在面部、臀部等暴露部位多发。

2)典型损害为粟粒至豌豆大的狼疮结节,红褐色至棕褐色,微隆起皮面,呈半透明状,触之质软,结节表面薄嫩,用探引探查时稍用力即可刺入,容易穿通及出血,称探针贯通现象。结节处玻片压诊,呈淡黄色或黄褐色,如苹果酱颜色,故亦称苹果酱结节。结节可以相互融合形成大片红褐色浸润性块状损害,表面高低不平,质软,其上覆有大片叶状鳞屑。在长期病程中有的损害自愈形成瘢痕,有的结节往往破溃形成溃疡。溃疡边缘不整齐,质柔软,色暗红。在发展过程中,溃疡中央或一侧结疤而愈,但边缘和另一侧则扩展,形成大片、环状、弧形或蛇行性损害,可在已愈的瘢痕组织上再起新的狼疮结节,再破溃形成溃疡,故本病常迁延数十年不愈。本病对组织毁坏性大,愈后形成高低不平的瘢痕,呈索条状,瘢痕收缩可引起畸形或功能障碍。

3)无明显自觉症状,如有继发感染时可伴有疼痛。

4)由于易侵及颜面组织,形成瘢痕收缩后可致毁容。

(2)疣状皮肤结核(tuberculosis verrucosa cutis)。

1)好发于手指、手背、臀部等暴露部位,经过迟缓,性质顽固,多限于局部,可有局部接种感染。

2)坚硬的紫红色丘疹初起为圆形或椭圆形黄豆大小的紫红色丘疹,质硬,玻片压诊无苹果酱色现象。

3)丘疹逐渐扩大,表面粗糙角化,呈乳头状突起,覆有灰白鳞屑,境界明显,周围有暗红色浸润,逐渐增大形成疣状增生的斑块,对结核菌素的高倍(1∶100 000)稀释液试验呈阳性。呈现"三廓":中央愈合留下不规则的萎缩性瘢痕,边缘疣状增殖,再外围绕以平滑的红色浸润带。

(3)瘰疬性皮肤结核(scrofuloderma)。

1)多见于儿童。

2)好发于颈、腋、胸上部及腹股沟等处,常伴有骨或颈淋巴结核。

3)损害初起为数个与皮色相同的皮下结节,质硬,逐渐增大增多,融合成块,中心软化破溃形成溃疡和瘘管,可排出有干酪样物的稀薄脓液。愈后留瘢痕,损害不断发生,相互连接呈带状分布。

(4)丘疹坏死性结核疹(papulonecrotic tuberculid)。

1)好发于青年女性,春、秋季多见。

2)皮损对称散发于四肢伸侧,尤以肘、膝关节附近多见,可延及手背、足背、面部等处,个别病例损害局限于阴茎。

3)基本损害为真皮下部坚实结节,黄豆大小,渐突出皮面,此丘疹可自行消退,但大多数结节呈暗红色,中心坏死形成小脓肿,表面很快干涸结痂,痂下有凹陷性溃疡,愈后留瘢痕。

4)皮疹常反复发生,成批出现,一般无自觉症状。

(5)瘰疬性苔藓。

1)常发生于儿童及青年。患者常有淋巴结、骨关节结核或其他皮肤结核史。

1)皮损常对称性地分布于躯干或四肢伸侧,尤以胸背部、肩部、腰部、臀部为多,一般无自觉症状。

3)损害为与毛囊一致的粟粒大平顶丘疹,上覆细小鳞屑,可呈正常皮色或淡红、褐红或黄褐色,有群集倾向。

(6)颜面播散性粟粒狼疮(lupus miliaris disseminatus faciei):关于本病是否属于结核菌感染尚有争议。

1)皮损好发于眼睑、颊部及鼻两侧附近。

2)基本损害为 1~2mm 直径孤立散在或相互融合的结节,皮疹呈淡红、紫红或淡褐色。质软,光滑半透明状。玻片压诊呈苹果酱色,探针贯通现象可呈阳性。

3)发病急,经过缓,病程有自限性,有自然痊愈的倾向。常不并发其他结核,病损中找不到结核杆菌,抗结核治疗无效。结节愈后常留有萎缩性瘢痕。

2.实验室检查

(1)结核菌素试验(OT):可用来测定对结核菌的免疫力。若呈阳性反应,说明曾有过结核菌感染或已建立免疫力;若呈强阳性反应,往往说明体内存在活动性结核病灶;若 OT 阴性也不能完全排除结核感染的可能,因患者细胞免疫功能受损时,可出现假阴性。结核疹用低浓度 OT 试验,如 1∶100 000 方可呈阳性。

(2)细菌学检查:刮去病变组织或分泌物进行细菌培养,约半数病例有结核杆菌生长。皮损中 PCR 技术可检出结核杆菌 DNA,亦可通过涂片、病理切片寻找结核杆菌,结核杆菌抗酸染色法呈红色。

(3)组织病理学检查:皮肤结核共同的组织病理学特点可见真皮内结核样肉芽肿性结节,结节中心为上皮样细胞及郎格汉斯巨细胞组成的结节,周围绕以致密的淋巴细胞浸润,中央可见程度不等的干酪样坏死,也可无坏死。寻常狼疮时表皮萎缩变薄,疣状皮肤结核时表皮呈乳头瘤样或似上皮瘤样增生,丘疹坏死性结核疹时表皮常坏死溃疡,瘰疬性苔藓时真皮上部毛囊或汗管周围有上皮样细胞为主的结核样浸润,无干酪样坏死,毛囊上皮细胞变性,毛囊口因角化过度而有角质栓。

(4)X 线胸片检查有助于发现肺和其他脏器的结核感染。

三、鉴别诊断

1.寻常狼疮的鉴别诊断

(1)盘状红斑狼疮:损害见于面部和(或)手背,圆形或类圆形,红斑上有黏着性鳞屑,底面附毛囊角质栓,无狼疮结节及溃疡,玻片压诊试验阴性,结核菌素试验阴性。

(2)结节病:结节病的结节较狼疮结节坚实,有浸润感,一般不破溃。结核菌素试验阴性。

(3)结节性梅毒疹:梅毒性结节发展较快,可呈匐形状排列,质硬如软骨,铜红色,常破溃,溃疡呈穿凿状,愈后结疤。梅毒血清反应阳性,其病理改变主要为浆细胞浸润及血管变化。

(4)深部真菌病:结节常破溃、结疤,真菌培养阳性。组织病理学可查获病原菌。

(5)孢子丝菌病:有外伤史,为孤立的结节或溃疡,可沿淋巴管成串状排列。真菌培养阳性,皮损病理学检查有助于诊断。

(6)结核样型麻风:结节较狼疮结节稍硬,患处感觉障碍为其特点,有周围神经粗大及肢体麻木畸形,可出现营养性溃疡。

2.疣状皮肤结核的鉴别诊断　疣状皮肤结核应与皮肤着色芽生菌病和疣状扁平苔藓相鉴别。

3.瘰疬性皮肤结核的鉴别诊断 瘰疬性皮肤结核应与孢子丝菌病和放线菌病相鉴别。

4.丘疹坏死性结核的鉴别诊断 丘疹坏死性结核应与皮肤变应性血管炎鉴别。

5.瘰疬性苔藓的鉴别诊断 瘰疬性苔藓应与毛发性苔藓、扁平苔藓、光泽苔藓、维生素 A 缺乏及丘疹性结节病等相鉴别。

6.颜面播散性粟粒狼疮的鉴别诊断 颜面播散性粟粒狼疮应与寻常痤疮和酒渣鼻相鉴别。

鉴别诊断主要依据组织病理学表现,有无结核或结核样结构,结合病原学检查结果,如细菌和真菌培养等,OT 试验对鉴别某些疾病有一定意义。

四、治疗

1.一般治疗 注意适当休息,增加营养,提高机体抵抗力,同时治疗伴发疾病或间发感染。

2.抗结核药物治疗 本病主要用抗结核药物治疗,与其他脏器结核不同者为异烟肼类药物治疗皮肤结核未见有临床耐药性,所以不伴有其他脏器结核的本病患者可用异烟肼类药物单一治疗,伴有其他脏器结核者则采用联合疗法。局限型效果一般较好,寻常狼疮一般在 2 周内即有好转,溃疡型特别是侵及黏膜者好转更快,1 周内即见缩小。血源型则疗效较差,且易复发。复发与病期及治疗总量有关,病期短、治疗总量大者不易复发。大部分皮肤结核用异烟肼 100mg,每日 3 次,如有效,一般在 2~6 个月皮损消失,少数患者需 6 个月以上皮损才能消失,为巩固疗效和预防复发,在皮损消退后宜继续治疗2 个月。对硬红斑和丘疹坏死样皮肤结核则在春、秋季宜再给预防治疗 2 个月,以防止复发。

异基烟肼可与链霉素、利福平、对氨基水杨酸等合用,链霉素每日 1g,总量 60~100g,以往认为对氨基水杨酸对瘰疬性皮肤结核有作用,成人日服 8~12g,分 4 次服用,疗程60~90 天。

维生素 D_2 对寻常狼疮有效,剂量由每日 5 万单位开始,在 1 周内逐渐增至 10 万单位,以后每日 10 万单位,可连服 4~6 个月或更久。有活动性内脏结核、肝肾疾患、高血压、溃疡病者禁用。另可选用乙胺丁醇 15mg/(kg·d),口服;吡嗪酰胺 25mg/(kg·d),口服。这些药物不良反应较多,宜慎用。

3.局部治疗

(1)皮损局限者,可考虑手术切除。

(2)腐蚀治疗:以纯石碳酸、三氯醋酸等涂抹,然后外敷 5%异烟肼软膏。

(3)烧灼:常用激光、电灼、冷冻等破坏病灶。

五、预防

开展卡介苗接种,严格工作规程,做好劳动防护和病畜治疗。定期体格检查,及早发现和治疗结核病灶。患病后要主动、积极地做好隔离,集中处理脓液敷料,防止传染给他人。

<h1 align="center">第七节　麻风</h1>

一、概述

麻风是由麻风杆菌引起的一种慢性传染病。该菌主要侵犯皮肤、黏膜和周围神经,也可侵犯深部组织和器官。皮肤和黏膜是麻风杆菌进入体内的主要途径。宿主的免疫状态对决定是否发病及感染的类型起主导作用。麻风病的平均潜伏期为 3~5 年。

1.流行病学

(1)传染源:目前公认已知的唯一传染源是未经治疗的具有传染性的麻风患者,特别是多菌型患者,其皮肤及黏膜损害处常含有大量的麻风菌,细菌常随破损的皮肤和鼻分泌物排出体外引起传播。

(2)传播方式:①主要是直接接触传染(传染是通过含有麻风杆菌的皮肤或黏膜损害与有破损的健康人皮肤或黏膜的接触所致);②其次是间接接触传染(接触传染患者用过的衣物、被褥、手巾、食具等)。

(3)人群易感性:人类对麻风杆菌的易感性很不一致,一般儿童较成人易感,而病例多为 20 岁以上的成人,男性病例多于女性病例。

2.临床类型　基于机体的免疫状态,可将麻风分为五型和一未定类。为了便于治疗,又进一步将麻风病分为多菌型和少菌型 2 类。

3.临床特征

(1)皮损特点:皮损表现多样,可呈浅红斑、斑疹、斑块、结节损害,边界或清楚或不清楚,可见麻风区皮肤色调、光泽改变,闭汗,毳毛脱落。

(2)感觉障碍:早期温度觉迟钝,然后累及痛觉,最后累及触觉(一般无深感觉障碍)。

(3)周围神经损害:可见周围神经(如尺神经、耳大神经、腓总神经等)粗大,质硬或质软,对称或不对称,粗大程度与硬度可不一致。

(4)其他组织器官损害:可见黏膜、淋巴结、睾丸、眼及内脏损害。

(5)实验室检查:组织病理学检查可见病变中有典型的麻风杆菌和麻风细胞,神经组织内有结核样肉芽组织变化,神经内查见麻风杆菌。其他如麻风菌素试验、麻风杆菌抗体血清学检测可协助诊断。

二、防治

治疗应采取早期、及时、足量、足程、规范治疗的原则。

1.联合化疗

(1)多菌型麻风联合化疗方案。

1)成人:利福平 600mg,监服,每月 1 次;氯苯酚嗪 300mg,监服,每月 1 次;氨苯砜(DDS)100mg,自服,每日 1 次。三药联合应用至少 2 年,如有可能应治疗到细菌阴转。

2)儿童:利福平 450mg,监服,每月 1 次;氯苯酚嗪 200mg,监服,每月 1 次;DDS 50mg,自服,每日 1 次。三药联合应用至少 2 年,如有可能应治疗到细菌阴转。

（2）少菌型麻风联合化疗方案。

1）成人利福平 600mg，监服，每月 1 次；DDS 100mg，自服，每日 1 次。两药联合应用，应持续到利福平监服 6 个月。

2）儿童应按体重适当减少剂量，持续到利福平监服 6 个月。

2.免疫疗法

（1）目的：纠正免疫力缺陷，加速死菌的消除，减少神经损伤和麻风反应的发生率，减少复发。

（2）方法：①静脉内注射周围血淋巴细胞；②静脉内注射特异转移因子；③皮内注射灭活的麻风杆菌。

3.对并发症的治疗

（1）四肢畸形：早期功能锻炼，配合理疗，已畸形者予以外科矫形术。眉毛全脱者，行植眉术。

（2）足底溃疡：以休息、抗感染和清除死骨为原则。

4.麻风反应的治疗　除严重反应外，一般不必停用抗麻风药。应及时治疗，去除诱因。

（1）糖皮质激素：小量至中量。病情缓减后减量，维持 3~5 个月。

（2）反应停（酞胺哌啶酮，沙利度胺）100mg，口服，每日 4 次，症状控制后减量，维持量每日 100mg，注意其致畸作用及神经毒性。

（3）氯苯吩嗪（氯法齐明）每日 300mg，口服，3 个月减量，与反应停联合应用。

（4）阿司匹林 600mg，口服，每日 4 次。

（5）秋水仙碱（治疗麻风结节红斑）每日 1.5mg，分次口服，症状改善后每日 1mg 维持。

（6）环孢素（治疗麻风结节红斑）每日 3~5mg/kg，口服。

（7）雷公藤总苷 10mg，口服，每日 3 次。

5.巩固治疗　在达到临床治愈标准后，瘤型和界线类应继续巩固治疗 5 年以上，结核样型应继续巩固治疗不少于 3 年。

第九章　真菌性皮肤病

第一节　头癣

一、概述

头癣是皮肤癣菌感染头皮和毛发所致的疾病,多累及儿童及青少年,主要通过与癣病患者或患畜、无症状带菌者直接接触传染,也可通过共用污染的理发工具、帽子、枕巾等物品间接传染。

二、临床表现

该病多累及儿童,成人较少见。根据致病菌种类和临床皮疹表现将头癣分为白癣、黑点癣、黄癣、脓癣四种类型。

(1)黄癣:多由许兰毛癣菌感染引起,基本损害为碟形淡黄色黄癣痂,周边翘起、中央紧附着头皮形如碟状,除去痂后其下为潮红糜烂面,可融合并形成大片,黄癣痂内充满厚壁孢子和鹿角状菌丝,有诊断意义。病发内可见于毛发长轴平行的菌丝和关节孢子,愈后可留点状萎缩性瘢痕。Wood 灯检查病发呈暗绿色荧光。

(2)白癣:主要由犬小孢子菌和石膏样小孢子菌感染引起,多见于学龄儿童。病发于高出头皮 2~3mm 处折断,镜下可见围绕病发密集排列的球形真菌孢子,形成灰白色套状鳞屑(菌鞘),为发外型感染,有时发内有菌丝。Wood 灯检查病发呈亮绿色荧光。一般青春期后可自愈,愈后不遗留瘢痕。

(3)黑点癣:主要由紫色毛癣菌和断发毛癣菌感染引起,患处病发刚出头皮即折断,毛发残根留在毛囊内,呈黑点状,病发直接镜检可见网形或呈链状的孢子充满发内,密集或稀疏排列,为发内型感染,可长期不愈,愈后留有局灶性脱发及点状萎缩性瘢痕。Wood 灯检查病发不发荧光。

(4)脓癣:主要由须癣毛癣菌感染而致,该真菌为亲动物菌,多在感染后 1~2 周后局部肿胀、化脓、典型损害为化脓性毛囊炎,呈群集毛囊性小脓疱,有的形成痈。皮损内毛发松动、折断、易拔除,皮损边缘陡直。常伴有耳后、颈、枕部淋巴结肿大,疼痛或压痛,继发细菌感染可形成脓肿,亦可伴发癣菌疹。本型可破坏毛囊,愈后可留有永久性脱发或瘢痕。镜检可见发外有圆形孢子,发内可有菌丝。脓癣除内服抗真菌药物外,急性期可口服复方甘草酸苷、泼尼松等减少炎症和促进头发生长,如有细菌感染需加服抗生素,切忌切开引流。头癣治疗应足量、足疗程,用量过低或过早停药常使病变迁延不愈。虽然药物说明书提示要注意肝不良反应,但实际发生率很低。若有继往肝病史或担心肝不良反应者可随时检查肝功能,如出现异常可随时调整治疗方案。

三、头癣的实验室检查

1.黄癣

(1)真菌直接镜检:黄癣痂或皮屑经 10%～20% 氢氧化钾(KOH)处理后覆盖片,待 10 分钟左右或火焰上微加温,直接镜检。镜下发内充满孢子,并有许多不规则的突出。菌丝长短及粗细不一,弯弯曲曲似鹿角,称鹿角状菌丝,有诊断意义。病发可采取枯黄或折断的头发镜检,可见发内粗细不一的菌丝与毛发长轴平行,分散在发内,有时分隔似关节孢子,可有或无空泡。

(2)真菌培养:采集病变处标本,如病发、黄癣痂、鳞屑、甲屑等接种沙氏琼脂上,室温培养菌落可呈蜡状、绒毛状、粉末状、羊毛状;颜色为白、淡黄、棕黄、红或紫色,为黄癣痂菌落生长。培养物镜检有厚壁、粗糙梭形,多分隔大分生孢子,可有少量小分生孢子。同时,可见球拍菌丝及厚膜孢子。

(3)Wood 灯检查:病发呈暗绿色荧光。

2.白癣

(1)直接镜检:鳞屑直接镜检可见分枝分隔的菌丝。断发外有菌鞘,由无数的圆形孢子组成,排列整齐,成团或成链状,为发外型感染,有时发内有菌丝。

(2)真菌培养:应挑选断发接种于沙氏琼脂上,室温培养 2 周,见有菌落生长。菌落形态和镜下特征依病原菌不同而不同。

(3)Wood 灯检查:病发呈亮绿色荧光。

3.黑点癣

(1)直接镜检:鳞屑内可见分枝分隔的菌丝。病发直接镜检可见网形的孢子充满发内或呈链状,稀疏或密集排列,为发内型感染。

(2)真菌培养:取断发接种于沙氏琼脂上,室温培养,2 周内有菌落生长。

(3)Wood 灯检查:病发不发荧光。

4.脓癣　直接镜检:取病发直接真菌检查多为发外型感染,发外有圆形孢子,发内可有菌丝,但镜下形态依病原菌不同而异。

四、治疗

1.内治

(1)灰黄霉素:儿童灰黄霉素 15～20mg/(kg·d),口服,高脂餐便于该药的吸收。成人灰黄霉素 0.6～0.8g/d,分 3 次服用,连续服药 3～4 周。目前已较少使用。

(2)酮康唑:成人酮康唑 200mg/d,餐后口服,儿童体重在 40kg 以下者,2.5mg/(kg·d),疗程同灰黄霉素或稍长些。

(3)特比萘芬:儿童体重小于 20kg,62.5mg/d;20～40kg,125mg/d;大于 40kg 或成人,0.25mg/d。疗程 4～8 周。

(4)伊曲康唑:儿童予 10～20mg/(kg·d);成人 200mg/d。连用 4～8 周。

注意检查肝功能,也可试用疗霉舒。

(5)脓癣治疗:除内服抗真菌剂、抗生素外,急性期可短期口服小剂量皮质激素。

2.综合疗法　治疗原则："剪、洗、搽、服、消"，直至临床治愈和真菌培养阴性。①剪：每周一次剪去病发，祛除感染源，连续 8 周；②洗：每晚用硫黄香皂、2%酮康唑洗剂等抗真菌洗剂洗头，连续 8 周；③搽：每天 2 次外用硝酸舍他康唑、萘替芬酮康唑等抗真菌制剂，连续 8 周；④服：口服伊曲康唑、特比奈芬等抗真菌药物，按以上疗程口服；⑤消：患儿使用的帽子、枕头、毛巾等应煮沸消毒。脓癣治疗切忌切开引流，以免造成更大的永久性瘢痕，急性期可短期小剂量联合口服糖皮质激素，继发细菌感染可加用抗生素。

第二节　体癣和股癣

一、概述

体癣和股癣多发于夏季及潮湿炎热环境。与患者直接或间接接触可染病。股癣主要发生于青壮年，男性多于女性。体癣和股癣常伴有手癣和足癣，手、足、体、股癣间可能有交叉感染。糖尿病、慢性消耗性疾病和长期大量服用糖皮质激素和免疫抑制剂者容易伴发体癣和股癣。体癣指发生于除头皮、掌跖、指甲和毛发以外其他部位的皮肤癣菌感染。股癣特指腹股沟、肛周、臀部和会阴的皮肤癣菌感染，为发生在特殊部位的体癣。股癣的病原菌多为红色毛癣菌，絮状表皮癣菌、断发毛癣菌、铁锈色小孢子菌和紫色毛癣菌感染所致股癣较少见。体癣的病原菌主要为红色毛癣菌、须癣毛癣菌和犬小孢子菌。体癣不规则外用糖皮质激素类药物后导致皮损不典型，面积扩大、加重而瘙痒感暂时减轻，边界也不很清楚，可形成多发性毛囊炎、肉芽肿型损害、泛发性红斑鳞屑，即所谓的"难辨认癣"，对医生诊断提出更高的要求。

二、临床特点

1.体癣　原发损害为丘疹、水疱或丘疱疹，针头至绿豆大小或更大，以后水痘破裂或丘疹扩大成有鳞屑的斑，并由中心等距离地向四周扩展，形成环形或多环形损害，可融合成片。以后，由于局部免疫力的形成，皮损中央消退，但在丘疹和水疱组成的狭窄的边缘仍然活跃并不断继续向四周蔓延。皮损可单发或多发，亦可互相融合，形状一般呈圆形或卵圆形，腰部则常呈不规则带状。自觉瘙痒，长期搔抓刺激，局部皮肤肥厚浸润呈苔藓样变，日久皮损暗红，有色素沉着。好发于潮湿多汗部位，与机体免疫力和其他一些因素有关，如肥胖、糖尿病、其他消耗性疾病及使用免疫抑制剂或使用皮质激素等，都可促使体癣的发生。活动性损害边缘可检出致病真菌。

2.股癣　多见于腹股沟部，单侧或双侧，向后可延及会阴、肛周及臀部，向上可累及阴囊、阴茎和耻骨上部甚至腹部，累及阴囊者不多，极少感染阴茎。股癣开始为丘疱疹及小片红斑，逐渐向周围蔓延扩大，但腹股沟间擦部位则不易形成丘疱疹，常为鲜红色水肿性红斑。边缘不清，个别可结痂。皮损延至大腿根部皮肤时，即可显示典型的体癣皮损。股癣常夏季发作而冬季消退，有反复发作的倾向。糖尿病、局部或全身应用糖皮质激素、机体免疫功能下降、穿紧身衣裤特别是牛仔裤等都是股癣重要的诱发因素。

三、实验室检查

1.直接镜检 活动性损害边缘的鳞屑内可见菌丝和孢子。

2.真菌培养 标本接种于沙氏琼脂上,室温培养,皮肤癣菌生长。

3.组织病理 表皮角质层内可见到真菌,可有角化过度、角化不全、棘层增厚、真皮乳头水肿,血管周围炎症细胞浸润。

四、鉴别诊断

1.湿疹 常见红斑、丘疹、水疱、糜烂、渗液等多形性皮疹,皮损境界不清,对称发生,无一定季节性,真菌检查阴性。

2.神经性皮炎 好发于颈部、眼睑、骶尾部等处,主要表现为表皮均匀肥厚,苔藓化。无典型圆形或类圆形形态,真菌检查阴性。

3.玫瑰糠疹 好发于躯干、四肢近端,为圆形或椭圆形斑片,上覆糠皮状细碎鳞屑,无中央自愈倾向,皮损长轴与所在部位皮纹或肋骨走向一致,真菌检查阴性。

4.红癣 是由微小棒状杆菌引起的腋窝、外阴等间擦部位的浅表皮肤感染。皮损为边界清楚的圆形或不规则形均匀一致的斑片,呈浅红色或棕色,上有糠皮样鳞屑。一般无瘙痒,取鳞屑涂片镜检,可查到革兰阴性的微小棒状杆菌。

五、治疗

1.局部治疗 体癣和股癣治疗多以外用药为主,主要是酸类药物,这些药物若同时具有角质解离作用,则更能增加治愈的机会,但对局部也有刺激。近年来,咪唑类抗真菌药物有很大的发展,这是一组抗真菌谱广、作用较快的药物。丙烯胺类药物的杀真菌作用,具有疗程短、疗效高、复发率低的特点。

(1)酸类药物,如水杨酸、苯甲酸、冰醋酸(10%)、十一烯酸和过氧乙酸(3%)等广泛应用于临床,皮肤娇嫩处慎用。

(2)咪唑类药物,如硝酸咪康唑霜(达克宁霜)、1%~2%酮康唑霜、1%联苯苄唑霜或溶液、硝酸舍他康唑等,每天外用1~2次,一般坚持治疗2~4周,可获痊愈。

(3)丙烯胺类药物,如1%特比萘芬软膏或溶液,每天外用2次,坚持治疗1~2周,可获痊愈。

(4)吗啉类,如0.5%阿莫洛芬乳膏,每日1次,疗程2周左右可获痊愈。

(5)其他环吡酮胺软膏及复方制剂,如派瑞松霜也可应用,尤其适合炎症明显、瘙痒剧烈的患者。但用后易于复发。

2.全身治疗 对于广泛性体癣和股癣,也可并用内服药物治疗,但不作为首选治疗。

(1)伊曲康唑(斯皮仁诺),口服,200mg/d,连服15天;或400mg/d,连服7天,进餐时与油腻食物同时服药,可促进药物吸收,伊曲康唑可达最佳的生物利用度。

(2)酮康唑,口服,0.2g/d,进餐时服药,疗程2~4周。因其有严重的肝毒性及内分泌影响已限制其在临床的应用,现用伊曲康唑等毒性作用小、疗效好的药物所取代。

(3)灰黄霉素,成人0.6~0.8g/d,分2~3次,饭后口服,疗程4周左右。因其疗程较长,疗效欠佳,目前临床已很少应用灰黄霉素治疗体癣和股癣,仅用于头癣的治疗。

(4)氟康唑,每周服药 1 次,每次 150mg,疗程 3 周。

(5)特比萘芬,口服,250mg/d,疗程 2 周或第 1 周口服 250mg/d,以后隔日服 250mg,总疗程 3 周。

3.治疗原则　体癣和股癣治疗应以局部外用抗真菌药物为主。根据病损的部位、大小和皮疹特征,可分别选择霜剂、乳膏、酊剂或溶液外用。常用药物有萘替芬酮康唑乳膏、2%克霉唑、硝酸舍他康唑乳膏、1%特比萘芬霜、2%酮康唑、2%咪康唑霜剂和复方雷琐辛洗剂等。阴股部皮肤较薄嫩,对外用药物吸收较好,应选择刺激性小、浓度低的外用药。局部潮湿多汗者则宜用粉剂。在治疗开始的 3~5 天,加用弱效糖皮质激素霜剂可迅速减轻炎症及刺激症状,而不影响抗真菌药的效果。对皮损广泛、顽固难治、外用药物不方便的体癣和股癣可口服特比萘芬、伊曲康唑、氟康唑等抗真菌药物。

第三节　手足癣

一、概述

手癣(tinea manum)是发生在手掌和指间的皮肤癣菌感染,也可累及手背。若感染仅累及手背,表现为环形或多环形损害则称体癣;足癣(tinea pedis)主要发生于足跖部及趾间,也可延及足背及踝部。手癣和足癣的主要致病菌是红色毛癣菌、石膏样毛癣菌、絮状表皮癣菌、玫瑰色毛癣菌、白念珠菌及其他酵母样菌等引起。该病顽固,难以根治,病程较长,一般呈慢性,发病率很高,其中红色毛癣菌为主要致病菌。

掌跖的皮肤癣菌感染称手足癣。中医的"鹅掌风"即包括了手癣。掌跖的非皮肤癣菌感染,如酵母念珠菌感染等不应称为手足癣,而应称为皮肤真菌病。

二、诊断要点

1.临床特点

(1)急性损害为丘疹、丘疱疹和水疱,陈旧损害有鳞屑角化。由于发生于手足特殊部位,皮损有一定特点,一般分为水疱型、丘疹鳞屑型、趾间糜烂型、角化过度型、体癣型,也可简单地分为干型(角化过度型)和湿型(水疱鳞屑型)两大类。这些分型都能将手癣和足癣的症状划分清楚,因为临床上手足癣的表现相互重叠而且常常转化,分型的目的在于治疗的方便,且根据不同的皮损使用不同的药物和不同的剂型。

角化过度型:此型的特征为无水疱及脓疱,主要表现为皮肤角化过度,粗糙无汗。每到寒冷季节常致皮肤皲裂,甚至夏季也不能恢复。皮损多位于单侧手指、鱼际和足跟、足跖、足缘及趾,逐渐发展,严重者可波及整个手、足跖及足背。

丘疹鳞屑型:明显的小片状脱屑,呈弧形或环状附于皮损的边缘,当寄生真菌繁殖活跃时,可在增厚的基础上发生红斑、丘疹,此时可有痒感。

水疱型:呈聚集或散发的小水疱,水疱位置较深,疱壁不易穿破,周围无红晕,数天后可吸收脱皮,损害可逐渐向四周扩散,有时小水疱可融合成大水疱,疱液澄清略呈黄白色,可有不同程度的瘙痒,如继发细菌感染可出现脓疱,伴有疼痛。

趾间糜烂型:由于真菌喜在潮湿而温暖的趾间生长繁殖,因而当其长期寄生于指、趾间易导致表皮角质层增厚,并因湿润浸润而发白,有时常伴多汗。祛除浸软的白皮即可暴露出红斑糜烂的基底,甚或裂隙。一般好发第3、第4指(趾)间,久之也可波及全部指趾间,奇痒难忍。常有细菌继发感染而发生恶臭,病变常为夏季加重冬季减轻,但也可终年不愈。

体癣型:可由上述诸型尤其是丘疹鳞屑型、水疱型发展至手背、足背,呈弧或环状的边缘,但常与足或足缘的皮损相邻,也可完全融合为一环状,因而与真正的体癣不同,实际是足癣、体癣同时并发,可伴剧痒,夏季为多见。

(2)由于病程慢性,常易继发感染或湿疹化,急性期损害用药不当(过于刺激)可致癣菌疹。尤在炎热季节容易湿疹化或继发感染引起丹毒、蜂窝织炎等损害。

(3)急性期水疱顶部、慢性的鳞屑性损害中均易查到真菌。

2.实验室检查

(1)直接镜检:刮取鳞屑,挑取疱壁或脓液加10% KOH镜检,可见分枝分隔的菌丝,与体癣和股癣直接镜检所见相同,但角化增厚型手癣的直接镜检阳性率甚低,应尽量刮取边缘且位置稍深部的鳞屑或指间的鳞屑,表层大片较厚的鳞屑应予丢弃。有时需反复镜检才会获得可靠的结果。

(2)真菌培养:取上述标本接种于沙氏琼脂上,室温培养2周,有皮肤癣菌菌落生长,根据形态和镜下特征可鉴定菌种。

三、鉴别诊断

1.手癣除前述特点外,还应特别注意与下列一些疾病进行鉴别。

(1)湿疹:表现为急性,局部红肿,有大小水疱,渗液,糜烂结痂等。掌跖由于角层厚,小水疱不易破,易融合成大疱。大多数表现为慢性,单侧或双侧掌心浸润变厚,干燥,粗糙,边缘较清楚,一般不向外发展蔓延,不累及手背。病程为慢性较为难治,病程中可有急性发作史,有丘疹、水疱糜烂等。

(2)职业性皮肤病:有明确的职业因素,需接触化学试剂或溶剂及其他刺激物,如理发师等。

(3)神经性皮炎:手掌局限性角质增厚似慢性湿疹,但患者多伴有手背及手指背侧苔藓样变,边缘不甚清楚,可无水疱,身体其他部位可有可无典型神经性皮炎损害。

(4)毛发红糠疹:手足有境界清楚的橙红色浸润,伴很厚的角化性鳞屑,易皲裂。身体其他部位有典型的圆锥形毛囊性角化丘疹,淡红或暗红色,可融合成大片黄橙色鳞屑性斑片,但边缘仍有典型的毛囊性丘疹,头皮有脂溢性皮炎。皮损好发于手指和肘膝伸侧,甲板累及主要表现为甲板增厚,可有横嵴及色泽改变等。

(5)进行性对称性红斑角化症:常染色体显性遗传,婴儿期发病至青春期后逐渐减少。掌跖潮红浸润伴有鳞屑,以后逐渐蔓延至手背、足背、肘部、膝部即骨质隆起或易受压力和摩擦处,多呈对称性,但可不治疗,抗组胺药有效,外用激素无效。

2.足癣的鉴别诊断。

(1)足慢性接触性皮炎:常为穿鞋过敏所致,损害为接触鞋内面的部位,多为红斑和脱屑。脱离变应原皮损会逐渐消退,再接触又会发生。

(2)窝状角质松解症:表现为脚掌或足跟角质层的局灶性剥蚀,圆形表浅,可融合成不规则的大片,常与赤足下水田有关,偶可累及手掌。

(3)Reiter病:主要表现为尿道炎、结膜炎和关节炎三联征。皮损好发于头皮、口周尤其是掌跖部。开始为丘疹,以后呈有红晕的水疱,表面结痂,可融合成大片。足底典型地表现为角化过度,基底潮红,酷似银屑病的蛎壳样损害。

(4)红癣:好发于腋窝、腹股沟、乳房下、臀沟等处,为淡红至褐红色斑片,边界清楚。在趾间则表现为浸渍发白,临床上与足癣不能区别,但Wood灯下有鲜明的红珊瑚色荧光,有时与足癣同存。

足部的任何皮肤疾病都应考虑患者的年龄、职业、着鞋习惯、足的形状及有无各种足病。足的潮湿多汗易诱发足癣,而挤压和负重则易导致胼胝和鸡眼。

(5)胼胝:见于摩擦受压部位,常在足底。表现为质地均匀的黄色角化性斑片,表面光滑、皮纹清晰但边缘不清。

(6)鸡眼:为硬的楔状角质栓,表面削去后见周围有一淡黄色半透光的晕,有疼痛和压痛。多见于拇趾胫侧、小趾外侧、趾关节背面及趾间。

四、治疗

对于无合并症的手癣和足癣应分清类型,正确施治。对于继变应染者,应先控制感染;有过敏者应先控制变态反应,然后再治疗真菌感染。

1.水疱型 用3%硼酸液或10%冰醋酸液浸泡,每日2次,每次10分钟。水疱干燥后可外用抗真菌制剂。

2.浸润糜烂型 用3%硼酸液湿敷收敛,然后外用足粉或咪康唑、联苯苄唑粉等,每日1~2次,干燥后再改用抗真菌霜剂。

3.鳞屑角化型手足癣 以外用各种抗真菌霜剂及含角质剥脱剂的软膏为主。对于角化增厚伴皲裂明显者,可用30%~40%尿素加角质松解剂封包,待角化变薄后再使用咪唑类抗真菌霜,每日1~2次,坚持4周以上,亦可抗真菌药物与维A酸联合外用。

4.对于顽固性感染可考虑抗真菌药物口服治疗:可选用伊曲康唑100mg,每日2次,连服1周;或100mg,每日1次,连续2~3周。对于角化增厚明显者可适当延长疗程,还可用特比萘芬250mg,每日1次,连服1~2周;或用氟康唑150mg/d,每周服药1次,连续2~3周。

5.对于合并细菌感染者,应内服抗生素,或静脉滴注头孢噻肟钠2g/d;局部外用1:2 000小檗碱液湿敷,或用中药马齿苋、生地榆、黄檗、明矾煎水洗泡后,局部外用氧化锌油加氯霉素、百多邦、诺氟沙星乳膏等抗生素制剂,待感染控制之后再用抗真菌制剂。

6.对于合并湿疹化及变态反应者,应先抗过敏治疗,同时积极治疗原发真菌感染,最好内用抗过敏药的同时也内用一些抗真菌制剂,如短期内应用伊曲康唑或酮康唑1周。局部勿用过强的治癣药,而应先控制湿疹。

第四节　花斑癣

一、概述

花斑癣(pityriasis versicolor)又叫花斑糠疹,是由糠秕孢子菌感染引起的,侵犯浅表角质层的慢性皮肤真菌病。这种真菌属条件致病菌,超过3/4的人均可查到这种真菌。该菌正常情况下在皮肤腐生,在特殊情况下致病,如高热、局部多脂、多汗、不卫生、少清洗、营养不良、慢性感染等。炎热季节多发,皮损多位于汗腺丰富的部位,故俗称"汗斑"。

二、诊断要点

1.临床特点

(1)本病男性明显多于女性,青壮年多发。

(2)皮疹好发于胸、背、颈、上臂、腋窝、腹部、躯干等汗腺丰富部位,热带地区可累及面部及头皮。婴儿表现为额面部皮损。

(3)皮损为色素沉着和(或)色素减退斑,初起皮疹为围绕毛孔的网形点状斑疹,以后可逐渐增大,边缘清楚。邻近损害可互相融合呈大片状,周围又有新皮疹出现。皮疹表面附有少量极易剥离的灰色或褐色细糠状鳞屑。陈旧损害为色素减退斑,又称寄生性白斑。

(4)一般无自觉症状,部分有痒感。常持续数年,冬轻夏重,有可能自愈或经治疗后痊愈,但易复发。

2.实验室检查

(1)真菌镜检:鳞屑在镜下可见短棒状菌丝和孢子。孢子为圆形至卵圆形,厚壁,芽颈较宽,常成簇分布;菌丝粗短、弧形,呈腊肠样,有分隔。此特征有别于皮肤癣菌或念珠菌的镜下所见,可用派克墨水染色后观察。

(2)真菌培养:将鳞屑接种在含橄榄油或菜籽油的培养基中,32~37℃条件下培养,3天后长出乳酪色酵母样菌落,表面光滑,镜下可见圆形或(和)卵形出芽孢子,初代培养可见菌丝。

(3)Wood灯照射皮损可见黄褐色荧光。

皮屑直接镜检可见花斑癣的菌丝及芽孢,Wood灯下可见黄褐色荧光。病理切片PAS染色对糠秕孢子菌性毛囊炎均有诊断意义。

三、鉴别诊断

1.白癜风　无一定好发部位,主要为片状皮肤色素脱失而呈白色,周边色素沉着,上无鳞屑,Wood灯下呈瓷白色荧光。

2.玫瑰糠疹　亦好发于胸背部和四肢近心端,为淡红色或玫瑰色圆形、椭圆形斑片,上有糠皮状鳞屑。其长轴与肋骨走向及纹理方向一致,查真菌阴性。

3.炎症后色素脱失或色素沉着　先有炎症性皮肤病史,愈合后留下色素斑,表面无鳞屑。

四、治疗

1.抗真菌霜剂外用,如联苯苄唑、咪康唑、克霉唑霜等,也可用5%的水杨酸乙醇、50%丙二醇溶液。均为每日1~2次。

2.2.5%的硫化硒溶液外用,每日1~2次。

3.外用20%~30%硫代硫酸钠液,后立即外用1%稀盐酸,每日1~2次。

4.酮康唑、联苯苄唑香波浴用,每日1次。

5.酮康唑口服,400mg/d,分2次服,每周1天,连续2~3周;也可服伊曲康唑,200mg/d,连续7天。服药期间尽可能减少洗澡次数。特比萘芬口服治疗该病无效。

6.患者的衣物应清洁消毒,防止再感染。

第五节　甲真菌病

甲真菌病是指指(趾)甲部位的真菌感染,包括皮肤癣菌感染和非皮肤癣菌感染。由皮肤癣菌感染导致的指/趾甲损害称为甲癣。非皮肤癣菌主要为酵母菌及霉菌。偶有同一病甲感染两种或两种以上致病菌。甲真菌病多由手足癣直接传染,遗传、系统疾病(糖尿病等)、甲外伤或其他甲病是易感因素。

一、临床要点

根据真菌侵犯入甲的部位及甲损害程度的不同,将甲真菌病分为以下4种类型。

1.远端侧缘甲下型　真菌通过甲远端或侧缘入侵甲板形成的,表现为甲板变色变质失去光泽,甲板下有角蛋白及碎屑沉积,使甲板甲床分离脱落。

2.白色浅表型　真菌直接侵犯甲板表层,表现为甲板出现白点或白斑,可融合成片,常由须癣毛癣菌引起。

3.近端甲下型　真菌由近端甲下皱襞直接侵入,比较少见,常见于免疫受损宿主,主要表现为甲近端有白点,扩大为白斑。甲板底面受累,整个甲板均可被累及。常由假丝酵母菌引起。

4.全甲毁损型　是以上三型甲真菌病未经治疗的最后结果,表现为整个指/趾甲毁损、消失。

二、实验室检查

1.直接镜检　先用小刀刮弃病甲表面疏松甲屑,再刮取甲屑于载玻片上,滴10% KOH后加热溶解角质,皮肤癣菌感染可查见分枝分隔的菌丝,常断裂为关节孢子样。为提高阳性率,可用20% KOH,在56℃加热30分钟,将甲屑溶解,经离心、洗涤后取未溶解的菌体成分涂片,用派克墨水染色镜检。

2.皮肤镜检查　甲真菌病皮肤镜下特征性表现主要有大理石样混浊、甲下蛋白及碎屑沉积、甲周皮肤干燥脱屑,特征性模式主要为短刺状模式、纵向条纹模式、远端不规则中断模式。

三、诊断及鉴别诊断

依临床和真菌学检查诊断,须与下列甲病鉴别。

1.先天性甲病　先天无甲病、反甲、球拍状甲、先天性外胚叶发育不良、甲营养不良症等,一般无明显鳞屑,真菌镜检阴性。

2.皮肤病所致甲病　①银屑病:点状凹陷、甲下角质增生、甲增厚、甲分离、甲沟纹等;②扁平苔藓:甲纵嵴、点状凹陷、脆甲、甲胬肉、无甲症等;③湿疹:甲横纹、甲肥厚、甲板污黄等;④其他皮肤病的甲病。

四、治疗处理

1.治疗原则

(1)明确甲真菌病诊断:应有真菌学证据。抗真菌治疗应在真菌学确诊后才能开始;皮肤癣菌是目前最常见的致病菌;对酵母菌和非皮肤癣菌霉菌的培养结果的解释应慎重。酵母菌常为继发感染,而非皮肤癣菌霉菌可能是受损甲上的腐生菌。

(2)治疗选择:局部外用治疗的疗效均不如系统抗真菌治疗疗效好。应根据不同甲真菌病的类型选用不同治疗方法及抗真菌药物。

(3)治疗目标:治疗的首要目标是清除病原体,使镜检和培养结果转阴。必须认识到真菌的清除并不总意味着甲恢复正常,因为甲可能在感染前就存在营养不良的情况。这种甲营养不良的病因包括外伤和非真菌感染引起的甲病,其真菌培养可分离出酵母菌或非皮肤癣菌的霉菌(分别是继发的致病菌和腐生菌)。

2.治疗措施

表9-1　治疗甲真菌病的外用药物、推荐强度及证据可靠程度和科学性的级别

药物	推荐强度及证据级别
阿莫罗芬甲涂剂	推荐强度 B,级别 Ⅱ
噻康唑甲溶液	推荐强度 C,级别 Ⅱ
水杨酸	推荐强度 E,级别 Ⅳ
甲基十一烯酸酯	推荐强度 E,级别 Ⅳ

(1)局部治疗:见表9-1。

1)40%尿素软膏:涂于病甲上,塑料薄膜封包(注意保护周围皮肤),1~2 天更换1 次。5~10 天后该甲板可被移动。可将甲板从甲床上提起,然后在近端甲皱处将其异常部分的甲割去。再外用抗真菌药物。此法软甲效果可达93.3%。

2)0.1%乙酸铅溶液:浸泡,约30 分钟后用刀片将病甲刮薄,将 3%或 5%的乳酸碘酊涂于病甲上,每日 1 次,直至新甲长出。

3)手术拔甲加涂抗真菌药物:此方法是最常用的拔甲疗法。单纯外科除甲治疗的失败率约50%,且复发率极高,因为甲床内带菌率极高,临床已少用。

4) 剥甲联合治疗:将剥甲硬膏(30%尿素,加氧化锌、橡胶、汽油等)贴在患处,1周后取下,用刀将病甲削除后涂用1%盐酸特比萘芬软膏。后2种方法适用于单发的病甲。

5) 阿莫罗芬(amorolfine,罗每乐)搽剂:是吗啉类广谱抗真菌药。它可同时抑制次麦角固醇转变为类固醇过程中所需的关键酶-14还原酶和7-8异构酶,使次麦角固醇堆积于真菌胞膜中,麦角固醇大量减少,终致真菌死亡。5%阿莫罗芬二氯甲烷或乙醇涂膜剂能在24小时内能穿透甲,甲最表层的药物浓度约是最下层的100倍。外用5%阿莫罗芬甲涂膜剂后,甲板及甲床中能达到足够的杀菌或抑菌浓度,能在甲下部角质中存留7天。5%阿莫罗芬二氯甲烷和乙醇涂膜剂在甲板上产生非水溶性胶膜,可维持1周。一般推荐5%甲涂膜剂每周用1次或2次,指甲真菌病疗程6个月,趾甲12个月至临床痊愈。

6) 8%环吡酮(ciclopirox,商品名巴特芬):甲涂剂每日1次,持续6~12个月。

(2) 全身治疗:见表9-2、表9-3。

表9-2 甲真菌病的系统抗真菌治疗药物

药物	优点	缺点	相互作用的主要药物	推荐强度	证据级别
特比萘芬(治愈率76%)	杀真菌药,治愈率高,疗程短,依从性好	英国未批准用于儿童,没有混悬液剂型,特应性的肝和皮肤不良反应,1/400的人有可逆的味觉丧失	利福平能致药物血浆浓度下降,西咪替丁则引起浓度上升	A	I
伊曲康唑(治愈率63%)	广谱有抗白念珠菌活性,可用冲击疗法	治疗甲癣不如特比萘芬,疗程超过1个月要监测肝功能	合用 H_2 受体阻滞剂、苯妥英钠和利福平会降低伊曲康唑的疗效	A	I
氟康唑(治愈率48%,Meta分析)	窄谱抗白念珠菌、毛癣菌	麻疹样疹、剥脱性皮炎、有肝毒性	对胚胎危害尚未肯定,妊娠哺乳慎用		

表9-3 甲真菌病系统治疗建议方案

	伊曲康唑	特比萘芬	氟康唑
甲癣(成人)			
1.指(趾)甲均有损害:	200mg/d,12周或者200mg,bid,每月1周,疗程3~4个月	250mg/d,12周	150～200mg/周,9个月

（续表）

	伊曲康唑	特比萘芬	氟康唑
甲癣（儿童）	2.仅有指甲损害： 200mg/d，6 周或者 200mg，bid，每月 1 周，2 个月	250mg/d，6 周	150 ～ 200mg/w，6个月
	<20kg：5mg/（kg·d）	<20kg：62.5mg/d	指甲：6mg/（kg·w）
	20～40kg：100mg/d	20～40kg：125mg/d	12～16 周
	40～50kg：200mg/d	>40kg：250mg bid，指甲 6 周，趾甲 12 周	趾甲：18～26 周
	>50kg：200mg bid，每月 1 周，指甲 2 个月，趾甲 3 个月		

（3）激光治疗：自从 1984 年，Apfelberg 开始使用激光治疗甲真菌病以来，多种激光（如长脉冲 Nd:YAG 1 064nm 激光器、短脉冲 Nd:YAG 1 064nm 激光器、CO_2 激光器、波长 870nm+930nm 激光器、1320nm Nd:YAG 激光器等）即开始成为治疗甲真菌病备受关注的新型疗法。激光治疗甲真菌病的疗效为 62.0%，与口服药物的总体有效率相比，激光治疗的总体有效率虽然偏低，但是由于激光没有系统使用抗真菌药物的多种潜在的严重不良反应，如肝肾功能损伤、胃肠道反应等，更适合于儿童、老年人和孕妇等特殊人群的使用。CO_2 激光治疗甲真菌病的疗效稍高于 1 064nm Nd:YAG 激光，可能因 1 064nm 激光仅起到抑制真菌生长的作用，而 CO_2 激光可使局部温度升高、组织气化、分解，对真菌起到杀灭作用，激光治疗的次数或总疗程是提高真菌学治愈率、临床有效率的保障之一。多篇文献显示激光联合外用药物治疗甲癣的真菌学及临床学疗效显著高于单独激光治疗组，这可能与激光增加药物透入甲板从而增强疗效有关。

（4）联合治疗：本病可以根据病情轻重选用局部外用或系统使用药物治疗。生活中要穿透气的鞋袜，经常修甲，旧鞋子应丢弃或用消毒剂或抗真菌散剂处理。对于病变范围较局限或肝肾功能不全的患者可单纯选用外用药物治疗，一定要尽量去除病甲再外用药，常用有 40%尿素软膏、30%冰醋酸、5%盐酸阿莫罗芬搽剂等外用，单纯外用至少应用 6～12 个月。对病变广泛的患者如无禁忌证可以给予抗真菌药物如特比萘芬、伊曲康唑、氟康唑等口服，疗程 3～4 个月。抗真菌治疗应在真菌学确诊后才能开始。单纯局部外用治疗的疗效均不如系统抗真菌治疗疗效好，外用联合系统使用抗真菌药物可明显缩短病程。对于全甲毁损型甲真菌病，可予以手术或拔甲膏拔甲后口服或外用抗真菌药物，可明显缩短疗程、增加疗效。对于有肝肾功能损伤、胃肠道反应患者及儿童、老年人和孕妇等特殊人群，激光治疗是一种不错的选择，联合外用药物治疗，可明显提高治疗疗效。总之，治疗要根据患者的实际情况，采用综合治疗，以提高疗效、减少不良反应、缩短疗程。

第六节　念珠菌病

一、概述

念珠菌病(candidiasis)是由念珠菌属的真菌(白念珠菌为主)引起的皮肤、黏膜及内脏器官的急性或慢性感染。念珠菌属是最常见的条件致病菌之一,在正常情况下广泛分布于自然界和人体口腔、胃肠道、阴道黏膜及皮肤上,免疫力低下的个体,如大量使用广谱抗生素、皮质激素、免疫抑制剂者和患糖尿病及肿瘤的患者,很容易发生念珠菌感染。

二、临床要点

念珠菌病的临床表现多样。根据感染部位不同,将念珠菌病分为皮肤念珠菌病、黏膜念珠菌病、内脏念珠菌病。

皮肤念珠菌病包括念珠菌性间擦疹、慢性皮肤黏膜念珠菌病、念珠菌性甲沟炎及甲真菌病、念珠菌性肉芽肿;黏膜念珠菌病包括口腔念珠菌病、外阴阴道念珠菌病、念珠菌性包皮龟头炎;内脏念珠菌病包括消化道念珠菌病、呼吸道念珠菌病、念珠菌性菌血症、念珠菌性肾盂肾炎、念珠菌性心包炎等。

(一)皮肤念珠菌病

1.念珠菌性间擦疹　多发于肥胖多汗者,腹股沟、会阴、乳房下等皱褶部位,局部潮红、浸渍、糜烂,界清,边缘附着鳞屑,自觉瘙痒或疼痛。

2.慢性皮肤黏膜念珠菌病　是一种慢性复发性念珠菌感染,常伴有内分泌或免疫功能异常、贫血、维生素缺乏。皮疹初起为丘疹、红斑,顽固的皮肤黏膜感染,表现为疣状或结节状损害,表面结痂,黏膜损害表现为口角糜烂、口腔黏膜白斑。

3.念珠菌性甲沟炎及甲真菌病　表现为甲沟红肿,触之硬,压痛,但不化脓;甲下角质增厚,甲板混浊,甲面高低不平,称甲念珠菌病。

4.念珠菌性肉芽肿　好发于免疫力低下的婴儿或儿童,细胞免疫缺陷者、长期应用糖皮质激素和免疫抑制剂者。好发于头、面、甲沟丘疹,水疱、脓疱、斑块,表面黄褐色黏着性痂。

(二)黏膜念珠菌病

1.口腔念珠菌病　又叫鹅口疮,新生儿、HIV 感染者、晚期癌肿患者易发生,表现为颊、齿、龈、上下腭出现凝乳状假膜,不易剥离,可伴有舌炎、黑毛舌、口角炎或唇炎,真菌检查可见大量假菌丝及孢子。

2.外阴阴道念珠菌病　育龄妇女常见,白带较多,呈豆渣样、水样脓性,具有臭味,外阴瘙痒明显,可反复发作。

3.念珠菌性包皮龟头炎　主要表现为包皮、龟头潮红,毛玻璃样或针帽大小红色丘疹、奶酪样膜状物,主要经性接触传染。

(三)内脏念珠菌病

内脏念珠菌病中消化道念珠菌感染最常见,好发于食管和肠道,其次是呼吸道,表现为支气管炎、肺炎、泌尿道炎、脑病、心内膜炎也常发生。

三、实验室检查

1.直接镜检 根据病变部位收集不同标本,如刮取病变处鳞屑、分泌物或假膜,留取痰、尿液、粪便、脑脊液等标本,用 10% KOH 或生理盐水制片,镜下可见卵圆形芽孢及菌丝。如查到大量假菌丝,说明念珠菌大量繁殖致病(少数芽孢不说明问题),可制片染色。

(1)革兰染色显示菌丝:芽孢呈蓝色,着色不均匀。

(2)过碘酸染色显示菌丝:芽孢染成红色。

(3)用 1∶1 000 吖啶橙染色,在荧光显微镜下,菌体呈亮绿色。

2.培养检查 血液、组织液、脑脊液、尿液、分泌物等标本接种于沙氏琼脂上,25～30℃培养24～48 小时,培养物镜检后移种至玉米吐温 80 琼脂上,以便进一步鉴定菌种,同时进行发酵或同化试验。也可用直接免疫荧光抗体染色法、间接免疫荧光抗体染色法、免疫荧光菌团法及酶标抗体染色法等,在荧光显微镜下就可以显现出带荧光的菌体形态。在念珠菌正常分布区,真菌培养连续 3 次以上阳性且为相同菌种方能确定为治病菌。播散性念珠菌病血培养阳性即可确诊。

3.血清学方法 ELISA 法或 AB-ELISA 法检测念珠菌多糖抗原对于部分系统性和播散性念珠菌病的诊断更为及时、准确,但也有可能出现假阴性或假阳性。

念珠菌病可与皮肤黏膜或内脏的许多疾病相似,其诊断应结合临床及真菌学检查的特点进行综合考虑。

4.组织病理 浅部念珠菌表现为真皮慢性炎症或角层下脓疱,有时可呈海绵状脓疱,在角层的浅部可见少量细长菌丝,菌丝分枝分隔,直径 2～4μm,并有卵圆形孢子,3～5μm。PAS 染色菌体呈红色,乌洛托品银染色呈黑色。念珠菌性肉芽肿呈明显的乳头瘤增生及角化过度,有游走到表皮内的炎症细胞,在真皮下可见到致密的淋巴细胞、嗜中性粒细胞、浆细胞及多核巨细胞浸润,并可深入至皮下部位,偶尔在真皮中可发现芽孢及菌丝。内脏念珠菌病有两种情况,即在空腔脏器的空腔面中可见灶性坏死及炎性浸润,其中可见念珠菌芽孢而很少有菌丝;在内脏组织中有菌丝侵入。

四、鉴别诊断

1.湿疹 无一定好发部位,皮疹多形性,对称分布,真菌检查阴性。

2.细菌性甲沟炎 往往先有局部创伤,甲周皮肤易化脓甚至溃烂,抗生素治疗效果较好。

3.细菌性或滴虫性阴道炎 白带性状不同于念珠菌感染,白带中找到细菌或滴虫可鉴别。

4.生殖器疱疹 表现为反复发作的群集性小水疱,糜烂可自行愈合。

5.口腔毛状黏膜白斑病 为 HIV 感染的特征性损害,黏膜上白斑不易刮除,舌侧缘纵向排列的白色绒毛状物为其特征。

此外,消化系统念珠菌病应与食管炎、胃炎、肠炎等鉴别。念珠菌肺炎、脑膜炎、心内膜炎应与结核性、细菌性及其他真菌性感染鉴别。

五、治疗

由于本病属条件致病菌感染,患者多有潜存的疾病或发生免疫力低下的诱因,故防治本病首先应从根本上着手,要提高机体免疫力,积极治疗原发病,治疗措施可分为局部和系统治疗两方面。

1.局部治疗　主要针对局限于皮肤、黏膜部位的念珠菌病。

(1)克霉唑片口含治疗口腔念珠菌病,每次 0.25~0.5g,每日 2~3 次。

(2)制霉菌素片阴道内用治疗阴道念珠菌病,每晚用 3%苏打水清洗外阴后塞入两片(50 万单位),连续 1~2 周。

(3)用 1%联苯苄唑液或霜、2%咪康唑霜、3%克霉唑霜外用治疗皮肤念珠菌症,如间擦疹或甲沟炎等。如损害较湿润,可先用咪康唑或联苯苄唑粉剂外用,干燥后再用霜剂。

(4)龟头炎除可外用咪唑类药物外,还可外擦 1%龙胆紫或制霉菌素液、2%~3%两性霉素液等药物。部分病例可有刺激,可内用抗真菌药。

2.系统治疗　主要适用于系统性感染,但对于顽固的、反复发作的局部感染也可适用。常选用以下药物。

(1)氟康唑对系统性念珠菌病疗效最佳,特别对泌尿系和阴道、龟头念珠菌感染更适合。一般首剂 400mg/d,静脉滴注或口服,以后 200mg/d 维持,根据病情变化决定疗程。一般系统性感染 2~4 周;皮肤黏膜感染 50mg/d,连续 1~2 周;龟头和阴道念珠菌病 150mg 单剂即可,但应连续 3 次真菌检查阴性后方可认为治愈,

(2)伊曲康唑抗菌谱较广,口服后在皮肤黏膜维持较高浓度。一般用量 100~200mg/d,皮肤损害 2 周,系统性损害 3~4 周或更长。对于阴道和龟头的感染,400mg 单剂或 200 mg/d 连服。

(3)酮康唑也可用来治疗念珠菌性阴道炎,口服,200mg/d,1~2 周。

(4)咪康唑静脉用药 600~1 200mg/d,2~16 周可用于系统性念珠菌病。

(5)氟胞嘧啶,口服,3~6g/d,单用或与咪唑类两性霉素 B 合用,合用主要适用于长期用药时,为减少药物不良反应,以及防止耐药性发生。

(6)制霉菌素口服不易吸收,主要用于治疗胃肠道及黏膜的念珠菌病,口服 300 万~400 万 U/d。

(7)两性霉素 B 虽然不良反应较大,但仍为治疗系统性念珠菌病,特别是对播散性念珠菌病最为有效,适用于唑类药物耐药者,维持用药时为减少不良反应,可与氟胞嘧啶等合用。一般用量从每日 1mg/kg 开始。

第七节 孢子丝菌病

一、概述

孢子丝菌病(sporotrichosis)是由申克孢子丝菌所引起的皮肤、皮下组织及其附近淋巴管的慢性感染,可致化脓、溃烂及渗出,有时尚可波及各脏器。发病常与皮肤轻微外伤后接触被病原菌污染的物质有关,因此,皮损多局限于暴露部位,形成沿淋巴走行分布的特征性结节,极少数患者可发生系统播散。

申克孢子丝菌为一种土壤、木材及植物的腐生菌,在人体内呈酵母型,在人体外则呈菌丝型。涂片上革兰染色可见中性粒细胞和大单核细胞内有许多革兰阳性的卵圆形小体。在葡萄糖蛋白质琼脂培养基上于室温下培养几天即有菌丝生长。

二、诊断要点

1.临床特点

(1)本病冬、春多见,农民及矿山工人、泥瓦工、园丁等为易感人群。

(2)多有外伤史,皮损好发于四肢远端及头面部。

(3)多在局部外伤处产生皮下结节或暗红色浸润性斑块,表面可呈轻度疣状增生或肉芽肿及增殖性溃疡,溃疡边缘呈紫红或紫褐色,有少而黏稠的分泌物,以后病灶逐渐扩大与皮肤粘连,并沿淋巴管蔓延,出现成串排列的皮下结节即为淋巴管型。一般结节呈枣大、压痛,如不及时治疗可破溃。如结节单纯固定在原发部位,则为固定型孢子丝菌病损害,偶可经血行播散至全身各器官,称为播散型。

(4)儿童皮损常发生在面部,如眼眶周围、颊部、颧部、颞部等处,呈串珠状排列的暗红色硬结,疼痛或压痛并不明显。

(5)患者全身情况一般较好,无发热,病程慢性,但很少能自愈。

2.实验室检查

(1)直接镜检:可疑标本涂片革兰染色或 PAS 染色,油镜下可见在多核粒细胞内或大单核细胞内外有革兰阳性的长圆形雪茄样或梭形小体;大小为$(1\sim2)\,\mu m\times(3\sim7)\,\mu m$,但只有在少数患者中查到此菌。

(2)培养检查。

①菌落特征。室温在葡萄糖蛋白胨琼脂培养基上为菌丝相生长,25℃在葡萄糖血琼脂培养基上生长迅速,初为灰色、褐色至黑色,为湿润、光滑、酵母样菌落,很快菌落形成有皱折、绒毛样菌落,多次转种,颜色变浅。在胱氨酸葡萄糖血琼脂或脑心浸液葡萄糖血琼脂培养基上,37℃培养时呈酵母菌生长。

②显微镜特征。菌丝相可见纤细分枝分隔菌丝,直径$1\sim2\mu m$。分生孢子梗由菌丝侧呈锐角长出,纤细而长,顶端变尖。分生孢子呈球形、椭圆形,大小不等,直径为$(2\sim3)\,\mu m\times(3\sim5)\,\mu m$。另一类分生孢子呈球形或三角形,较大呈黑色,排列于菌丝周围,称为套袖

状菌丝。

(3)组织病理:典型的组织病理学变化为脓性肉芽肿炎症,假性上皮瘤样增生和三角带病变为其显著组织病理学特征。结节的中心为慢性化脓层,脓性渗出以中性粒细胞为主,夹杂着少数淋巴细胞和巨细胞。其外围绕的结核样层,为多数上皮样细胞及多少不等的郎格汉斯核巨细胞。最外层为浆细胞及淋巴细胞,PAS 染色可见到 $4 \sim 6 \mu m$ 的圆形、卵圆形小体,有时有 $4 \sim 8mm$ 的雪茄形小体及星状体,星状体为孢子丝菌病的特征性结构。

(4)孢子丝菌素皮肤试验:孢子丝菌病患者于感染后 $5 \sim 15$ 天一般对孢子丝菌素皮试产生迟发型变态反应。$24 \sim 48$ 小时有结节产生,有较高特异度,是一种较有用的早期诊断方法。

(5)血清学检查:免疫扩散和凝集试验可用来检测申克孢子丝菌抗体,对不常见的皮外形孢子丝菌有帮助。

脓液或组织真菌培养有孢子丝菌生长,病理学检查可见以组织细胞为主的肉芽肿和嗜中性粒细胞浸润形成的化脓性炎症。在脓肿和多核巨细胞中 PAS 染色找到孢子或星状体即可明确诊断。

三、治疗

1.首选药物为 10%碘化钾溶液口服,每次 $10 \sim 20mL$,每日 3 次,还可用饱和碘化钾溶液,由每次 1mL 渐增量至 $4 \sim 5mL$,每日 3 次。小儿降低用量的一半。该药的主要不良反应是胃肠道刺激,可致恶心、食欲下降,有烧灼感。为避免此不良反应,应尽可能在饭后服药,并从小剂量开始,逐渐增量。如患者可以耐受,治疗应延长至临床治愈后 $4 \sim 6$ 周。

2.伊曲康唑,口服,每日 100mg,连续 3 个月以上。

3.特比萘芬,口服,每日 250mg,连续 3 个月。

4.氟胞嘧啶,口服,每日 $1.5 \sim 2g$,且可与酮康唑合用,每日 200mg,连续 $2 \sim 3$ 个月。

5.两性霉素 B,适用于以上药物治疗无效者,静脉滴注,还可配成 0.25%的溶液在局部损害内注射,但该药不良反应较大,应慎用。

6.局部损害可考虑切除治疗或采用物理疗法、热疗和冷冻治疗。

第十章　动物性皮肤病

第一节　疥疮

一、概述

1.病因　疥疮是由疥虫寄生在人体皮肤表皮层内引起的接触性传染性皮肤病。疥虫属于螨类,故又称疥螨,是一种永久性寄生螨,寄生在人和哺乳动物的皮肤内。该病分布很广,世界各国都有。新中国建立前疥疮流行于我国广大农村城镇,新中国成立后一度被消灭,自20世纪70年代又有所流行。

2.临床特征　①有明确的接触传染史。皮疹为针头大小丘疹、丘疱疹或小水疱,灰白色或浅灰色隧道;②男性患者病程长或疥疮活跃时可在阴囊、阴茎、龟头等部位出现直径3~5mm的暗红色疥疮结节;好发于皮肤薄嫩部位,如指缝、腕部、下腹部、外生殖器等处;成年人头面部和掌跖部不易受累,而婴幼儿任何部位均可受累。自觉剧痒,尤以夜间为甚;③阳性标本可找到疥虫或椭圆形、淡黄色的薄壳虫卵。身体虚弱、免疫功能低下的患者可发生结痂型疥疮(称之挪威疥)。

二、防治

1.一般治疗　发现患者及时治疗,换下的衣服要煮沸灭虫,不能煮烫者用塑料袋包扎1周,待疥螨饿死后清洗。

2.局部治疗　治疗的目的是杀虫、止痒、治疗并发症。早发现、早诊断、早治疗。家中或集体单位患者要同时治疗。

(1)10%硫黄软膏(儿童剂量减半):先用热水和肥皂洗澡,然后搽药,自颈以下遍搽全身,每日1~2次,连续3~4天为1个疗程,搽药期间不洗澡不换衣服,使粘在衣被上的药物也能杀虫。第4天洗澡更衣,并将污染的衣服、被单、被罩煮沸消毒,治疗后观察2周,如无新皮疹出现即为痊愈。

(2)10%~25%苯甲酸苄酯洗剂或乳剂:每日搽药1~2次,连续2~3天。

(3)1% γ-666乳剂或软膏:有毒性,孕妇、哺乳期女性及2岁以下儿童不能应用。一般只搽1次,成人用量不超过30g,24小时后用温水洗澡。一次治疗未愈者,一般需间隔1~2周方可重复使用,在较大面积抓破皮损处最好不搽,以防对肝、肾功能及中枢神经系统的损害。

(4)疥疮结节治疗方案:①焦油凝胶每晚涂患处1次,连用2~3周;②皮损内注射泼尼松龙、曲安西龙或曲安奈德等;③液氮冷冻;④肤疾宁贴膏局部外贴。

第二节 隐翅虫皮炎

一、概述

隐翅虫皮炎（paederus dermatitis）是人体皮肤接触隐翅虫体内的强酸性毒液引起的毒性皮炎。隐翅虫属于甲虫的一种，仅小部分有毒性，为蚁状小飞虫，夜晚活动，在叮咬人体时，可分泌出强酸毒液而损伤皮肤，搔抓后可出现新的皮损。

二、诊断要点

1.临床特点

（1）本病好发于夏、秋季节，雨后闷热天气尤为多见。

（2）皮损为条状、片状或点簇状水肿性红斑，其上有小丘疹、水疱或脓疱，部分水疱、脓疱融合成片，可继发糜烂、结痂及表皮坏死，若发生于眼睑或外阴则明显肿胀。

（3）自身接种的皮疹常呈抓痕状，可有糜烂及渗出，疱液接触到正常皮肤即可发疹。

（4）好发于头、面、颈、四肢及胸背等外露部位，也可发生于会阴部。

（5）患者自觉灼痛、微痒或不适感，皮损严重及范围广泛者可出现发热、头痛、头晕、局部淋巴结肿大等全身症状。

（6）病程约1周，愈后可留下暂时性色素沉着。

2.根据隐翅虫接触部位的典型皮损，自觉瘙痒灼痛，夏、秋季发病等特征可做出诊断。

三、治疗

1.局部湿敷可选用1∶5 000高锰酸钾溶液，0.1%利凡诺液、5%碳酸氢钠溶液、10%氨水。

2.炉甘石洗剂外搽或40%氧化锌油外用。

3.红斑性损害可外用去炎松霜、艾洛松和皮炎平等。

4.南通蛇药片6~8片加醋10mL调成糊状局部外用。

5.全身症状严重者，可用抗组胺药。

6.皮损广泛者可用小量皮质激素治疗。

第三节 虱病

虱病（pediculosis）是由虱子寄生于人体、反复叮咬吸血所致。寄生于人体的虱有头虱、体虱、阴虱三种。虱用口器刺入皮肤，吸吮人血，同时放出有毒的唾液，引起病变。

一、诊断要点

1.头虱病 多见于卫生不良的妇女与儿童，在头发上易发现头虱及虱卵。虱咬处有红斑、丘疹，瘙痒剧烈，搔抓后引起头皮抓破及血痂，也易继发感染。

2.体虱病　在内衣的衣领及衣缝等处易发现体虱及虱卵。被咬处可见到红斑或风团块,常伴有线状抓痕或血痂,可继发感染。

3.阴虱病　阴虱主要通过性接触传染。被咬处发生丘疹、血痂,瘙痒剧烈,常继发湿疹、毛囊炎等。有时被咬处可见豆大或指甲大青斑,在毛囊口可找到阴虱,毛干处可找到铁锈色虱卵。

二、治疗处理

1.治疗原则　确认虱子的种类,杀灭虱及虱卵,如果虱卵无法杀死,必须1周后再治疗。环境消毒、治疗同住者和密切接触者。

2.治疗措施

(1)常规治疗。①头虱:外用药物搽遍头皮及头发,每日2次,第3日用大量热水、肥皂洗头,用密篦子将虱及虱卵篦尽,然后将用过的梳、篦、帽子、头巾及枕套等同时进行消毒;②体虱:有体虱时衣被等物应煮沸消毒;③阴虱:有阴虱则需剃除阴毛,外用上述药物,亦可用10%硫黄霜。

(2)杀灭虱及虱卵:使用杀卵剂时必须保证药剂和虱卵接触1小时以上。常用的剂型为溶液和香波,一般含0.3%除虫菊酯和3%胡椒基丁醚。这两种药对虱和虱卵均有效,但最近的研究表明,有少量患者在首次治疗后需再用7~10天。亦有认为虱卵无法杀死,须1周后再次治疗。马拉硫磷洗剂(78%乙醇中加0.5%马拉硫磷),是一种磷酸酯抑制剂。它既可杀虱子也可杀虱卵。

(3)婴儿治疗:6%硫黄凡士林。此药可用于婴儿,每天2次,连用10天。因婴幼儿不能忍受其他药物的治疗。

(4)二氯苯醚菊酯洗剂:治疗头虱感染,灭虱率为100%。此药也适合治疗阴虱。配制方法为二氯苯醚菊酯19mL、乙醇10mL、市售洗剂89mL,配成1%原液、用前用温水稀释100倍。施药时用棉花或纱布蘸取洗剂20~30mL均匀涂于毛发上,3天后洗净。

(5)灭虱药的药理作用:几乎全部灭虱药的作用机制是干扰虱的神经节的功能导致虫体呼吸麻痹而死亡,只有用凡士林对附着在眼睑或眼睫毛上的阴虱治疗时是机械阻塞了虱的呼吸器而使虱子窒息死亡。

3.治疗评价　上述外用药物治疗,杀灭虱及虱卵均十分有效。二氯苯醚菊酯洗剂治疗头虱为100%。患者可在1周内重复治疗。同时可用梳子梳去虫卵。

三、预后

杀灭虱及虱卵治愈本病,体虱在衣物中不吸血仍能存活1个月之久。检查性伴侣及其衣物、被褥,以防二次感染。患者应在1周内重复治疗。去掉患者的衣服和污染物上的成虱和虱卵。在沸水中煮或用干洗能杀死成虱或除去虱卵。不能洗的物品可用灭虱剂处理。

第四节　螨虫皮炎

一、概述

1.病因　螨虫皮炎是因螨虫叮咬而引起的皮炎。因该病多发生在秋收季节接触谷物的农民,故又称谷痒症。由于这一类螨虫都寄生在农作物、面粉、杂货商品上及软体昆虫的幼虫身上摄取营养,因此本病多发生于经常接触农作物和其制品的农民、搬运工人、制粉工人,常睡草垫的人也偶有发生。一般认为本病的发生与皮肤对螨分泌物的变态反应有关。

2.临床特征　①有接触被病原虫污染的物品史,如接触谷物、杂草等;②本病好发于温暖潮湿的夏秋季节;开始多见于接触部位或暴露部位,可逐渐累及全身,但仍以颈、躯干为主。皮损为水肿性红斑、丘疹、丘疱疹或风团,中央常见有虫咬的瘀点;少数患者可出现头痛、发热、乏力、关节痛等全身症状,个别患者可出现哮喘、蛋白尿或嗜酸性粒细胞计数增高。几天后皮损可自行消退,遗留暂时性色素沉着;③停止接触污染物,发病迅速被控制。在接触物或宿主体上可发现虫体。

二、防治

1.局部治疗

(1)1%酚或薄荷炉甘石洗剂局部外涂,每日2~3次。

(2)5%樟脑醑局部外涂,每日2~3次。

(3)20%蛇床子乙醇局部外涂,每日2~3次。

2.全身治疗

(1)抗组胺药:①赛庚啶2mg,口服,每日3次;②氯苯那敏(扑尔敏)4mg,口服,每日3次。

(2)糖皮质激素:①泼尼松10mg,口服,每日3次;②地塞米松1.5mg,口服,每日3次;③氯化可的松150~200mg,静脉滴注,每日1次。

第五节　毛虫皮炎

毛虫皮炎(caterpillar dermatitis)是毛虫的毒毛或毒刺进入皮肤后,其毒液引起的瘙痒性、炎症性皮肤病。

一、临床表现

好发于夏秋季,干燥、大风季节易流行,户外活动、树荫下纳凉者易患病。先有剧痒,继之出现绿豆至黄豆大小的水肿性红斑、斑丘疹、丘疱疹、风团样损害,中央常有一针尖大小的黑色或深红色刺痕,数个、数十个、数百个不等。好发于颈、肩、上胸部及四肢屈侧,皮损常成批出现。剧痒,可出现恶心、呕吐及关节炎。病程1周左右,如反复接触毒毛或经常搔抓,病程可长达 2~3 周。毒毛进入眼内可引起结膜炎、角膜炎,如处理不当可致失明。

二、实验室检查

用透明胶带紧贴于皮损表面,再将胶带放在滴有二甲苯的载玻片上镜检,可找到毒毛;用立体显微镜在皮损部位常可见刺入或横卧于皮沟中的毒毛。

三、诊断和鉴别诊断

根据发病季节、流行地区、皮损分布特点、自觉症状及查到毒毛可以确诊。

四、预防和治疗

采用药物喷洒或生物防治消灭毛虫及其成蛾;在有毛虫的环境作业时不要位于下风方向,尽可能穿戴防护衣帽。

发病后应尽可能去除毒毛,止痒、消炎,防止继发感染。氧化锌橡皮膏或透明胶带反复黏贴皮损部位可黏除毒毛。接触松毛虫及其污染物后,立即用肥皂、草木灰等碱性水擦洗。局部外用止痒、保护性药物,如1%薄荷炉甘石洗剂及糖皮质激素霜。皮损泛发剧痒者可服抗组胺药物,严重者可内服糖皮质激素。松毛虫所致骨关节炎应以消炎镇痛、防止关节残废为主。

第十一章　大疱性皮肤病

第一节　天疱疮

一、概述

天疱疮(pemphigus)是一种以皮肤黏膜松弛性水疱、大疱为主要表现的自身免疫性皮肤病。其自身抗原可能是表皮细胞间的桥粒成分。临床上将本病分为四型：寻常型、增殖型、落叶型和红斑型。其中寻常型天疱疮最常见。

二、诊断要点

(一)临床特征

根据皮损不同表现,临床上分为寻常型天疱疮、增殖型天疱疮、落叶型天疱疮、红斑型天疱疮四型。

1.寻常型天疱疮

(1)可发生于全身任何部位,以头面、颈、胸、背部、腋下、腹股沟等处比较多见,可侵犯鼻腔、咽喉、眼结膜、食管及外阴、肛门等处黏膜。

(2)在外观正常的皮肤上或红斑的基础上,突然发生白豌豆到蚕豆大小疱壁薄而松弛的水疱,疱壁易破而形成糜烂面,易出血,结黄褐色痂,糜烂面难愈合,愈合后留有色素沉着。

(3)用指压水疱顶部,其疱向四周扩展,或用指轻擦疱周围正常皮肤时,表皮发生剥离,即所谓尼科利斯基征阳性。

(4)多数患者初发症状是口腔黏膜损害,半年至一年后才出现皮肤损害,口腔黏膜糜烂而极易出血,难以愈合,有时会发展为溃疡,影响摄食、咀嚼、吞咽。

2.增殖型天疱疮

(1)属于寻常型天疱疮的一个异型,常侵犯口腔、外阴等处黏膜,或发于头面、腋下、胸背、阴股等脂溢部位。

(2)皮损初起为松弛水疱,极易破裂而形成糜烂面和蕈样、乳头状增生,尤以摩擦部位明显;表面有脓液或浆液渗出,覆有厚痂。本病又可分为轻型和重型,轻型患者可见腋下及腹股沟有小脓疱及增殖性损害,无大疱,病情轻,预后良好。重型者腹股沟有小脓疱溃破形成溃疡和疣状增生,最后融合成乳头瘤状,有较多脓性分泌物和结痂。病程较长。

(3)自觉症状不明显。由于继发感染可有高热等全身症状,病程比寻常型长。

3.落叶型天疱疮

（1）初发于头面、躯干，后渐泛发全身。

（2）黏膜损害较少见，且不严重。

（3）皮损初起为松弛性水疱，疱壁极薄而迅速破裂，形成红色、湿润微肿的糜烂面，浆液渗出呈黄褐色，油腻性叶状结痂，痂皮中心附着，边缘游离，或层层粘连呈树叶状。

（4）尼科利斯基征阳性，多有腥臭味。

4.红斑型天疱疮

（1）好发于头皮、面部、躯干，四肢较少见。

（2）头面部皮损类似盘状或系统性红斑狼疮致脂溢性皮炎，有时很像脓疱疮。在局限性红斑上有脂性鳞屑、黄痂。胸背及四肢可见松弛大疱，疱壁薄而易破，有糜烂面及较多渗液，表面结成污灰色、黑褐色、脂性厚痂，不易脱落。

（3）愈合有色素沉着，尼科利斯基征阳性。

（4）黏膜损害极少见。

天疱疮除上述4种皮损表现外，可伴发热、恶寒、乏力等全身症状，多数自觉症状不明显，可有瘙痒感。4型天疱疮可以互相转化，寻常型可以转为增殖型和落叶型，红斑型可以转为落叶型和寻常型，落叶型可转为增殖型。

（二）实验室检查

1.血液学检查　多有轻度贫血；血沉多增快，且与病情严重程度呈正比；白细胞总数及中性粒白细胞占比中度增高，多与继发感染有关，但在死亡前常降到零；白蛋白偏低，免疫球蛋白（IgG）水平降低。

2.细胞学检查　用钝刀轻刮糜烂面做涂片，可发现天疱疮细胞，细胞呈圆形、卵圆形，细胞间桥消失，细胞核呈圆形，染色较淡，可见核仁，细胞质嗜碱性，在细胞周缘变得较致密，形成深蓝色晕；水疱基底涂片可找到棘突松解细胞。

3.免疫荧光检查

（1）直接免疫荧光检查：取新鲜皮损或外观正常的皮肤进行检查，可见棘细胞间有IgG为主的抗体和C3呈网状沉淀。

（2）间接免疫荧光检查：可以发现有抗表皮棘细胞间物质特异抗体（天疱疮抗体），其滴度在1∶20以上为阳性，其滴度的高低与疾病的严重程度和活动性呈正比，但其阴性结果不能否定天疱疮的存在。

4.组织病理学检查

（1）寻常型天疱疮：棘细胞层下方，尤其是基底层上发生棘刺松解，产生裂隙、水疱，基底仅剩一层基底细胞；疱液中有棘刺松解细胞，细胞较棘细胞大，呈圆形，核浓缩居中，胞质均匀一致，核周有一圆淡染清晰区；疱底有绒毛形成；真皮上部轻度水肿，有少数嗜酸性粒细胞、中性粒细胞浸润。

（2）增殖型天疱疮：早期损害棘层下方有棘刺松解、裂隙或空腔形成，可发现绒毛；表皮内有嗜酸性粒细胞小脓肿；晚期表皮角化过度，棘层肥厚呈乳头瘤样增生。

（3）落叶型天疱疮：颗粒层及其下方发生棘刺松解，形成裂隙、大疱；皮损陈旧者角化过度，角化不全，角栓形成。棘层肥厚，轻度乳头瘤样增生；颗粒层细胞棘刺松解后，其形态类似角化不良的细胞（核皱缩深染，胞质较红），有诊断价值。真皮内中等量炎症细胞浸润，嗜酸性粒细胞较多。

（4）红斑型天疱疮：病理变化同落叶型天疱疮，但陈旧皮损毛囊角化过度，颗粒层棘刺松解，角化不良细胞较显著。

三、鉴别诊断

1.大疱性类天疱疮　多发于老年及幼年，好发于四肢及腋窝、腹股沟等，皮损首见团或湿疹样皮疹，后发水疱，疱壁紧张难破而易愈合，尼科利斯基征阴性，黏膜损害较少或有，但症状较轻。

2.疱疹样皮炎　好发于躯干、腰背。皮疹为多形性红斑、丘疹、水疱、结痂，可以同时出现。典型皮疹为小水疱排列，呈环状，四周有红晕，黏膜损害极少见，瘙痒剧烈，尼科利斯基征阴性，血中嗜酸性粒细胞计数明显增高。

3.大疱性表皮松解症　多在出生后至1岁发病，皮损为在易受外伤或压迫处的手、足、肘、膝发生松弛性的大疱或血痂，数天后糜烂、结痂，有色素沉着或萎缩、瘢痕，尼科利斯基征阴性，少数为阳性，黏膜损害较少见。

4.大疱性多形红斑　多见儿童及青年，皮损为在红斑上出现大疱或血疱，可累及全身皮肤或黏膜，有瘙痒或疼痛感，伴高热等全身症状，尼科利斯基征阴性，发病较急，病程较短。

四、治疗

（一）全身治疗

给予皮质类固醇激素，泼尼松每日60~80mg（控制量），分次口服，必要时可用至每日120mg；或给予相当于泼尼松用量的其他激素，如氟美松予以静脉滴注；如有继发感染者，应配合有效的抗生素（根据药物敏感试验），予以控制感染使其愈合。如上述治疗5~7天后，仍有新水疱发生，则激素用量可增加1/2；皮损逐渐好转，则应继续用药2~3周，维持量偏高，出现不良反应者，时间可短些。皮损消退，天疱疮抗体滴度下降或转阴，可逐渐减量，如治疗后皮损减轻或消失，但天疱疮抗体滴度仍保持高水平或更高，提示本病有复发及加剧的可能，激素减量应慎重。开始减量可快些、多些，以后要慢些、少些，泼尼松维持量一般为每日10~15mg，从控制量到维持量的时间一般为2~3个月。在应用激素的同时，可配合免疫抑制剂联合治疗，其效果优于单用免疫抑制剂，而且可以缩短治疗时间。环磷酰胺每日100mg，分次口服，或甲氨蝶呤每周25mg，肌内注射，免疫抑制剂常在1个月后出现疗效，出现效果后，一般先减激素用量，再减免疫抑制剂至维持量。部分患者应用氨苯砜每日100mg，治疗时也可取得较好效果。

（二）局部治疗

皮损较少时，糜烂面外用2%龙胆紫锌氧油、2%土霉素锌氧油。皮损泛发，渗液结痂较多时,糜烂面可外用0.1%雷夫诺尔纱条,也可用0.1%雷夫诺尔溶液湿敷;口腔糜烂可用2%硼酸溶液或1%过氧化氢漱口,每3~4小时漱口1次。含漱后外用1%龙胆紫液。疼痛明显者可在进食后涂3%苯唑卡因硼酸甘油溶液,或1%普鲁卡因液含漱。

第二节　大疱性类天疱疮

一、概述

大疱性类天疱疮(bullous pemphigoid,BP)是一种获得性自身免疫性皮肤病,好发于老年人,为表皮下大疱。表皮基底膜带有免疫球蛋白和补体沉积,多数患者血清中有抗基底膜带自身抗体。其病因和发病机制尚不完全清楚。

二、诊断要点

1.临床特点

(1)多发于老年人及小孩。

(2)在正常皮肤或红斑基础上突然发生水疱,疱壁较厚而不易破裂,水疱破裂后易干燥结痂,糜烂面愈合较快,可伴有色素沉着,部分患者可为血疱或红斑、丘疹。反复发作,尼科利斯基征阴性。

(3)约1/4患者有口腔黏膜损害,偶尔侵犯结膜及外阴。

(4)无一定特发部位,但以胸膜、腋下、四肢屈侧多见。可局限某一部位,也可初起即泛发全身。易反复发作。

(5)黏膜损害较少见且症状较轻,多在皮损泛发期或疾病后期发生。

(6)有不同程度的瘙痒感,少有烧灼感。

(7)伴发热、食欲不振、全身乏力等症。

2.实验室检查

(1)血液学检查:有1/3~1/2患者嗜酸性粒细胞计数升高,免疫球蛋白(IgE)可增高。

(2)直接免疫荧光检查:疱周皮肤显示基底膜带有IgG和C3呈线状沉积。有时可伴IgM和IgE。

(3)间接免疫荧光检查:70%~80%患者血清中有抗表皮基底膜带循环抗体,主要是免疫球蛋白(IgG),对本病诊断有价值。

(4)组织病理:表皮下有张力性大疱,水疱呈圆形或椭圆形,从基底膜上方与基底细胞分离,无棘层松解。早期以嗜酸性粒细胞浸润为主。真皮上层水肿,血管周围炎症细胞浸润。通过直接免疫荧光检查,90%以上患者的红斑和水疱附近正常皮肤基底膜可见IgG和补体C3呈线状沉积。

三、鉴别诊断

1.天疱疮　本病为松弛性水疱,尼科利斯基征阳性,口腔损害更常见,组织病理学及免疫荧光学检查有助于区分。

2 大疱性多形红斑　多见于青年女件,皮损以四肢末端为主,浮肿性红斑基础上出现张力性水疱、大疱,其特征性的靶形或虹膜样损害有利于鉴别,组织病理学检查可见坏死的角朊细胞,免疫荧光阴性。

四、治疗

1.全身治疗

(1)皮质类固醇激素:泼尼松每次 10~20mg/kg,每日 3 次,口服,新疱出现 2 周后开始减量,减量原则同天疱疮治疗,平均服药 2 年。部分患者可应用氨苯砜,其用量同天疱疮。

(2)免疫抑制剂:可单独或与皮质类固醇激素联合应用。硫唑嘌呤每日 1.5~2mg,环磷酰胺 1.5~2.0mg,4~6 周见效。减量同天疱疮治疗。

(3)抗生素:四环素或红霉素每日 1~2g,维持 1~2 个月,每月减量 500mg 直至停用。同时加服烟酰胺,每日 1.5~2.0g,也可用米诺环素,每日 200mg。

2.局部治疗　局部治疗同天疱疮。皮疹少者可应用皮质类固醇激素软膏,如肤轻松、乐肤液等,每日 2 次,局部外涂。

第三节　黏膜类天疱疮

黏膜类天疱疮(mucosal pemphigoid)又称瘢痕性类天疱疮(cicatricial pemphigoid),可能是类天疱疮的一个亚型,本病是一种主要累及黏膜的慢性表皮下大疱病,罕见,好发于眼(90%)和口腔(66%),炎性损害常以瘢痕愈合,可能由针对上皮基膜抗原的自身抗体介导。

一、临床诊断要点

1.局限性　①齿龈类天疱疮、脱屑性齿龈炎的类天疱疮类型;②口腔类天疱疮;③眼类天疱疮。

2.泛发性　可累及口、眼及其他黏膜表面等多个部位;头皮、脸、肢体,脐及肛门生殖器表面也可累及。泛发性病变更难以控制,特别是病情进展较快者。

3.组织病理　与大疱性类天疱疮相同,只是在真皮上层可能有纤维化和瘢痕存在。

二、治疗处理

(一)治疗原则

治疗原则:①仅有口咽部受累时,可应用糖皮质激素制剂外用或皮损内注射,必要时短期口服泼尼松或氨苯砜;②有严重或进行性眼病变、食管和喉部受累及潜在的失明或窒息危险时,应积极治疗。

(二)治疗措施

1.局部治疗

(1)糖皮质激素:外用糖皮质激素软膏或凝胶一般耐受良好,可减轻炎症。醋酸曲安西龙(5~7.5mg/mL)注射于损害周围有助于黏膜糜烂愈合,每 2 周 1 次。

(2)其他药物:过氧化氢溶液或聚维酮碘稀释液轻轻擦洗口腔,每日数次;3%苯唑卡因硼酸甘油或碘甘油外涂;餐前可用局部麻醉剂(2%普鲁卡因)漱口。类似的药物可用于阴道损害的封闭治疗,糖皮质激素的离子透入疗法也可用于局限性皮损,局部硫糖铝悬浮液可减轻口腔和生殖器溃疡的疼痛和缩短痊愈时间。环孢素洗剂亦有一些效果。

(3)眼损害:可外用糖皮质激素和选用适当的手术治疗,如结膜瘢痕松解、睑内翻矫正、拔除倒睫和黏膜移植。

2.全身治疗

(1)泼尼松:较严重病例的常用剂量为 1mg/(kg·d)或 60mg/d,病情控制后改为隔日口服,并逐渐减量,一些病例需较大剂量才能维持。

(2)氨苯砜:开始剂量为 25~50mg/d,根据耐受情况增加至 100~150mg/d。

(3)免疫抑制剂:最常用的药物是环磷酰胺和硫唑嘌呤,前者的疗效较好,但不良反应较大;两者均能诱导疾病缓解。两者的剂量均为 1~2mg/(kg·d),数周内不会出现明显疗效,需要迅速控制病情者应在初期联用系统性糖皮质激素治疗。

(4)IVIg:对那些病程进展快,分布广泛,且对上述治疗抵抗者,IVIg 也有效。

(三)循证治疗步序

黏膜类天疱疮的循证治疗步序见表 11-1。

表 11-1 黏膜类天疱疮的循证治疗步序

项目	内容	证据强度
一线治疗	外用糖皮质激素	C
	氨苯砜	C
	系统应用糖皮质激素	C
	环磷酰胺	C
二线治疗	硫唑嘌呤	D
	霉酚酸酯	C
	环孢素/甲氨蝶呤	D
三线治疗	IVIg	D
	英夫利昔单抗/依那西普	E

第四节 疱疹样皮炎

一、概述

疱疹样皮炎(dermatitis herpetiformis,DH)是一种慢性、复发性、群集水疱性、多形性皮损的皮肤病;常对称分布,剧烈瘙痒;常伴有谷胶敏感的肠病。

二、诊断要点

1.临床特点

(1)多发生于 20~40 岁中青年人,儿童少有发病。

（2）发病前可有全身不适、瘙痒等前驱症状。

（3）皮疹好发于腋后、肩胛、臀部、四肢伸侧。

（4）皮疹可表现为针头至绿豆大小红斑、丘疹、风团、水疱、丘疱疹或大疱，但常以一型为主；皮疹成群集簇或排列呈环形、多环形或不规则形，疱壁紧张，不易破裂，尼科利斯基征阴性。皮疹消退留有色素沉着。较少累及黏膜部位，但口腔上腭、唇和齿龈可见红斑糜烂。

（5）剧烈瘙痒，有时有灼痛感，一般无全身症状。病程长。偶因口服含碘、溴药物或精神紧张、疲劳等诱发或加重。

（6）部分患者有肠道病变，主要在小肠。但多数患者仅有轻微消化道症状，如腹胀、腹泻等。食用含谷胶的食物（如小麦、大麦、燕麦、黑麦）后会使肠道和皮肤病情加重和复发。有的患者还可合并甲状腺功能减退。

（7）病程长，加剧和缓解交替，但一般预后良好。

2.实验室检查

（1）血液学检查：外周血中嗜酸性粒细胞比例增高，最高可达 40%。HLA-B_8 和 HLA-DR_3 抗原检查阳性率高。

（2）疱液细胞涂片：也可见到较多嗜酸性粒细胞，少量嗜中性粒细胞和淋巴细胞。

（3）皮肤斑贴试验：用 25%～50%碘化钾软膏做皮肤斑贴试验，80%可呈阳性。

（4）直接免疫荧光检查：皮损及皮损周围皮肤和正常皮肤的真皮乳头有 IgA 和 C3 呈颗粒状沉积。偶见 IgM 和 IgG 沉着。

（5）间接免疫荧光检查：血清中有循环抗表皮细胞间物质的自身抗体，但滴度较低。

（6）组织病理：早期皮损示表皮下水疱，真皮血管周围有较多的中性、嗜酸性粒细胞浸润。真皮乳头顶部有以中性粒细胞浸润为主的微脓肿。

三、鉴别诊断

疱疹样皮炎的鉴别诊断同天疱疮。

四、治疗

（一）一般治疗

避免吃含碘剂和溴剂的药物和食物，如海带、紫菜等，严格限制谷胶摄入，对皮肤和肠黏膜病变均有一定改善。

（二）全身治疗

首选氨苯砜，一般每日 100～150mg，病情控制后减至维持量。其他可用磺胺药，如磺胺吡啶每日 1.5～2.0g，同时加服等量碳酸氢钠，或长效磺胺每日服 0.5～1.5g，或四环素每日 1.0～1.5g，或米诺环素 100mg 每日 2 次，或烟酰胺每日 1.0～1.5g。皮质类固醇激素仅对部分患者有效，一般用泼尼松每日 20～40mg。瘙痒明显者应用抗组胺药对症治疗，如氯雷他定（息斯敏），每次 10mg，每日 1 次；特非那丁，每次 60mg，每日 2 次。

(三)局部治疗

以止痒、消炎和预防继发感染为主对症治疗,可外涂炉甘石洗剂,糜烂处或有继发感染可用0.1%雷夫诺尔溶液湿敷。

第五节　妊娠疱疹

妊娠疱疹(herpes gestationis)是一种以表皮下水疱为主的多形性瘙痒性皮肤病,发生于妊娠期,分娩后可自行缓解。

一、临床主要表现

1.好发于妊娠4~7个月,也可发生于妊娠早期。再次妊娠时或服黄体酮、避孕药后可引起复发。

2.一般全身情况较好,可有发热、胃肠道功能紊乱等症状。皮疹可有不同程度的瘙痒感。

3.多数患者产后症状自然缓解,但也可持续一段时间后才痊愈。

4.皮损特征　①损害对称分布,好发于四肢、躯干、尤其脐周及腹部。手足及头面部亦可累及,一般不累及黏膜;②多形性皮疹,可有丘疹、丘疱疹、红斑水疱,以水疱为主,水疱疱壁紧张,尼科利斯基征阴性。群集或呈环形排列,愈后留色素沉着。

二、辅助检查

1.周围血嗜酸性粒细胞增加,可有蛋白尿及血尿。

2.组织病理学检查　为表皮下水疱,有基底细胞坏死,无棘层松解。表皮真皮内有以嗜酸性粒细胞浸润为主的炎症细胞浸润。

3.直接免疫荧光检查。在表皮基底膜处可见IgG沉积。

三、诊断与鉴别诊断

根据临床主要表现及辅助检查诊断。需要鉴别的疾病主要有妊娠痒疹及其他瘙痒性皮肤病。

四、治疗

1.支持疗法。

2.剧烈瘙痒可用抗组胺药物。

3.皮损严重、瘙痒剧烈患者,可用泼尼松30~40mg/d,病情控制后可缓慢减量。

4.氨苯砜(DDS)和免疫抑制剂慎用。

5.局部对症处理,可用止痒、安抚类洗剂外搽。

第六节　家族性良性慢性天疱疮

一、概述

家族性良性慢性天疱疮(familial benign chronic pemphigus,FBCP)为不规则常染色体显性遗传皮肤病。其临床特点是在颊、腋、腹股沟反复出现水疱糜烂,无全身症状,慢性经过。

二、诊断要点

1.临床特点

(1)多在儿童及青春期发病。

(2)患者50%~70%有家族发病史。

(3)皮疹好发于颈、腋窝、脐周、腹股沟、外阴、腘窝等易摩擦部位,病变可局限也可泛发。皮损表现:在正常的皮肤或红斑上发生成群的小疱或大疱,易破裂形成糜烂面或结厚痂,有向四周扩展或相互融合的倾向,也可表现为斑丘疹、疣状丘疹、乳头样增殖等。水疱尼科利斯基征阳性,也可阴性。

(4)本病一般没有全身症状,夏重冬轻,反复多年。

(5)有腥臭味,伴有轻重不等瘙痒感。

(6)病程较长,预后多良好。

2.实验室检查

(1)组织病理:示表皮基底细胞层上裂隙或水疱,有广泛的棘层松解细胞,真皮内有中等量淋巴细胞浸润。

(2)免疫荧光检查阴性。

三、治疗

1.全身治疗　口服四环素或红霉素,每次250mg,每日4次,皮损改善后减小剂量。抗生素无效者可用氨苯砜,每次50mg,每日2次,维持量为每日50mg,口服。皮质类固醇激素口服仅限于严重病例。

2.局部治疗　局部外用激素类软膏,如醋酸氟轻松、丙酸倍他美松乳膏等外涂,每日2次,有继发感染者外涂红霉素软膏。

第十二章 结缔组织病

第一节 红斑狼疮

一、概述

红斑狼疮是一种常见的自身免疫性疾病,病因不明,可能与遗传、病毒感染、药物、紫外线照射和性激素水平异常等有关。红斑狼疮是一种病谱性疾病,其一端为盘状红斑狼疮(discoid lupus erythematosus,DLE),病变局限于皮肤,另一端为累及内脏多系统、常伴皮肤损害的系统性红斑狼疮(systemic lupus erythematosus,SLE),其间还包括播散性盘状红斑狼疮、深部红斑狼疮、亚急性皮肤型红斑狼疮及重叠型红斑狼疮等亚型。

二、病因

1.遗传因素　遗传是红斑狼疮发病的重要因素,具有红斑狼疮遗传因素的人,一旦遇到某些环境中的诱发条件,就会引发该病。据调查,黑种人、黄种人患红斑狼疮率高于白种人,有红斑狼疮家族史的发生率可高达5%~12%,同卵双胞胎中发病率高达69%,而异卵双胞胎与同家族群相差不大。

2.感染因素　在SLE患者的肾小球内皮细胞和皮损中找到包涵体及类包涵体物质,血清中抗病毒抗体增高,SLE动物模型NZB/NZW小鼠组织中可分离出C型病毒(慢病毒),并在肾小球内可测得C型病毒相关抗原的抗体。有人认为与链球菌或结核杆菌感染有关,但在患者中未得到证实。

3.内分泌因素　红斑狼疮多发于育龄女性,在儿童和老年患者中几乎无性别差异。男性的睾丸发育不全患者常发生红斑狼疮,在红斑狼疮患者中无论男女均有雌酮羟化产物增高。SLE动物模型NZB/NZW鼠,雌性鼠病情较雄性重,用雄激素治疗可使病情缓解,而用雌激素治疗可使病情恶化,提示雌激素在发病中有影响。

4.环境因素　环境因素是直接诱发红斑狼疮的因素,包括物理方面和化学方面。物理因素如紫外线照射,化学因素如药物,有一些药物可以引起药物性狼疮或加重红斑狼疮。

5.其他　在日常生活中,如饮食不当,食用虾、蟹、韭菜、芹菜、蘑菇、无花果和一些豆荚类植物等,住进新装修的房屋、染发等都可以诱发红斑狼疮。

三、盘状红斑狼疮

本型是红斑狼疮中最轻的一个亚型,多发生于青年女性。主要表现为局限性或播散性慢性皮肤盘状红斑,内脏受累少,预后良好。约5%的患者可转变为亚急性皮肤型红斑狼疮和系统性红斑狼疮。

(一)临床特征

①DLE 多见于青年女性,男女之比为 1∶3。②头面、手背等暴露部位,尤其是鼻背、颊部及耳郭发生境界清楚的盘状红斑,表面毛细血管扩张覆黏着性鳞屑,剥去鳞屑后见扩大的毛囊口,中央萎缩、微凹、色素减退,周围色素沉着。日晒可加重病情,自觉瘙痒,或灼痛,头发出现萎缩性脱发。皮疹超出头面部累及其他部位时称为播散性盘状红斑狼疮。③贫血、白细胞减少、血小板减少、抗核抗体阳性等。

(二)防治

1.一般治疗　注意休息,避免过度劳累,预防感冒或其他感染。急性期应卧床休息,避免妊娠。注意避免日晒,外出应用防光剂、遮光物,忌用有光敏作用的药物。注意补充营养物质。

2.全身治疗

(1)氯喹或羟基氯喹:氯喹每日 0.25g,口服;羟基氯喹每日 0.4~0.8g,口服。注意视网膜毒性(至少半年查一次眼底)。

(2)氨苯砜(DDS):每日 50~150mg,分次口服,症状控制后减量。服药期间应经常检查肝功能和血常规。

(3)沙利度胺(反应停):初次用量每日 100~200mg,分 2 次口服。不良反应有困倦、口干、多发性神经炎和致畸等。

(4)氯法齐明:每日 0.1~0.3g。不良反应为皮肤红染、干燥。

(5)糖皮质激素:泼尼松,每日 20~30mg,皮疹控制后缓慢减量。

(6)其他:维 A 酸、免疫抑制剂、维生素 E 等。

3.局部治疗　外搽糖皮质激素乳膏。顽固性皮损可做损害内糖皮质激素注射。

四、亚急性皮肤型红斑狼疮

本病以中青年女性多见,是 DLE 与 SLE 之间的亚型,一般预后良好。占红斑狼疮的10%,男女比例3∶7,多见于中青年。表现为暴露部位反复发生的环状红斑或丘疹鳞屑性红斑,有明显光敏,内脏病变轻,预后较好。

(一)临床特征

基本皮损为两型。①环状红斑型,损害多位于面、颈、躯下上部等暴露部位,皮疹呈环状或多环状红斑,边缘隆起,覆细小鳞屑,孤立或散在;②银屑病样红斑型(丘疹鳞屑型),以躯干四肢为主的红斑、丘疹和斑片,覆菲薄鳞屑,似银屑病。两型皮损均为反复发生,消退可遗留色素沉着或减淡及毛细血管扩张,但无瘢痕形成。可有关节痛、肌肉痛、低热等系统受累,血液和肾也可受累,但程度较轻。

狼疮带试验(LBT):皮损处约90%可见基底膜带免疫性物质(IgG、IgM、C3 等)沉积,正常非曝光部位仅有 10%~25%的阳性。抗 Ro 抗体、抗 La 抗体阳性有诊断意义。

(二)防治

1.一般治疗　注意休息,避免过度劳累,预防感冒或其他感染。急性期应卧床休息,避免妊娠。注意避免日晒,外出应用防光剂、遮光物,忌用有光敏作用的药物。注意补充营养物质。

2.全身治疗

(1)糖皮质激素:首选药物,中小剂量泼尼松每日 20~40mg,根据病情调整用量,病情控制后缓慢减量。

(2)氯喹或羟基氯喹:氯喹每日 0.25g,口服;羟基氯喹每日 0.4~0.8g,口服。注意视网膜毒性(至少半年查一次眼底)。

(3)氨苯砜:每日 50~150mg,分次口服,症状控制后减量。服药期间应经常检查肝功能和血常规。

(4)沙利度胺(反应停):初次用量每日 100~200mg,分 2 次口服。不良反应有困倦、口干、多发性神经炎和致畸等。

(5)雷公藤总苷片:每日 30~60mg,分 3 次口服,服药期间应注意血常规和肝功能。

(6)免疫抑制剂:用于病情较重或激素治疗无效患者。

五、系统性红斑狼疮

系统性红斑狼疮可侵犯全身结缔组织和多个内脏器官。发病年龄 20~40 岁,男女之比为 1:(7~9),临床表现多样和错综复杂,是一种病情最为严重的红斑狼疮亚型,少数由盘状红斑狼疮、亚急性皮肤型红斑狼疮等亚型发展形成。大多数患者有多系统性损害,部分患者可同时伴有其他自身免疫性结缔组织病,形成多种重叠综合征。

(一)临床特征

多见于女性,青壮年发病者居多,常由日晒、劳累、妊娠、感染诱发。最常见症状为发热、关节、肌肉疼痛、皮疹和狼疮性肾炎。

1.皮肤黏膜损害　发生率80%左右,部分患者为首发症状。①面部蝶形红斑:是 SLE 的特征性皮损,为分布于面颊和鼻梁部的蝶形水肿性红斑,日晒后常加重;②慢性盘状红斑狼疮皮损:发生于 5%~15%患者,男性较多见;③皮肤血管炎:多见于手足,常表现为甲周及指趾端的紫红色斑点和瘀点,伴指尖的点状萎缩;④脱发:病情活动时患者常有弥漫性脱发(休止期脱发),部分患者前额发际毛发细而无光泽,常在 2~3cm 处自行折断,形成毛刷样外观(“狼疮发”);⑤黏膜损害主要表现为口腔溃疡;⑥其他:可有雷诺现象、大疱性皮损、荨麻疹样血管炎、网状青斑等。

2.关节肌肉损害　关节受累最常见,90%以上患者出现不同程度的关节痛,可伴关节红肿,但关节畸形不多见。肌炎和肌痛也较常见,但肌无力不明显。少数患者可出现缺血性骨坏死,以股骨头受累最常见。

3.肾损害　临床有肾损害表现者占75%,肾穿刺活检有肾损害者占80%~90%,尸检肾病变发现率几乎100%。发生率随病程延长而递增,其严重程度与疾病预后关系密切。其表现类似肾炎和肾病综合征,早期主要表现为蛋白尿和(或)血尿,肾功能一般正常,随着病情发展,后期可出现尿毒症,是 SLE 的主要死因之一。

4.心血管系统损害　约30%患者有心血管表现,以心包炎最为多见,一般表现为干性纤维性心包炎,也可有少量积液,超声心动图检查有助于诊断;心肌炎者心电图可出现相应改变;少数患者可出现心内膜炎;约10%的患者可发生周围血管病变。

5.呼吸系统损害　发生率为50%~70%。以胸膜炎多见,常为双侧,多为干性,有时可出现少量或中等量胸腔积液;此外,还可发生间质性肺炎或肺间质纤维化,出现咳嗽、咳痰、呼吸困难等表现,甚至导致呼吸衰竭。

6.神经系统损害　常在急性期或终末期出现,表现多样化,如偏头痛、记忆力减退、躁动、幻觉、脑膜炎、脑炎、偏瘫、失语及癫痫样抽搐等,其中癫痫样抽搐是狼疮性脑病的典型表现;亦可出现脊髓损害和周围神经损害。

7.消化系统损害　约40%病例有消化道症状,如食欲缺乏、恶心、呕吐、腹痛及腹泻。少数患者发生各种急腹症,如急性腹膜炎、胰腺炎、胃肠炎,有时类似阑尾炎症状。胃肠道症状主要是血管壁病变的结果。约40%患者血清转氨酶升高,一般不出现黄疸,肝不一定增大。

8.血液系统损害　白细胞减少最常见,其次为血小板减少,也可发生溶血性贫血。

9.其他　SLE还可累及眼部,出现眼底中心血管周围丝棉样白斑、视盘水肿等变化;患者还可出现淋巴结肿大、口干、眼干等症状。

SLE患者的主要死亡原因是肾衰竭、狼疮性脑病和继发感染等。

10.实验室检查　血常规检查可有贫血、白细胞和血小板减少,淋巴细胞绝对计数常减少,血沉加快提示疾病活动;尿常规检查可见蛋白尿、血尿和管型尿;IgG、IgM或IgA升高,补体水平下降,循环免疫复合物水平升高等,肝肾功能异常。

SLE患者血清中可检测到多种自身抗体,其中抗核抗体(ANA)为SLE的筛选抗体。抗双链DNA(dsDNA)抗体对SLE有高度特异性,抗dsDNA抗体的产生提示有肾损害,且抗dsDNA抗体的滴度与疾病严重程度和活动性呈正相关。抗Sm抗体被认为是诊断SLE的特征性抗体,30%~40%的SLE患者抗Sm抗体阳性,其水平不与SLE疾病的活动性相关。其他还有抗心磷脂抗体、抗FNA抗体,包括U1RNP、Ro/SSA、La/SSB抗体等。

(二)诊断

参照美国风湿学会(ACR)1997年推荐的SLE分类标准制定的诊断要点如下。

1.颊部红斑　在两颧突出部位,红斑平或肿胀高起。

2.盘状红斑　片状隆起性皮肤红斑,黏附有角质脱屑和毛囊栓;陈旧病变可发生萎缩性瘢痕。

3.光过敏　对日光有明显的反应,引起皮疹,从病史中得知或医生观察到。

4.口腔溃疡　经医生观察到的口腔或鼻内部溃疡,一般为无痛性。

5.关节炎　非侵蚀性关节炎,累及2个或更多的外周关节,有压痛、肿胀或积液。

6.浆膜炎　胸膜炎或心包炎。

7.肾病变　尿蛋白>0.5g/24h或+++,或管型(红细胞、血红蛋白、颗粒或混合管型)。

8.神经病变　癫痫发作或精神病,除外药物或已知的代谢紊乱。

9.血液学疾病　溶血性贫血,或白细胞减少,或淋巴细胞减少,或血小板减少。

10.免疫学异常　抗dsDNA抗体阳性,或抗Sm抗体阳性,或抗磷脂抗体阳性(包括抗心磷脂抗体或狼疮抗凝物或至少持续 6 个月的梅毒血清试验假阳性三者中具备一项阳性)。

11.抗核抗体　在任何时候和未用药物诱发"药物性狼疮"的情况下,抗核抗体滴度异常。

在上述的 11 项中同时或相继出现任何 4 项者,即可以诊断为系统性红斑狼疮。

(三)防治

1.一般治疗　避免过度劳累,预防感冒或其他感染。急性期应卧床休息,避免妊娠。注意避免日晒,外出应用防光剂、遮光物、忌用有光敏作用的药物。注意补充营养物质。

2.全身治疗

(1)糖皮质激素:根据病情的轻重决定激素用量。病情以皮肤关节病变为主的患者可给予泼尼松(或相当药物)每日 20~40mg,有明显内脏损害的重症患者可给予泼尼松(或相当药物)每日 60~100mg。激素初治量要充足,病情控制后缓慢减量。

(2)免疫抑制剂:常用药硫唑嘌呤和环磷酰胺。硫唑嘌呤成人每日 100~200mg,口服。环磷酰胺可每日 1~3mg/kg,分次口服或采用静脉冲击疗法。其他如环孢素、雷公藤总苷等。用药期间注意药物不良反应。

(3)免疫调节剂:胸腺肽、转移因子,中药黄芪等。

(4)其他治疗:血浆置换疗法,血液透析,丙种球蛋白等。

第二节　皮肌炎

一、概述

皮肌炎(DM)是一种以皮肤、肌肉及小血管的弥漫性炎症为基础的自身免疫性结缔组织病,若皮肤未受累者称多发性肌炎(PM)。本病可见于任何年龄,但以中年以上发病者居多,男女之比为 1:2。

二、病因

本病病因不明,与遗传、自身免疫、感染和恶性肿瘤有关。儿童型皮肌炎多发于10岁以前,成人皮肌炎在 40~60 岁发病率高,10%~20% 的患者可伴有内脏恶性肿瘤。大多数预后好,伴有恶性肿瘤者预后差。

三、临床特征

①低热、乏力、肌肉疼痛、雷诺现象、关节痛等,伴有或不伴有皮疹;②上眼睑为中心的水肿性紫红色斑、指关节背侧扁平角化性丘疹、皮肤异色样改变、甲周毛细血管扩张及红斑、甲小皮角化等;③对称性近端肌无力,表现为抬头困难、上举下蹲困难、吞咽困难、呼吸困难等;④病变部位肌肉组织学检查示炎症细胞浸润和肌纤维坏死;⑤皮肌炎的典型皮疹为眼眶周围水肿伴眼睑紫红斑,指关节背侧红斑、Gottron 丘疹、黏膜增厚而粗糙和甲周毛细血管扩张,肘、膝关节伸侧,上胸三角区红斑鳞屑性丘疹和面部皮肤异色病

样改变。

四、诊断要点

1.皮肤表现　有以眼睑为中心的眶周水肿性紫红色斑和 Gottron 丘疹等。

2.肌痛、肌无力　以四肢近端肌群和颈前屈肌受累为主。

3.血清肌酶升高　包括肌酸磷酸激酶、乳酸脱氢酶和醛缩酶等升高。

4.组织病理学检查　受累肌肉病理改变有重要诊断意义,肌纤维变性、横纹消失,伴间质淋巴细胞浸润等。

5.肌电图　示肌源性损害。

除皮疹外,具备以上其他条件中 3 项以上可确诊。

根据典型皮疹和肌肉症状即可确诊,必要时测定血清肌酶、尿肌酸及肌电图、肌活检以助诊断。

五、防治

1.一般治疗　儿童皮肌炎及发病前有感染史的成人皮肌炎,应配合抗生素治疗。40 岁以上患者应详细检查有无伴发恶性肿瘤,应积极治疗恶性肿瘤。卧床休息,补充营养,预防感染。

2.全身治疗

(1)糖皮质激素:首选药物。通常用泼尼松,急性期每日 60～100mg,分 3 次服用。病情控制逐渐减量;一般维持量为每日 7.5～20mg。对病情重、受累肌肉广泛的患者,用甲基泼尼松龙冲击疗法,每天静脉滴注 1g,连续 3 天。

(2)免疫抑制剂:①氨甲蝶呤,开始口服每周 7.5mg,间隔 12 小时分 3 次给药,或每周肌内注射 10mg,若患者可耐受,则可每周增加 2.5mg,直至每周 20～40mg,一般用药 5～8周,以后可每月用 1 次。肝疾病、酗酒、消化性溃疡者忌用,用药期间定期化验血常规、肝功能等;②硫唑嘌呤,每日 100mg,口服;③环磷酰胺,每日 50～100mg;④雷公藤总苷,每日 40～60mg,口服。这些药物和糖皮质激素合用,可减少激素用量,减轻激素不良反应。服药期间应注意血常规和肝功能变化。

(3)血浆置换:适用于对糖皮质激素和免疫抑制剂治疗都无效的患者。

3.对症治疗和皮疹治疗

(1)雷诺现象患者:硝苯地平(心痛定)每日 30mg,分 3 次口服;或哌唑嗪 1～5mg,每日 2 次。

(2)肌痛、关节痛明显者:吲哚美辛(消炎痛)每日 50～75mg;或萘普生每日 0.5～1.0g;或布洛芬每日 1.2g,口服等。

(3)皮肤钙化者:氢氧化铝凝胶 10mL,每日 3 次,口服;皮肤破溃或较大时,选择手术及抗感染治疗。

(4)其他对症治疗:肌内注射苯丙酸诺龙,口服大量维生素 E,静脉滴注维生素 C、能量合剂等。

(5)皮疹的治疗:面部皮疹重或有明显光敏时可配合服用氯喹每日 0.25g 或羟基氯喹

每日 400~800mg。局部可用糖皮质激素霜剂或遮光剂。

第三节 硬皮病

一、概述

硬皮病是一种以皮肤及各系统胶原纤维进行性硬化为特征的结缔组织病,多发于育龄女性,男女之比 1：3,以 20~50 岁者多见。临床分为局限性和系统性两型。前者局限于皮肤,后者除皮肤外,还常累及肺、胃肠、心及肾等内脏器官。典型的皮肤损害依次经历肿胀期、浸润期和萎缩期 3 个阶段。病变呈对称性,多由手指逐渐向近端扩展,病变皮肤与正常皮肤的界限不清。

二、病因

该病病因不明,可能与遗传和免疫异常等因素有关。

(1)遗传:在硬皮病患者中,某些 HLA-Ⅱ类抗原表达较常人明显增高。

(2)化学品与药物:如聚氯乙烯、有机溶剂、硅、二氧化硅、环氧树脂、L-色氨酸、博莱霉素、喷他佐辛等可诱发硬皮与内脏纤维化。

(3)免疫异常:本病存在体液免疫和细胞免疫异常,在患者血清中可查到特异性抗 Scl-70 自身抗体。说明本病的发生与免疫紊乱密切相关。

(4)结缔组织代谢异常:本病特征性改变是胶原产生过多,皮肤中胶原含量明显增多。

(5)细胞因子的作用:某些细胞因子参与本病的发病,如转化生长因子、表皮细胞生长因子,血小板衍生生长因子等。

(6)血管异常:大多数硬皮病患者均表现有雷诺现象,病理学显示,小动脉和微血管内膜增厚、管腔狭窄或闭塞。

三、临床特征

1.局限性硬皮病　损害局限于皮肤。一般极少发展成系统性硬化。其分为点滴状、斑块状、线状或带状、泛发性硬斑病等类型。好发于躯干、四肢、头面、胸部、臀部等。皮损特点是局部皮肤水肿发硬,黄白色及象牙色,周围有一圈淡紫红色晕,皮肤萎缩变薄、硬化,与皮下组织粘连,表面光滑发亮具蜡样光泽,失去弹性。组织病理主要是真皮内胶原纤维,特别是网状层胶原纤维早期肿胀,晚期硬化;小血管可出现类似变化。

2.系统性硬化病　系统性硬化病是一个累及多系统的自身免疫病,除有皮肤特征性改变外,还可累及全身多种脏器,其中最常受累的是消化道,几乎整个消化道均可受累;其次是肺,可发生不同程度的间质纤维化,另外,心脏、肾、肝、甲状腺、神经系统也可受累。其分为进行性系统性硬皮病、肢端硬皮病和 CREST 综合征。前者内脏受损严重,预后不良,后两型属轻型。

(1)进行性系统性硬皮病:关节痛、不规则发热、食欲减退、体重下降等前驱症状;起病缓慢,常先自躯干开始,渐扩及头、面、四肢,手足及面部均受累;皮损开始皮肤肿胀发红,后紧张发亮增厚,呈蜡样光泽,晚期萎缩变薄,色素增深或减退,毛发脱落;内脏受累,肺、胃肠道、心、肾均可受累。组织病理示真皮胶原纤维和小动脉,真皮内胶原纤维,特别是网状层胶原纤维早期肿胀,晚期硬化;小血管可出现类似变化。

(2)肢端硬皮病:原因不明的手足、面部皮肤水肿及对称性弥漫性水肿性硬化,早期局部皮肤发生红斑肿胀,非凹陷性,其后皮肤渐变硬,呈灰黄色蜡样光泽,变薄如羊皮纸样;面部呈假面具样,鼻尖似鹰嘴,口周有放射状沟纹;爪状手,肘、膝关节屈曲挛缩。甲后皱襞境界清楚的毛细血管扩张斑,肢端硬化者表现为手指逐渐变细,皮肤张紧发亮,多发生雷诺现象。

(3)CREST综合征:是一种预后较好的系统性硬皮病亚型。命名依据:C,calcinosis(软组织钙化);R,Raynaud phenomenon(雷诺现象);E,esophagus dismotality(食管功能障碍);S,sclerodactyly(指端硬化);T,telangiectasis(毛细血管扩张)等症状,第一个字母的组合而命名。由于其系统性受累有限,此型系统性硬皮病的预后最好。

四、防治

治疗原则为避免诱发或加重的因素,早期给予防寒保暖,抗炎、抗凝和扩血管。

1.一般治疗　注意劳逸结合,避免过度紧张、精神刺激、吸烟、饮酒;避免使用血管收缩性药物;避免手外伤等诱发或加重血管收缩的因素;注意手保暖及适度的指、趾活动;加强营养,进食高蛋白、高能量饮食。控制感染,处理慢性病灶。

2.全身治疗

(1)糖皮质激素:系统性硬皮病,疾病早期可口服中、小剂量皮质类固醇,数周后维持量每日5~10mg。

(2)抗纤维化药物:青霉胺每日250mg,每隔2~4周增加125mg,每日不超过1 000mg。维持量每日300~600mg。治疗过程中注意观察其不良反应,孕妇忌用。

(3)秋水仙碱:每日1mg(每周用6天),渐加量,最大剂量不超过每日2mg;偶尔有胃肠反应、骨髓抑制和脱发。

(4)其他:如13-顺维A酸、积雪苷等均可应用。

(5)免疫抑制剂:环孢素,每日2.5~5mg/kg,不良反应可有肾损害及高血压。其他可试用硫唑嘌呤、环磷酰胺、苯丁酸氮芥、5-氟尿嘧啶、氨甲蝶呤等。中药雷公藤总苷醋酸氟轻松20mg,每日3次,口服。注意胃肠道症状、骨髓抑制及脱发等不良反应。

3.局部治疗

(1)局部涂搽或封包糖皮质激素制剂:如曲安西龙软膏、醋酸氟轻松(肤轻松)软膏;血管扩张药,如1%~2%硝酸甘油软膏等。皮损内可注射糖皮质激素悬液、透明质酸酶、当归注射液、维生素E等。

(2)物理治疗:常用有局部按摩、体疗、透热疗法、氦氖激光治疗、电针疗法、中药电离子透入法、紫外线治疗等。

(3)中药熏洗疗法:①黄药子250g,加水煎熬,趁热熏洗患处,或用桑枝、桂枝、松节、赤芍各30g,煎水热浸患处,每次浸泡20分钟,每日2次,适用于皮肤变硬,病变较轻者;②苦参、艾叶、蛇床子、地肤子、苍耳子、商陆各150g加水煎洗或热敷患处,适用于皮肤变硬而病变较轻者。

第四节　干燥综合征

干燥综合征(Sjogren syndrome,SS)是以外分泌腺高度淋巴浸润为特征的自身免疫病,主要侵犯外分泌腺,特别是涎腺和泪腺,最常见的症状是口眼干燥。干燥综合征分原发性和继发性两种,后者伴有其他结缔组织病,而前者则否。

一、临床诊断要点

皮肤血管、关节、自主神经系统损害。

1.干燥性角膜结膜炎　眼干涩疼痛、畏光、泪腺分泌减少和丝状或点状角膜炎。

2.干燥性鼻炎,口干燥、口底缺乏唾液,腮腺导管口几乎无分泌物,黏膜干燥,口角炎,舌乳头萎缩、唇干燥脱屑。

3.皮肤黏膜干燥　皮肤如鱼鳞病样,伴瘙痒,毛发干燥、易脆、脱落、紫癜、阴道干燥和萎缩。

4.涎腺症状　腮腺等涎腺局限或弥漫肿大,晚期变硬呈强节状。

5.其他外分泌腺　①呼吸道干燥;②胃肠综合征,如咽部、食管干燥。

6.骨关节　关节痛或关节炎,常为非侵蚀性关节炎。

7.系统损害　血管疾病、血液系统病变、肾病变、神经系统病变、肌炎、听力受损。

8.实验室检查　血清抗 Ro/SSA 抗体、抗 La/SSB 抗体阳性,13%可出现 dsDNA,类风湿因子(+),泪流量测定(Schirmer 试验)阳性。

二、治疗

目前仍没有更好的治疗方法能阻止 SS 进展。采用人工泪液或口腔喷雾剂的局部治疗效果也有限,毒蕈碱激动剂可用于局部干燥症状的治疗,生物制剂可用于全身治疗。

1.治疗原则　及早发现潜在的并发症。目前主要局限于对口、眼干燥等局部症状进行治疗,如人工泪液及唾液。对于有严重内脏受累及合并系统性血管炎的患者,需皮质激素及免疫抑制剂的治疗。

2.基本治疗　干燥综合征的基本治疗见表 12-1。

表 12-1　干燥综合征的基本治疗

治疗方法	具体措施
靶向治疗	阻止多种自身抗体的产生和相关组织器官的淋巴细胞浸润,减轻分泌管周围的炎症和腺泡破坏,改善临床症状
监测治疗伴发病	继发性 SS,如类风湿关节炎、系统性红斑狼疮
多系统损害	泌尿、消化、神经、血管(炎)、肾、关节、甲状腺受累的治疗

（续表）

治疗方法	具体措施
干燥症状处理	解决各器官系统的干燥症状，尤其眼、口、阴道、呼吸道干燥：润湿剂、润滑剂、气雾吸入、空气潮湿器
皮肤干燥	凡士林，润肤剂
阴道干燥	甘油基质人工润滑剂，绝经者雌激素代替方法或外用雌激素乳膏、阴道抗真菌等治疗
口眼干燥	停止吸烟、饮酒，无糖口香糖，M3 受体激动剂毛果芸香碱（匹罗卡品）+毒蕈碱、人工眼泪 激动剂：毛果芸香碱、西维美林、0.05%环孢素滴眼液、羟氯喹[6mg/（kg·d）]，适用于腺体组织残存者
系统治疗	免疫制剂：糖皮质激素、霉酚酸酯、环磷酰胺、硫唑嘌呤、氯喹/羟氯喹 其他：双氯去氧腺苷、阿糖腺苷、奥曲肽、齐多夫定 生物制剂：英夫利昔单抗、干扰素、利妥昔单抗、转移因子、胸腺素
中医中药	依据燥盛成毒、津失敷布、气阴耗伤辨证施治 白芍总苷

3.治疗措施

（1）干燥性角膜结膜炎：人工眼泪（成分是 0.5%羧甲基纤维素溶液）加上黏液溶解剂（5%～10%乙酰半胱氨酸）滴眼。严重患者，可每 30 分钟 1 次，并且可以用电凝将鼻泪管闭合。角膜溃疡，可做眼修补和用硼酸软膏治疗。应避免应用降低泪液分泌的制剂，如利尿剂、抗高血压药和抗抑郁药。

（2）口干燥症及皮肤干燥：多喝水以缓解症状，口服溴己新能增加泪腺分泌。亦可给柠檬酸溶液或柠檬汁漱口，以刺激唾液分泌功能及代替部分唾液。不用油性鼻润滑剂，因可能引起脂质样肺炎，而用盐水滴鼻。但皮肤干燥可用润滑剂。

（3）羟氯喹：0.2g/d，控制后减量维持。活动期给予有调节免疫和抗炎作用，调节淋巴增生，可缓解关节痛。

（4）M3 受体激动剂：毛果芸香碱（20mg/d）、环戊硫酮（15～30mg/d）对口干、眼干症状有效。毛果芸香碱可使唾液分泌率提高 20%～40%。经 3 个月以上治疗。环孢素滴眼液可能对干燥性角膜炎有效。

（5）来氟米特和白芍总苷胶囊：0.6g，每日 2～3 次，可能对干燥综合征有效。

（6）英夫利昔单抗：患者分别在 0 周、第 2 周和第 6 周接受治疗，注射剂量为3mg/kg，随访 1 年，观察疗效。

（7）内脏损害：糖皮质激素和免疫抑制剂如环磷酰胺等可在明显内脏累及和有血管炎、肾损害及伴有其他结缔组织病时应用。尤其严重肾病和系统性血管炎有效。

4.治疗评价　本病目前尚无根治方法，主要是代替和对症治疗。

（1）糖皮质激素/免疫抑制剂：有研究显示，20 例 SS 患者接受泼尼松治疗后，血清

IgG、抗 Ro/La 抗体和类风湿因子水平明显下降,部分血清 IgA、IgM 水平也下降。Rogers 等报告,干燥综合征合并中枢神经系统包括脊髓病变时,需要给予皮质激素治疗,当效果不佳或病情恶化时应该联用免疫抑制剂(包括环磷酰胺、苯丁酸氮芥、硫唑嘌呤、环孢素及甲氨蝶呤),治疗后患者分泌腺和腺外症状均可同时改善。

(2)D-青霉胺:Borg 等治疗 19 例 SS 患者,D-青霉胺用法为前 3 个月 250mg/d,后 3 个月 500mg/d。结果显示,3 个月及 6 个月治疗均可使患者唾液明显增加。血清 IgA、IgM、血沉(ESR)及 IgA 型和 IgM 型类风湿因子水平均明显下降。但 Schirmer 试验无明显变化,8 例患者由于出现不良反应停药。考虑其严重不良反应,该药不宜作为首选。

(3)毛果芸香碱:最近 Tsifetaki 及 Solans 等研究结果显示,每天口服 10mg、15mg 或 30mg 毛果芸香碱,对于改善腺体中度或重度受累患者的口干及眼干症状有明显疗效,直观模拟标度尺(VAS)检测改善超过 55mm,四氯四碘荧光素检查也有明显改善。

(4)白芍总苷:免疫调节剂,用于类风湿关节炎、干燥综合征。2015 年,王国春报告用白芍总苷治疗原发性干燥综合征。结果显示,与安慰剂组相比,白芍总苷在患者主观评分(ESSPRI 评分,包括全身症状、淋巴结症状及腺体病变)均显著下降,较基线也有明显改善。对于眼干、口干症状,研究结果证实,白芍总苷同样具有改善作用。白芍总苷可改善患者的泪腺分泌及唾液流率(刺激后),降低血清 IgG 水平及红细胞沉降率(ESR)。

(5)西维美林(cevimeline):为胆碱能制剂,美国的一项双盲随机对照研究显示,30mg/8h 的治疗能明显减轻干燥症状,改善泪液与唾液的流率。

(6)依那西普:Michiel 等报道,皮下注射治疗 SS 患者,每周 2 次,每次 25mg,共计 12 周。结果显示,依那西普可以改善部分患者干燥症状,使 ESR 和类风湿因子水平降低,并使患者唇腺内淋巴细胞及浆细胞浸润减少。

(7)英夫利昔单抗:Steinfeld 等用其治疗 10 例原发性干燥综合征,用药时间为 1 年。10 例患者局部症状和全身症状均有明显改善。Mariette 等进行了英夫利昔单抗治疗 SS 的随机、双盲、安慰剂对照研究,共 103 例原发性 SS 患者,而与安慰剂组无差异。

(8)干扰素(IFN):美国两项干扰素 IFN-α 治疗 SS 的疗效观察研究均显示,IFN-α 150U 经口服或口腔黏膜给药,治疗 24 周后 SS 患者的唾液流率明显增加。但亦有其他报告经口腔黏膜途径给 IFN-α,每次 150U,每日 3 次,不能显著提高涎腺分泌量,但干燥症状有所改善。

第五节　混合结缔组织病

混合结缔组织病(mixed connective tissue disease,MCTD)是一种混有类似系统性红斑狼疮(SIE)、硬皮病(SS)、多发性肌炎(PM)部分临床表现的结缔组织病。血清学检查有高滴度的斑点型抗核抗体(ANA)和高滴度抗核糖核蛋白(nRNP)抗体。

一、临床诊断要点

1.SLE、SS 及 PM 的症状　先后出现,常有疲劳、肌肉酸痛、关节痛及雷诺现象,此时并不能确定为上述哪一种结缔组织病。若患者出现腊肠样手或手部肿胀,并伴高滴度斑点型抗核抗体,高滴度抗 nRNP 抗体,就应疑为 MCTD。MCTD 也可急性发病,表现为 PM、急性关节炎、无菌性脑膜炎、肢端坏疽、急腹症及三叉神经痛等。肾损害较轻,且对糖皮质激素治疗反应好。

2.发病情况　MCTD 患者80%为女性,平均发病年龄37 岁,有家族倾向,具有 HLA-DR4 的人易患。

3.儿童 MCTD　患者肾炎、残毁性关节炎、中枢神经系统受累,预后较成人差。

4.实验室检查　高丙球蛋白血症,高滴度抗 nRNP 抗体(几乎 100%)。

依 Alarcon Segovia 诊断标准:①血清学检查,抗 nRNP 抗体>1∶600(白细胞凝集法);②临床表现,手部肿胀、浆膜炎(1 个以上关节)、肌炎(活检证实或肌酸激酶升高)、雷诺现象、肢端硬化;③诊断要求血清学阳性加上三项以上临床表现。

二、治疗处理

1.治疗原则　治疗前要除外 SLE、SS 和 DM。MCTD 应针对皮肤、关节、内脏各种损害进行治疗,治疗以糖皮质激素为主,并行中西医结合治疗。MCTD 治疗基本同组成这一综合征的各个结缔组织病相同。

2.基本治疗　MCTD 的基本治疗见表 12-2。

表 12-2　MCTD 的基本治疗

病变	处理
靶向治疗	抑制抗 nRNP 抗体产生,降低肌酸激酶,改善微循环,阻止肢端硬化
推荐治疗方法	糖皮质激素对于 SLE、PM/DM、RA 和 SCL 传统治疗
疲乏、关节(炎)痛、肌痛	非甾体抗炎药、抗疟药及小剂量泼尼松
胸膜炎	非甾体抗炎药、短程泼尼松
无菌性脑膜炎	短程大剂量泼尼松
肌炎	急性发作严重者,大剂量泼尼松 慢性/症状轻者,中剂量泼尼松、免疫抑制剂
膜性肾小球肾炎	试用中剂量至大剂量泼尼松、免疫抑制剂
肾病综合征	糖皮质激素很少有效,选用环磷酰胺、苯丁酸氮芥,可能需透析或肾移植
雷诺现象	保暖,避免指部外伤,硝苯地平,发生坏疽时可考虑使用己酮可可碱、前列环素
急性发作的指(趾)坏疽	试用皮质激素和环磷酰胺,避免使用地高辛
心肌炎	试用泼尼松、环磷酰胺
其他	血浆置换,自体外周血干细胞移植

3.治疗措施

(1)糖皮质激素:约2/3 患者给予中小剂量,每日 10~30mg。对关节炎、皮疹、浆膜炎、肌炎、贫血、白细胞减少和肾炎疗效良好,炎性肌病需较大剂量,每日 1~2mg/kg 或更大。约 36%的患者反应差,如肺间质变、硬皮病样皮肤改变。

(2)免疫抑制剂:环磷酰胺对肾炎有效,可用静脉冲击,合用小剂量糖皮质激素控制肾外症状。亦可选用甲氨蝶呤、硫唑嘌呤、环孢素、雷公藤总苷。

(3)其他:①非甾体抗炎药:布洛芬、萘普生对轻度关节炎有效;②抗疟药:如氯喹/羟氯喹,对皮肤损害有效;③金制剂或青霉素:用于有侵蚀性关节炎而无肾累及者;④硬皮病样表现,治疗十分困难。

4.治疗评价 2/3 的 MCTD 患者对治疗有较好的效果。最初认为糖皮质激素对 MCTD 的治疗良好,但经观察,并不一致支持这种看法。糖皮质激素对本病的关节炎、皮疹、浆膜炎、肌炎、贫血、白细胞减少和肾炎有良好反应。轻度的关节炎症可用非甾体抗炎药,如布洛芬或萘普生控制;皮肤损害可用抗疟药如氯喹治疗。肾炎则以环磷酰胺静脉冲击治疗。MCTD 患者的硬皮病样是十分难治的。

第六节　白塞病

一、概述

白塞病曾称为眼-口-生殖器综合征,现认为其是一种慢性进行性、复发性的系统性疾病,除累及皮肤黏膜外,也可累及关节、中枢神经系统、血管、呼吸、胃肠道及泌尿生殖系统。本病多见于青壮年,男女均可发病,男性多于女性。

1.病因 目前病因和发病机制尚未完全明确,多认为与机体的异常免疫应答有关,同时与遗传亦有一定的关系。

2.临床特征

(1)复发性口腔溃疡:90%~100%的患者出现口腔溃疡,每年至少发作 3 次,皮损呈圆形或椭圆形,直径 2~10mm,境界清楚,中心为淡黄色坏死性基底,周围为鲜红色晕,疼痛,好发于舌、颊黏膜、牙龈等处。一般持续 1~2 周后消失,不留瘢痕,但亦有持续数周并遗留瘢痕者。

(2)眼部损害:虹膜睫状体炎、前房积脓、结膜炎和角膜炎,重者可发生脉络膜炎、视神经乳头炎、视神经萎缩及玻璃体病变,可导致青光眼、白内障和失明。

(3)生殖器溃疡损害:与口腔溃疡类似,疼痛,好发于龟头、阴道、阴唇和尿道口,也见于阴囊、肛周和会阴等处。

(4)皮肤损害:丘疹、脓疱、毛囊炎、痤疮;结节性红斑;皮下血栓性静脉炎,皮肤针刺反应阳性(用生理盐水皮内注射、无菌针头皮内刺入及静脉穿刺等均可在受刺部位于 24 小时左右出现毛囊炎样皮损或脓疱,48 小时左有最明显)。

(5)其他系统表现:还可出现关节、心血管、消化道、肺、肾及中枢神经系统等病变。

二、防治

注意适当休息、生活规律、劳逸结合,保持情绪稳定、心情舒畅,避免精神刺激。加强营养,注意清淡饮食,避免辛辣刺激。发病期间,注意尽量减少注射用药和局部刺激,并加强护理,防治并发症。

1.局部治疗

(1)锡类散、珠黄散:吹敷患处,每日2~3次,用于口腔或外阴溃疡。

(2)皮质激素涂膜剂:外涂患处,每日2~3次,用于口腔或外阴损害。

(3)红霉素、莫匹罗星软膏等外涂患处,每日2~3次,用于外阴损害。

2.全身治疗

(1)糖皮质激素类:泼尼松,每日30~40mg,口服。

(2)免疫抑制剂类:硫唑嘌呤50mg,每日2~3次,口服;环磷酰胺2~3mg/(kg·d);环孢素5~10mg/(kg·d),分2~3次服用。

(3)消炎镇痛类:肠溶阿司匹林25mg,每日1~3次,口服。

第七节 嗜酸性粒细胞增多综合征

嗜酸性粒细胞增多综合征(hypereosinophilic syndrome,HES)病因与发病机制未明,可能涉及多种病因,如感染、变态反应、肿瘤,大多数病例可能有过敏或自身免疫反应。

一、临床诊断要点

临床亚型:①骨髓增生性;②淋巴增生性;③其他:嗜酸性血管炎、阵发性血管性水肿伴嗜酸性粒细胞增多(EAE)、结节、嗜酸性粒细胞增多、风湿、皮炎和水肿综合征(NERDS)、多种其他疾病,包括嗜酸性胃肠炎。

(1)发病特征:体重减轻、发热、厌食、疲劳和皮疹是常见的症状,心血管和造血系统几乎总是受累。27%~57%病例出现皮疹。

(2)皮肤损害:①多形性损害,包括水肿性或弥漫浸润红斑、多形红斑、环状红斑、麻疹样红斑、红皮病、丘疹、瘀点及色素沉着,常伴有剧烈瘙痒;②荨麻疹和血管性水肿;③黏膜溃疡,这种溃疡难以治疗。

(3)内脏损害:有心脏、肺、消化系统、神经系统受累及全身淋巴结肿大。

(4)临床分型:FIP1L1-PDGFRA融合基因的发现,使HES的分类治疗更精确。

骨髓增生型:FIP1L1-PDGFRA融合基因阳性,m-HES。

淋巴增生性:FIP1L1-PDGFRA融合基因缺乏,I-HES。

其他:嗜酸性血管炎等。

(5)实验室检查:骨髓和外周血中均有嗜酸性粒细胞增多,约50%病例出现贫血及白细胞计数>$20×10^9$/L。

(6)诊断标准。Chusid等(1975)提出的诊断标准如下:①嗜酸性粒细胞计数>$1.5×10^9$/L,持续6个月以上,或死亡之前6个月即有本病的症状和体征;②缺乏引起嗜酸性粒细胞增多的原因,如寄生虫感染、过敏等;③实质器官受累的症状和体征。

(7)鉴别诊断:应鉴别有血管淋巴样增生伴嗜酸性粒细胞增多、嗜酸性粒细胞性蜂窝织炎、类风湿结节、结节性多动脉炎、Churg Strauss肉芽肿。

二、治疗处理

1.治疗原则　最主要的是以治疗原发病。本病多系统损害,应重视系统受累,治疗应有全局观念。特发性高嗜酸性粒细胞综合征治疗的目的在于抑制嗜酸性粒细胞的生成。使外周血嗜酸性粒细胞计数维持在 1 000~2 000/μL,基本用药为糖皮质激素,无效可用羟基脲。

治疗目的是减轻患者的症状。

2.基本治疗　嗜酸性粒细胞增多综合征的基本治疗见表12-3。

表 12-3　嗜酸性粒细胞增多综合征的基本治疗

治疗方法	具体措施
靶向治疗	抑制嗜酸性粒细胞的增多,阻止和缓解其对实质性器官侵犯和损害
监测和处理相关疾病(反应性和继发性 HES 处理原发病)	寄生虫感染、变态反应性疾病、细菌、病毒、真菌感染、嗜酸性粒细胞、白血病、蕈样肉芽肿、天疱疮、血管炎,并相应处理
系统治疗	(1)分型治疗:m-HES 伊马替尼首选,糖皮质激素、羟基脲、α-干扰素、化疗 (2)I-HES:糖皮质激素首选、α-干扰素、环孢素、抗 K-ZR-α、英夫利昔单抗 (3)其他:α-干扰素、体外光化学治疗、抗 IL-5 单克隆抗体、氨苯砜、长春新碱单用,可加低剂量羟基脲 6-巯嘌呤、雷公藤、苯丁酸氮芥(冲击)
皮肤损害	抗组胺药物、外用糖皮质激素制剂
内脏损害	各系统损害相应处理
手术治疗	心瓣膜受累需外科手术换瓣

3.治疗措施

(1)单纯皮肤损害:可用 PUVA 和氨苯砜,皮损可外用糖皮质激素。

(2)系统性糖皮质激素:用于有内脏损害者,如泼尼松 30~40mg/d 治疗有效,病情控制后减量。

(3)伊马替尼:每日口服从 100mg 逐步增至 400mg,可使所有患者取得完全血液学缓解及融合基因转录本转为阴性,但需要维持给药。对部分 FIP1L1-PDGFRA 融合基因阴性的慢性嗜酸性粒细胞白血病(CEL)/HES 患者,伊马替尼也有一定的疗效,据推测这些患者可能存在未知的隐蔽基因的异常。

(4)IL-5 单克隆抗体、CD52 单克隆抗体及自体造血干细胞移植:也正在适用于临床治疗,其确切疗效有待于进一步观察。

(5)羟基脲:糖皮质激素无效者选用羟基脲,每天 1~2g,单用或联用糖皮质激素。

(6)难治病例:长春新碱 + 6-巯嘌呤及依托泊苷(etoposide)、苯丁酸氮芥(chlorambucil)冲击治疗。外周嗜酸性粒细胞减少与心脏病变的改善平行。

（7）干扰素：α–干扰素 15～20U/w，可用于其他方法治疗无效的病例。

（8）中药：雷公藤和其他中医药疗法亦有效，或小剂量糖皮质激素与雷公藤合用。

（9）色甘酸钠：曾报道应用肥大细胞稳定剂色甘酸钠 200mg，每日 4 次，饭前服，取得满意疗效。

（10）手术治疗：心脏外科手术置换受损的瓣膜。

4.治疗评价　系统用糖皮质激素，是一线疗法，可使 1/3 患者病情缓解。

5.预后　主要取决于器官受累的范围，白细胞计数>10×10⁹/L、外周血中嗜酸性粒细胞性原粒细胞（myeloblast）、白血病标志、充血性心力衰竭和黏膜溃疡是预后不良的征象，心脏病变是最常见的死亡原因。糖皮质激素单一治疗失败的患者预后不佳。目前的资料表明 5 年存活率可达 80% 以上，及时治疗可防止器官受累和延长存活时间。

第八节　嗜酸性筋膜炎

嗜酸性筋膜炎（eosinophilic fasciitis）是一种病因未明的硬皮病样皮肤病，推测可能也是一种免疫性疾患。有认为其是硬皮病的一种变异，对口服泼尼松治疗极敏感。

一、临床诊断要点

1.皮肤损害　肢体对称性潮红、肿胀及触痛，迅速变硬、发亮，表面皮肤呈"橘皮样"外观。亦可有雷诺现象，毛细血管扩张及皮肤钙化

2.发病特征　起病前常有过度劳累史。好发于四肢，发生于大静脉或肌腱部有条沟状凹陷。75%病例有关节屈曲挛缩，90%患者有外周血嗜酸性粒细胞增多，红细胞沉降率增快及高丙种球蛋白血症。

3.组织病理　皮下组织和深部筋膜结缔组织比正常增厚约 20 倍，有嗜酸性粒细胞、淋巴细胞、吞噬细胞和浆细胞浸润。深部筋膜和肌束间隔中有 IgG 和补体 C3 的沉积。

4.诊断与鉴别诊断　诊断须同时结合临床表现、实验室检查及病理改变，其中以嗜酸性粒细胞增多最重要。本病应与硬皮病、皮肌炎、混合结缔组织病鉴别。

二、治疗处理

（一）治疗原则

糖皮质激素为主，伴中西医结合治疗。

（二）基本治疗

使用糖皮质激素药物，并针对不同的损害进行治疗。嗜酸性筋膜炎的基本治疗见表12-4。

表 12-4 嗜酸性筋膜炎的基本治疗

治疗方式	具体措施
靶向治疗	抑制嗜酸性粒细胞增多,对抗嗜酸性粒细胞释放活性氧化产物及其胞内颗粒内容物对皮下组织、肌筋膜的损害
局部治疗	糖皮质激素及其他免疫抑制剂,甲氨蝶呤、硫唑嘌呤、氯喹、西咪替丁、英夫利昔单抗
系统治疗	清热解毒,活血化瘀

(三)治疗措施

1.皮质激素治疗 有良好反应。一般可口服泼尼松 30~60mg/d,1~2 个月后症状可明显改善,2~3 年完全治愈。但停药后易复发,对顽固性者可肌内注射曲安西龙 20mg,每周 2 次,有较好疗效。

2.西咪替丁 报道用西咪替丁 400mg,每 6~12 小时 1 次。有报道本病病变至少是 IgG 肥大细胞依赖的嗜酸性粒细胞的细胞毒作用引起的,西咪替丁可能通过对 H_2 受体的阻滞抑制此种细胞毒作用。

3.其他 羟氯喹及甲氨蝶呤、硫唑嘌呤、氯喹、酮替芬、PUVA 也有疗效。

(四)循证治疗步序

嗜酸性筋膜炎的循证治疗步序见表 12-5。

表 12-5 嗜酸性筋膜炎的循证治疗步序

项目	内容	证据强度
一线治疗	系统使用糖皮质激素	B
	羟氯喹/西咪替丁	C
二线治疗	环孢素	D
	甲氨蝶呤	E
三线治疗	PUVA/灰黄霉素	E
	酮替芬/D-青霉胺	E
	硫唑嘌呤	E
	氯喹/柳氮磺胺吡啶	E
	体外光化学治疗	D
	利妥昔单抗/英夫利昔单抗	E
	外科手术	E

(五)治疗评价

1.糖皮质激素 治疗反应良好。约经 2 个月临床症状改善。已有报道对长程糖皮质激素治疗无效者,且其发生率正在增加。

2.西咪替丁/酮替芬 8 例患者应用西咪替丁治疗,6 例在半年内明显好转,1 例皮损在 1 年后消退,其余患者皮损无反应。酮替芬(肥大细胞膜稳定剂)2mg,每天 2 次,可有效缓解患者的皮损症状。单独用药治疗 4 个月后未见复发。

3.其他部分　患者应用青霉胺 125~375mg/d 至最大量 750mg/d 有效。1 例 69 岁女性患者应用英夫利昔单抗(5mg/kg),一次治疗后即有显著改善。1 例 3 岁男孩,病理诊断为嗜酸性筋膜炎,应用羟嗪[2mg/(kg·d)]15 天后成功治愈。

(六)预后

大多数患者经泼尼松治疗后疗效明显,一旦缓解后,泼尼松可使用小剂量维持,2~4 年后停药,也有报道称不需治疗而自然缓解,本病预后较好,一些患者可遗留屈曲挛缩。但若合并再生障碍性贫血等血液学异常,其预后多不良。

第十三章　精神障碍性皮肤病

第一节　瘙痒症

一、概述

瘙痒症是指临床上无原发性皮肤损害而以瘙痒为主的皮肤病。其临床特点为原发的症状是皮肤发瘙痒,可有针刺、灼热或爬行感。由于搔抓、摩擦或感染,往往继发充血、抓痕、血痂、苔藓样变、色素沉着、脓疱或淋巴结炎等损害。一般有全身性和局限性瘙痒症之分。

1.全身性瘙痒症　最初瘙痒仅局限于一处,逐渐扩展至全身。瘙痒常为阵发性,尤以夜间为重。瘙痒的程度因人而异,由于搔抓,常引起条状表皮剥脱和血痂,也可有湿疹样变、苔藓样变和色素沉着等继发损害。由于瘙痒剧烈,长期不得安眠,可有头晕、精神忧郁及食欲减退等症状。全身性瘙痒症有老年性、冬季性及夏季性之分。老年性瘙痒症多由于皮脂腺功能减退,皮肤干燥和退行性萎缩等因素引起。冬季瘙痒症常为寒冷所诱发。夏季瘙痒症常以温热为诱因引起瘙痒。部分全身性皮肤瘙痒症与某种疾病有关,如胆汁淤积性瘙痒、尿毒症瘙痒、真性红细胞增多症瘙痒、糖尿病性瘙痒、甲状旁腺功能异常性瘙痒等。

2.局限性瘙痒症　瘙痒常局限于身体一处,如肛门、阴囊、女阴等最常见。

(1)肛门瘙痒症:多见于中年男性,亦可见于女性及儿童。瘙痒多局限于肛门及其周围皮肤,常呈阵发性。因长期搔抓,局部出现浸润肥厚、皲裂、浸渍和湿疹样变等继发损害。

(2)阴囊瘙痒症:多限于阴囊,亦可累及会阴、阴茎及肛门。多为阵发性瘙痒。由于经常搔抓,局部出现水肿、糜烂、渗出、肥厚、苔藓样变甚至继发感染。

(3)女阴瘙痒症:多见于停经以后,瘙痒部位主要在大阴唇、小阴唇及阴阜部。呈阵发性瘙痒,夜间加重。由于搔抓,阴唇部常有皮肤肥厚及浸渍,阴蒂及阴道黏膜甚至出现红肿及糜烂。

二、防治

到目前为止,还没有满意的治疗瘙痒的方法。了解瘙痒的主要机制对治疗有重要意义。

1.局部治疗　①低 pH 的清洁剂和润滑剂;②冷却剂和局部麻醉药,包括薄荷脑、樟脑、石炭酸等;③外用抗组胺剂和外用糖皮质激素,如 5%多塞平软膏、地塞米松软膏等;④免疫抑制剂,如他克莫司软膏。

2.全身治疗

(1)抗组胺药物:①去氯羟嗪 25mg,口服,每日 3 次;②咪唑斯汀 10mg,口服,每日 1 次;③西替利嗪 10mg,口服,每日 1 次。

(2)性激素(用于老年性瘙痒症):①丙酸睾丸酮(男性)25mg,肌内注射,每周 2 次;②甲基睾酮(男性)5mg,口服,每日 2 次;③己烯雌酚(女性)0.5mg,口服,每日 2 次;④黄体酮(女性)10mg,肌内注射,每日 1 次。

(3)镇静剂:①安定 10mg,口服,每日 1~3 次;②氯丙嗪 25mg,每日 2~4 次。

(4)封闭 0.25%普鲁卡因溶液 10mL,静脉注射,每日 1 次,10 次为 1 个疗程。

3.物理治疗 光疗(UVA、UVB 和 PUVA)对炎症性皮肤病及尿毒症、原发性胆汁淤积和真性红细胞增多症等系统疾病引起的瘙痒有效。

第二节 痒疹

一、概述

痒疹是急性或慢性炎症性皮肤病的总称,好发于四肢伸侧,属瘙痒性的皮肤病。皮肤损害主要为风团样丘疹、结节,伴剧烈瘙痒。其致病原因复杂,痒疹有不同的命名,没有一致的分类方法。通常把该病分为急性痒疹(成人急性单纯性痒疹、急性单纯性痒疹)、慢性痒疹(单纯性痒疹、Hebra 痒疹、结节性痒疹)、症状性痒疹(妊娠性痒疹、淋巴瘤性痒疹)等。

1.病因 本病的原因不明,一般认为与变态反应有关,有的患者有家族过敏史,或伴其他变应性疾病。也有人认为由虫咬或药物、食物过敏引起。由于妊娠痒疹分娩后自愈,因此有人认为与内分泌的变化有关。此外,消化系统功能障碍、病灶的感染、体内的恶性肿瘤、神经精神因素等都可能与本病的发生有关。

2.临床特征

(1)基本损害:为丘疹、小结节,瘙痒剧烈,搔抓引起各种继发性变化如抓痕、血痂、表皮剥脱、局部肥厚、苔藓样变和色素沉着等。

(2)分类

1)成人急性单纯性痒疹:多见于 30 岁以上的女性。发病期常有乏力、头痛、失眠、胃肠功能失调等全身症状。好发于四肢两侧及腰背。皮损为绿豆至豌豆大圆形或顶部略扁平的丘疹。自觉剧痒。数日或数十日丘疹脱屑而愈。有时会复发。

2)急性单纯性痒疹:也称寻常痒疹,多见于中年人的躯干及四肢伸侧。皮损为粟粒至绿豆大风团样丘疹和丘疱疹,风团消退留下坚实小丘疹。自觉剧痒。

3)Hebra 痒疹:常幼儿发病,发于丘疹性荨麻疹或荨麻疹后。多发于四肢两侧,对称分布。皮疹初为风团及风团样丘疹,风团消退留下粟粒至绿豆大坚实丘疹。自觉剧痒。数日后消退遗留色素沉着或点状小瘢痕,皮疹反复发作。多于青春期可缓解自愈,少数至成人后仍不愈。

4)妊娠性痒疹:多见于两次妊娠以上的孕妇,在妊娠中、晚期发生于躯干及四肢伸侧的淡红色或正常皮色丘疹。剧烈瘙痒。分娩后 3 周内自行消退。

5）结节性痒疹：亦称疣状顽固性荨麻疹，好发于四肢伸侧、手足背，尤以小腿伸侧显著，损害为散在豌豆大小半球状坚实结节，表面粗糙，角化增厚，呈红褐色。自觉剧烈痛痒，由于长期摩擦和搔抓，出现流血和血痂，周围的皮肤常有色素沉着及苔藓样改变，有时与钱币状湿疹相似。慢性经过，长期不愈，

二、防治

1.一般治疗　积极寻找并去除病因及各种诱发因素。对胃肠功能紊乱及内分泌功能失调者应予纠正，防止虫咬，清除感染病灶，改善营养及卫生状况。

2.局部治疗　局部治疗以止痒消炎为主，可选用炉甘石洗剂、1%石炭酸、1%薄荷脑洗剂等止痒剂；亦可外用 5%～10%煤焦油软膏或 10%黑豆馏油软膏及糖皮质激素霜剂、软膏等。对结节性痒疹患者可行糖皮质激素皮损内注射或冷冻治疗。

3.全身治疗

（1）抗组胺药：可选用两种或两种以上抗组胺药联合或交替使用，如氯苯那敏 4mg，口服，每日 3 次；赛庚啶 2mg，口服，每日 3 次；西替利嗪 10mg，口服，每日 1 次等。

（2）糖皮质激素：对皮损广泛的难治性重症患者可予泼尼松 10mg，口服，每日 3 次，或复方倍他米松注射液（得宝松）1mL 肌内注射，待症状控制后，逐渐减量至停药。

（3）静脉封闭：盐酸普鲁卡因 4～8mg/kg 加入 500mL 5%葡萄糖溶液中，静脉滴注，每日 1 次。用药前需进行普鲁卡因皮试。

（4）其他：10%葡萄糖酸钙 10mL，静脉注射，每日 1 次。氨苯砜 50mg，口服，每日2 次。

第三节　神经性皮炎

一、概述

神经性皮炎，又名慢性单纯性苔藓，是一种以剧烈瘙痒和皮肤苔藓样变为特征的常见慢性皮肤病，常为阵发性剧痒。皮损出圆形或多三角形的丘疹融合而成，皮损肥厚，越抓越痒，很快形成皮革化。神经性皮炎的病因并不十分清楚，与神经精神因素有明显关系，常见神经衰弱症状缓解，神经性皮炎的症状也随即好转；情绪波动、神经衰弱可加重病情；胃肠道功能障碍所引起长期消化不良或便秘的情况下更容易发生；毛织品或化学物质对局部的刺激及其他原因引起的瘙痒而不断搔抓都可促进本病发生；生活无规律，吃刺激性食物及抽烟、酗酒等不良嗜好都会促进和加重病情。中医称之为"摄领疮""纽扣风""牛皮癣"，认为是风热之邪搏于肌肤，凝聚不散，日久耗血，营血不足，血虚风燥，肤失濡养而致。初起为风湿热之邪滞肌肤，或衣服硬领等外界机械刺激所引起；血虚肝旺，情绪波动不安，过度紧张，忧愁烦恼者，更易发病，往往反复发作；情志不遂，郁闷不舒，心火上炎，以致气血运行失调，凝滞于皮肤，耗血伤阴，血虚化燥生风；或因脾蕴湿热，复感风邪，蕴阻于肌肤而发病。

二、临床诊断要点

多见于青年和成人,老年人少见,儿童一般不发病。起病时局部间歇性瘙痒而无明显皮损,经反复搔抓或摩擦后,出现散在密集成群的粟粒大小圆形或多角形扁平丘疹,以后融合成苔藓样斑块。根据皮肤受损范围大小分为局限性和泛发性。皮损好发于小腿、腕、踝、项、颈部、前臂伸侧、两肘后侧、上睑、耳后、骶尾部,常常对称分布。皮损大小不一、肥厚,部分因搔抓后糜烂、渗出,瘙痒剧烈。

三、治疗处理

1.治疗原则　心因治疗,力戒搔抓。打破"瘙痒-搔抓"恶性循环。局部皮损对症处理。

2.基本治疗　神经性皮炎的基本治疗见表13-1。

表 13-1　神经性皮炎的基本治疗

治疗方法	具体措施
靶向治疗	抑制感觉神经的传入,阻断瘙痒-搔抓-苔藓样变的恶性循环,抑制棘细胞层增生及炎性浸润
心理治疗	克服焦虑、忧郁,亦酌情选用三环类抗抑郁药
避免诱因	避免衣着刺激,避免饮用咖啡、酒类,并禁止搔抓,烫洗患处
局部治疗	多塞平霜、辣椒霜、糖皮质激素霜/硬膏 皮损内注射药物:如曲安西龙混悬液,复方喹宁(以生理盐水1∶1配制) 放射性核素治疗,磷-32 敷贴,普鲁卡因封闭
系统治疗	给予镇静剂,三环类抗抑郁药

3.治疗措施

(1)治疗潜在疾病:如神经衰弱、胃肠功能紊乱、内分泌异常(如更年期)及感染病灶等,避免搔抓及酒、浓茶和辛辣食物。

(2)止痒:瘙痒剧烈者,给予抗组胺药或三环类抗抑郁药(如多塞平、阿米替林)。精神紧张、失眠者,予以地西泮、氯氮䓬。

(3)泛发性神经性皮炎:普鲁卡因(100～300mg/d,加入至5%葡萄糖液500mL)静脉封闭疗法,可减少瘙痒,10 天为 1 个疗程。

(4)局部治疗:外用或皮损内注射糖皮质激素,外用辣椒素霜、止痒剂或焦油类制剂。一些患者用丁苯羟酸硬膏可能更有效,因其可防止搔抓及摩擦。

(5)放射性核素/X 线治疗:局限性神经性皮炎可液氮冷冻,^{90}Sr、^{32}P 敷贴或软 X 线治疗。

4.循环治疗步序　神经性皮炎的循环治疗步序见表13-2。

表 13-2　神经性皮炎的循环治疗步序

项目	内容	证据强度
一线治疗	外用糖皮质激素	A
	糖皮质激素封包/皮损内注射	C
二线治疗	多塞平霜	B
	辣椒素霜/冷冻治疗	E
	外用吡美莫司	C
	外用他克莫司	E
三线治疗	酮替芬/针灸/电针灸	C
	催眠术/精神药物治疗/梅花针	E
	心理治疗	D
	肉毒杆菌毒素	D
	外科切除	E

5.疗效评价

（1）糖皮质激素：Datz 等进行一项双盲、多中心试验。以 0.05%卤倍他索丙酸酯软膏及 0.05% 17-丙酸氯倍他索软膏,分别治疗 127 名患慢性局限性特应性皮炎或慢性单纯苔藓患者。采用卤倍他索丙酸酯组（即超强效激素外用组）治愈率为 65.1%,采用丙酸卤倍他索组（较弱外用激素组）治愈率为 54.7%。成功率、治疗起效及不良反应对两个治疗组来说是相似的。

（2）多塞平霜：Drabe 等进行一项多中心、双盲试验,用于评价 5%多塞平霜的安全性及止痒效果。其中单纯苔藓者（$n=136$）,钱币状湿疹者（$n=87$）,接触性皮炎者（$n=86$）。采用多塞平的患者瘙痒缓解明显优于安慰剂组。采用多塞平者,60%在 24 小时内瘙痒缓解,在研究结束时有效率为 84%。

（3）酮替芬：Kikindjanin 等报道以酮替芬治疗 17 名患神经性皮炎患者,剂量为 1mg 2 次/天。在 2 周内患者瘙痒减轻,平均 20 天患者瘙痒缓解。7~9 个月皮损消除。

（4）针灸：Yang 报道以针灸治疗 96 名局部神经性皮炎患者及 43 名全身泛发性神经性皮炎患者。一个疗程为 10 天,疗程之间停 3~5 天,有 81%的有效率及 14%改善率。

（5）外科切除：Porter 等报道 2 例患有结节性神经性皮炎的患者外科手术切除阴囊部苔藓样变斑块后。皮损持续缓解时间超过 1 年。

第四节　人工皮炎

一、临床主要表现

1.人工皮炎又称"自残"。患者用机械的、物理的或化学方法将自己皮肤损伤。

2.患者可有癔症性人格或外观正常,但多疑和敏感。

3.因患者常隐讳其自伤皮肤的行为,易造成诊断的困难。

4.患者常有与皮疹情况符合的主诉,如剧烈瘙痒等。

5.体检。

(1)皮疹:可见于身体任何部位,以右手易触到部位较多,惯用左手者侧肢体损害多。种类不一,有指甲剥挖或锐器刮伤的表皮剥脱、溃疡,或化学灼伤引起的红斑、水疱、大疱,或条形点滴状损害,大多境界清楚,呈几何图形。

(2)由于继发感染可伴淋巴结肿大。

(3)有的患者不同于常人的行为及谈吐。

二、诊断与鉴别诊断

根据临床主要表现及辅助检查诊断。需要鉴别的疾病主要有瘙痒症、神经性皮炎。

三、治疗

1.暗示疗法,给予带有某种感觉性的药物如钙剂静脉注射、普鲁卡因穴位封闭等。

2.耐心开导,纠正患者心理及精神异常状况,逐步克服"自残"行为。

3.皮肤损伤对症处理。

4.必要时进行精神科咨询。

5.有的需给镇静剂。

第五节 寄生虫病妄想

一、临床主要表现

1.患者有一种固定观念,认为有寄生虫侵扰自己的皮肤,而有过分焦虑与不适感。

2.诉说的症状是瘙痒或有虫蛀皮肤,来诊时挑下的皮屑或随时剥下皮屑以示有虫藏在皮内。

3.发病一般为中年或老年,表面观察其谈吐认真,教育良好。

4.多属思维障碍与强迫观念。

5.皮肤有时可见脱屑或有轻度抓痕。

二、诊断与鉴别诊断

根据临床主要表现诊断。需要鉴别的疾病主要有瘙痒症、人工皮炎。

三、治疗

1.鼓励患者树立治愈疾病信心,消除紧张感。

2.建议除有条不紊的工作外,应积极参加文化体育活动和适当劳动。

3.暗示疗法。

4.给适当镇静剂。

5.治疗困难者,应请精神科医生会诊,使患者接受精神病治疗。

6.病情顽固者可试用氟西汀(百优解)。

第十四章　遗传性皮肤病

第一节　毛囊角化病

一、概述

毛囊角化病又称 Darier 病,是一种慢性毛囊角化性皮肤病,特征性损害为针尖至豌豆大的坚实性丘疹,表面有油腻性结痂,皮疹中央剥除痂皮可见小凹陷。此病有时可引起瘙痒,极少数患者可引起毛囊脓疱。常开始于 10~20 岁,男女发病率相等。

二、病因

本病可能是一种常染色体不规则显性遗传性皮肤病;系由于染色体 12q23-q24.1 上的 *ATP2A2* 基因的突变导致,也可能与维生素 A 代谢障碍、内分泌失调等有关。

三、临床特征

①患者出生时无皮疹,一般 8~16 岁发病,5 岁前发病少见。流行病学研究显示患病率估计在 1/100 000~1/30 000,存在种族差异性,其中以苏格兰西部人群发病率最高。71%的患者有家族史,无家族史的散发患者亦不少见,男女患病率相等。②损害为正常肤色针头或粟粒大丘疹,好发于皮脂溢出部位,如头皮、前额、鼻唇沟、颈、前胸、腋下等,迅速变成油腻性、灰褐色或污黑色丘疹。丘疹可融合形成增生性疣状斑块,常有脓性分泌物和特殊气味。黏膜损害不常见。10%的患者表现为掌跖角化,在掌跖部可发生点状角化或弥漫性增厚,常有甲损害。一些家系中可以同时患有其他的一些神经、精神性疾患如癫痫、智力发育迟缓等。③皮疹往往对称而广布,部分可出现大疱性皮损。皮损也发生在无皮脂腺部位(掌跖)和无角化上皮部位(黏膜、角膜、下颌下腺),出现掌跖角化及甲下角化过度,还可累及口咽、食管、喉和肛门直肠黏膜。④局限型毛囊角化病,皮疹沿Blaschko 线局限性或带状分布,躯干为其好发部位,大多呈线状,如发生于躯干以外部位,可活检明确诊断。⑤皮疹多夏重冬轻,热、紫外线、潮湿、摩擦可加重病情。极少数皮损可继发鳞状细胞癌。

四、病理检查

①特殊形态的角化不良,形成圆体和谷粒;②基底层上棘层松解,形成基底层上裂隙与隐窝;③被覆有单层基底细胞的乳头,即"绒毛"向上不规增生,进入隐窝和裂隙内;④可有乳头瘤样增生、基层肥厚和角化过度,真皮呈慢性炎症性浸润。基因诊断:*ATP2A2*基因突变。

五、鉴别诊断

需要与黑棘皮病、融合性网状乳头瘤病、脂溢性角化、暂时性棘层松解性皮病等进行鉴别。主要依据发病的年龄、部位、皮损类型、皮损质地等做出判断。

六、防治

1.治疗

（1）全身治疗

1）维A酸类：异维A酸0.5~1mg/（kg·d），阿维A酸0.5~1.0mg/（kg·d），每日3次。注意观察药物不良反应。育龄女性慎用。

2）维生素A：每日10万~20万IU（儿童每日10万IU），分3次口服。

3）其他：泼尼松每日30~40mg。光敏患者可服用氯喹等。

（2）局部治疗

1）角质溶解剂：5%水杨酸软膏、10%硫黄软膏等。

2）维A酸制剂：0.025%~0.1%维A酸软膏等。

2.预防　避免烈日暴晒与热刺激，保持局部清洁，减少局部摩擦。注意卫生，局部外用润肤剂。家族内成员婚育前要进行遗传咨询。

第二节　汗孔角化症

一、概述

汗孔角化症为一种常染色体显性遗传的慢性进行性角化不全性皮肤病。播散、表浅性光照性皮损分布较广泛，多见于暴露部位，可能和日晒有关。本病男性多见，初发于幼年期，也有一部分患者成年期发病。

二、病因

一般认为本病是一种常染色体显性遗传性疾病，在一家中常有几位患者，往往连续发生于好几代。有人统计12例，6例有家族史，其中1例的家族史可以追溯到五代。但有些散发的病例并无明显的家族史。

播散表浅性光照性汗孔角化症虽是常染色体显性遗传的疾病，但好发生于暴露部位，日光对本病有明显的影响。虽然与日晒有关，但可发生于非暴露部位。接受免疫治疗的患者，丙型肝炎病毒（HCV）、人类免疫缺陷病毒（HIV）感染者中本病的发生率较高，考虑和感染有密切的联系。

三、临床表现

初起皮损为角质小丘疹，以后逐渐向外扩展形成环形、地图形或不规则形的边缘清楚的斑片，边缘往往呈堤状，有沟槽的角质突起，灰黄或淡褐色，中央部分轻度萎缩而干燥平滑，毳毛也完全不见，而毛囊口所在处常有针头大的角质小点，如此皮损可以比喻为群山环绕的一片陆地。有时皮损颜色较暗，边缘更黑而像一圈缝线。

皮损好发于四肢（尤其是手、足部）、面部、颈部、肩部及外阴，也可累及头皮及口腔黏膜，不同的部位有不同的临床表现。当皮损发生于足趾背侧等常受摩擦的部位时，角质边壁常很显著,而发生于足趾之间时往往和软鸡眼差不多。如果发生于面部,边缘常为线状而不太隆起,发生于腋窝等较为柔嫩的部位时角化萎缩的现象往往都不显著。有时,踝部等处皮损有很厚的角质而与疣状痣相似。口腔黏膜偶然发生损害,边缘浸渍而成乳白色。皮损的大小和数目不定,少则 1~2 个,多则成十成百。

汗孔角化症多半发生于男性,常在幼年时期出现,有的到成年以后才有本病。皮损往往持续存在,以后逐渐扩大而不消失。患者没有自觉症状。临床经典的为斑块型,还有一些异性:如浅表播散型、单侧线状型、播散性浅表性光照性汗孔角化症、显著角化过度型、炎性角化型、掌跖泛发型、点状汗孔角化症、丘疹型、疣状斑块型和混合型。

播散性表浅性光照性汗孔角化症发生于四肢末端伸侧及面部,是淡红褐或褐色圆锥形丘疹,直径 1~3mm,容易误以为是光线性角化病。以后逐渐扩展成环形或多环形角质损害,边界清楚,直径可达 10mm 以上,甚至达 5cm 之多。皮损中央萎缩而略凹陷,色素增多或略发红,有时,环的内侧皮肤色素较淡,皮损周边是颜色较深的角质隆起。皮损主要分布于日晒部位,虽然与日晒有关,但可发生于非暴露部位。日光可使皮疹发痒,夏季时皮损往往显著扩展。本病皮损如发生破溃或增殖性病变,应考虑鳞状细胞癌的发生。

发生于跖部的散发性跖汗孔角化病(porokeratosis plantaris discreta)有疣样隆起的皮损,掌跖部位有多个较小皮损时可称为播散性掌跖部汗孔角化症(prokeratosis plantaris et palmaris disseminata),而多个损害散布于掌跖及躯干等处时可称为播散性汗孔角化症(porokeratosis disseminata)。有类似线状扁平苔藓的条状皮损时被称为条状汗孔角化症(porokeratosis striata),往往分布于身体的一侧。

四、组织病理

角化过度十分显著,棘细胞层肥厚。在汗腺口附近和损害边缘的角质厚壁处,角化过度和棘层肥厚现象尤其明显。角质层存在鸡眼样板(角化不全的细胞柱充满在返折的表皮中),鸡眼样板下方无颗粒层,棘层内细胞排列欠规则,有细胞质嗜酸性核深染的角化不良细胞,真皮浅层血管周围可见不同程度淋巴组织细胞浸润。

主要的病理特征是毛囊角栓,角栓中央有纵行排列成柱状的角化不全细胞,其下颗粒层几乎消失,下方的真皮内可见汗腺,皮损中央部分萎缩,角质层及棘层都变薄,但角化性损害的中央部分也有过度角化,肥厚角质层内角化不全细胞可排列成行。真皮浅层血管有炎症细胞浸润,主要为淋巴细胞。以后,胶原纤维及皮肤附属器都可萎缩。

五、治疗

外用 0.1% 维 A 酸软膏、10% 过氧化苯甲酰凝胶及脲嘧啶对单个皮损是有效的,可服用阿维 A、阿维 A 酯或异维 A 酸,1~2mg/(kg·d),治疗 2 周后开始出现疗效,2~3 个月疗效最明显(总剂量 4.5g 左右),但是疗效往往在服药期间有效,停药后复发,故推荐小剂量维持治疗。

必要时,对较小的损害可施行电干燥法、冷冻疗法及切除术。

六、随访

汗孔角化症易恶变为 Bowen 病、鳞状细胞癌、基底细胞癌等,常发生于经典斑块型与线状汗孔角化症大的、孤立的、长期存在的皮损,故应密切随访,对可疑病变的皮损尽早手术切除。家族内成员婚育前需进行遗传咨询。

第三节　着色性干皮病

一、概述

着色性干皮病(xeroderma pigmentosum,XP)是罕见的常染色体隐性遗传病,特征为皮肤的色素改变、萎缩、角化及癌变,病变主要发生在暴露部位。皮肤对 280~310nm 的光线极为敏感;易于发生光损伤和皮肤癌。XP 是第一个与 DNA 损伤修复缺陷有关的人类疾病。

二、临床要点

1.基本损害　为曝光处皮肤雀斑和干燥,继而有毛细血管扩张、血管瘤、脱色性萎缩斑、水疱、大疱、结痂、溃疡、疣状物和光化性角化病。严重者皮肤呈异色病样外观。

2.发病特征　一般在 6 个月至 3 岁时才发病。具有光敏性,对日光呈异常反应,晒斑反应加重、过度持久的红斑、持续数月的毛细血管扩张和色素沉着。

3.伴发皮肤肿瘤　易伴发恶性肿瘤,如基底细胞癌、鳞癌、恶性黑素瘤、纤维肉瘤和血管肉瘤,是患者死亡的主要原因。

4.眼病变　畏光、睑痉挛和非感染性结膜炎;角膜血管化、云翳、角膜炎和溃疡及角膜混浊,黄斑色素沉着、结膜黄斑和结膜胬肉。

5.神经异常　小头、发育差、智力障碍。

三、诊断与鉴别诊断

根据患者的临床表现临床诊断确立后,可用下述实验室检查方法来证实。

1.UV 敏感性的确定　可证实 A~G 型 XP 和 Cockayne 综合征(A、B 型)。

2.DNA 修复缺陷的测定　可鉴定出 A~G 型 XP。

3.UV 辐射后 RNA 延迟恢复(DNA 修复正常)的测定　可鉴定出 A、B 型 Cockayne 综合征。

本病应注意与雀斑、先天性皮肤异色病鉴别。

四、治疗处理

(一)治疗原则

终身防护避免日晒,应尽早避免日晒,使用遮光剂,适当选用外用内服药物,监测皮肤肿瘤的发生。

(二)基本治疗

着色干皮病的基本治疗见表14-1。

表 14-1 着色干皮病的基本治疗

治疗方法	具体措施
靶向治疗	修复 DNA 缺陷及皮肤对 280~310nm 的光线极为敏感和造成的损害,改善临床症状
严格避光	外用高 SPF 值遮光剂,避免未遮蔽的荧光灯和卤素灯,戴防护眼镜,穿防护衣帽,遮盖尽可能多的皮肤
局部治疗	含有 DNA 修复酶药物外用,外用氟尿嘧啶、咪喹莫特,皮肤磨削/皮肤削切、刮除术、电干燥法、冷冻、外科切除、Mohs 显微外科
眼科防治	眼干燥症用人工眼泪,闭眼困难用润滑软膏
系统治疗	口服异维 A 酸,异维 A 酸在 2 年治疗期内可使皮肤癌的数量减少 79%,补充钙剂、维生素 D(补偿避光后维生素 D 的不足)
DNA 修复酶	用细菌 DNA 修复酶 T4 核酸内切酶 V 脂质体(T4N5)导入,减少曝光角化和基底细胞癌
密切观察随访	3~6 个月行一次全面皮肤检查,早期发现和切除发生的皮肤肿瘤
其他	神经系统功能及神经系统听力检查,监测神经系统肿瘤

(三)治疗措施

1.严格避免日晒 在家里,应把未加防护的荧光灯泡替换为白炽灯或在荧光灯泡上放置塑料屏蔽,可大大减少周围的 UV 水平。推荐把所有的卤素灯替换为白炽灯,因为卤素灯放射大量的 UVB。尽量避免日晒并使用遮光剂,如 25% 二氧化钛霜和 5% 对氨基苯甲酸(PABA)液。

2.癌变组织处理 尽早切除皮肤癌症,磨削术、手术切除和氟尿嘧啶外用均可选用。

3.异维 A 酸 每日 2mg/kg 口服可有效地减少皮肤癌形成,但其不良反应妨碍了长期应用。

4.修复 DNA 治疗方法是用一种小噬菌体 T4 核酸内切酶——endo V 来促进 DNA 修复,其包裹在脂质体(T4N5)上。这种制剂使 UV 辐射后的正常人成纤维细胞的 DNA 修复合成增加了 30%,同时,其亦明显增加了辐射细胞的培养成活率。小鼠实验发现,局部应用 T4N5 脂质体制剂减少了 UV 诱发的皮肤癌。

(四)循证治疗步序

着色干皮病的专家推荐治疗步序见表 14-2。

表 14-2 着色干皮病的专家推荐治疗步序

项目	内容	证据强度
一线治疗	室内外防紫外线	C
	清除肿瘤样或癌前皮损	C

（续表）

项目	内容	证据强度
二线治疗	口服维 A 酸类	C
	外用氟尿嘧啶/咪喹莫特	E
	DNA 修复酶导入角质细胞中	B
三线治疗	磨削术/换肤	B

（五）治疗评价

目前只能对症处理,防护避光尤为重要,治疗措施不能根治本病。

1.维 A 酸　Kraemer 在口服维 A 酸类药物降低着色性干皮病患者皮肤癌发生的研究中发现,予 5 例患鳞癌或基底细胞癌的患者按 2mg/(kg·d)口服 13-反式维 A 酸,为期 1年。期间癌症的进展得以控制,但在停药后出现反弹。Anolik 报道在予 1mg/(kg·d)的反式维 A 酸口服治疗 3 名着色性干皮病患者时出现 NK 细胞活性下降,而 0.5mg/(kg·d)给药组 3 位患者则无此表现,NK 细胞功能无变化。

2.咪喹莫特　同胞兄妹诊断为着色性干皮病,口服维 A 酸对肿瘤无效。使用 5% 咪喹莫特乳膏治疗数月,开始为每周 3 次。新发肿瘤均减少且多发性基底细胞癌消退。

3.外用 T4N5 软膏　Yarosh 报道在一组随机双盲的研究中,20 例着色性干皮病患者予外用 T4N5 软膏治疗 1 年,与对照组 8 位仅予脂质体软膏而无酶加入的患者相比,在降低暴露于日光下所致的光化性角化过度及基底细胞癌方面均有显著效果。

五、随访

早期发现可疑恶变细胞,早期手术切除。鳞癌和黑素瘤广泛转移是患者死亡重要原因,许多患者也因易发生感染而死亡。家族内成员婚育前需进行遗传咨询。

第四节　鱼鳞病

一、概述

鱼鳞病是一种以皮肤干燥、伴有鱼鳞状鳞屑为特征的遗传性角化障碍性皮肤病,以皮肤鳞屑过度堆积为特征。临床上分为寻常型鱼鳞病、性连锁鱼鳞病、板层状鱼鳞病、表皮松解角化过度症、火棉胶婴儿。

二、临床提要

1.寻常型鱼鳞病(ichthyosis vulgaris)　也称为单纯型鱼鳞病、光泽鱼鳞病、干皮病,为具不全外显率的常染色体显性遗传病。临床最常见,常染色体显性遗传,发病与表皮中丝聚合蛋白减少甚至缺失有关,基因定位为 1q21.3,出生后 3~12 个月发病,冬重夏轻。典型表现为淡褐色至深褐色菱形或多角形鳞屑,紧贴皮肤上,边缘轻度游离。掌跖角化、线状皲裂和掌纹加深。对称分布于背及四肢伸面,屈侧常不受累,部分随年龄增加可改善。组织病理示表皮角化过度,毛囊角栓,颗粒层变薄或缺如。

2.性连锁鱼鳞病(X-linked ichthyosis) 较少见,性连锁阴性遗传,女性杂合子常发病,但男性较重,1岁之前发病。皮损类似寻常型鱼鳞病,但病情较重。鳞屑呈褐色、厚、大、黏着强性。皮损不随年龄增长减轻,有时反而加重。以颈、面和头皮受累最重,躯干腹侧亦可受累。无掌跖角化过度,可伴有角膜点状浑浊、隐睾等。组织病理示表皮轻度增生,颗粒层正常或稍厚;致密的板层样角化过度。

3.板层状鱼鳞病(lamellar ichthyosis) 以往称非大疱性先天性鱼鳞病样红皮病,常染色体隐性遗传,出生后或生后不久发病。全身弥漫潮红,上有大片灰棕色或灰白色菱形或多角形鳞屑,中央黏着,边缘游离,鳞屑厚如板状或铠甲。掌跖角化过度、眼睑外翻,可持续终生。组织病理示表皮角化过度,灶性角化不全,颗粒层和棘层增厚,表皮突延长,毛囊口角栓。

4.火棉胶婴儿(collodion baby) 出生时即有,火棉胶样外壳覆盖全身,此膜光亮紧张无弹性,常使下睑和唇外翻。火棉胶薄膜在生后立即开始脱落,于15~30天全身脱屑。本病可见于其他鱼鳞病中。与丑胎相比,死亡率较低。

5.丑胎(harlequin fetus) 又称胎儿鱼鳞病(ichthyosis fetalis),为常染色体隐性遗传。出生时即有僵硬的铠甲包被体表,严重的睑、唇外翻,面部变形,耳郭缺乏和末节指(趾)骨坏疽。铠甲由2~5cm大小的黄褐色角化性斑块组成,黏着牢固;其在生后不久破裂,形成深达真皮的裂隙,是火棉胶婴儿的重型,极罕见。大多数为死产或生后数天至数周内死亡。长期存活者生长发育迟缓。

6.表皮松解角化过度症(epidermolytichyperkeratosis) 又称大疱性先天性鱼鳞病样红皮病,是常染色体显性遗传,出生时即有皮肤发红或角化过度,上有松弛水疱、湿润、触痛和表皮剥脱。以后不再发生,为厚层的角化性疣状或嵴状鳞屑,掌跖增厚。好发于四肢屈侧或皱襞部位,呈"豪猪样"外观,常继发感染,严重时可伴发败血症、电解质失衡乱而导致死亡。组织病理见表皮松解性角化过度,颗粒层增厚。细胞内水肿致表皮细胞松解,可见网状空泡化。

三、治疗处理

(一)治疗原则

鱼鳞病长期存在或为终身疾病,目前不能彻底治愈,治疗的原则是咨询、指导、保护,适当选用外用和内服药物,减轻症状,提高生活质量。

(二)基本治疗

鱼鳞病的基本治疗见表14-3。

表 14-3　鱼鳞病的基本治疗

治疗方法	具体措施
靶向治疗	调整表皮细胞动力学,恢复正常分化,软化和减轻潴留性角化,增加水合能力,改善临床症状
基因治疗	期待未来针对基因突变的靶向治疗,如导入基因矫正和治疗性连锁鱼鳞病
局部治疗	
保湿剂/润滑剂	单纯霜、复方甘油、鱼肝油软膏、维生素 E 软膏
角质剥脱剂	乳酸、乳酸铵洗剂、水杨酸(大面积可致中毒)、尿素软膏、丙二醇霜
维 A 酸制剂	0.1%维 A 酸霜、他扎罗汀、阿达帕林
其他	卡泊三醇、他克莫司软膏
系统治疗	异维 A 酸、阿维 A,利阿唑(减缓表皮增殖,减少鳞屑)
特殊处理	如火棉胶婴儿,可置于育儿箱内,保持湿度,防止裂隙处感染

(三)治疗措施

1.各型鱼鳞病一般治疗　洗澡后立即吸干水分,在 5 分钟内给皮肤涂上润滑油,防止过多的水分丢失。试着用几种润滑油,并比较它们,选用适合的,以保持皮肤湿润。

对症和外用药物为主,局部治疗主要依靠润肤剂和角质松解剂、卡泊三醇,维 A 酸类药物,对于某些类型,抗炎药物如局部的糖皮质激素和钙调磷酸酶抑制剂也可应用。应该预见和治疗皮肤的重复感染。眼睛的护理应设法阻止睑外翻及角膜病变。处理外耳道物质的积聚,因其可导致听力的损伤。

2.寻常型鱼鳞病　仅对症处理。润肤剂和温暖、潮湿的大气环境可改善病情。10%乳酸铵软膏疗效显著,亦可用卡泊三醇软膏(50μg/g),10%~15%尿素霜(增加角层中水分)或软膏,3%~5%水杨酸软膏,0.1%维 A 酸霜或软膏,30%鱼肝油软膏或 40%丙二醇水溶液外搽。凡士林、矿物油亦可选用。严重者可服维 A 酸类药物。忌用碱性强的肥皂洗澡,以免加重皮肤干裂。

3.性连锁遗传鱼鳞病　润肤剂和温暖、潮湿的大气环境可改善角质层水合,有益于治疗。40%~60%丙二醇外用后,聚乙烯薄膜封包过夜,每周数次可获良好的疗效;α-羟酸亦有效。维 A 酸口服治疗一般并无必要。

4.板层状鱼鳞病/火棉胶婴儿　育儿箱应保持湿度,并预防裂隙处感染,避免使用角质溶解剂。表皮剥脱阶段,用单纯性润肤剂最好。外用维 A 酸可减少鳞屑,联合应用糖皮质激素可减轻刺激和加强疗效。丙酮酸和 α-羟酸亦是有效的局部脱屑剂。卡泊三醇软膏(50μg/g)每日 2 次外用,共 12 周,每周最大剂量为 120g,疗效较好。口服异维 A 酸[1~2mg/(kg·d)]或阿维 A[1mg/(kg·d)]可显著减少鳞屑。

5.表皮松解角化过度症　治疗方法类似于板层样鱼鳞病,可以应用角质剥离剂,但应注意本病的表皮易于剥脱,局部应用容易吸收而产生系统性毒性。口服维 A 酸可改善病情,但能增加皮肤脆性。有学者建议新生儿使用广谱抗生素直至病原菌培养阴性。

6.丑胎　丑胎的治疗类似于火棉胶婴儿。维 A 酸促进异常鳞屑的松动和脱落,异维 A 酸或阿维 A 均可应用。长期存活者的智力发育似为正常,但生长迟缓。

(四)循证治疗步序

鱼鳞病的治疗步序见表 14-4。

表 14-4　鱼鳞病的治疗步序

项目	内容	证据强度
一线治疗	湿化作用:增加环境的湿度/浸泡	E
	润滑作用:使用溶液、霜剂、软膏	B
二线治疗	角质松解剂(水杨酸、尿素、乳酸)	A
	外用维 A 酸(他扎罗汀)	C
	外用卡泊三醇	C
三线治疗	阿维 A	B
	口服利阿唑(维 A 酸代谢阻滞剂)	B

(五)治疗评价

1.润滑/保湿剂润肤剂　是鱼鳞病的基础治疗。保湿剂有水合、增加表皮的弹性和恢复皮肤的屏障功能的作用,除去鳞屑,并可外用凡士林。

2.尿素霜　Ruster 等报道治疗 60 名 1～16 岁儿童,以 10%尿素霜加入 Laceran(商标名)中与单独用 Laceran 比较。8 周之后含有尿素霜治疗组,有 78%患者症状改善,而单独使用 Laceran 则有 72%患者改善。

3.他扎罗汀　Hofmann 等报道以 0.05%他扎罗汀凝胶治疗 12 名非同种基因的成人先天性本病患者,与 10%尿素霜比较,70%的患者疗效良好。病情缓解可长达 2 个月。唯一的不良反应是局部的刺激性。

4.卡泊三醇　Kragballe 等报道以卡泊三醇治疗 67 名角化异常患者与安慰剂对照,2 次/天,持续 12 周(剂量可用至 120g/w)。患者症状得到改善。对掌跖角皮病及毛周角化患者无效。

5.口服维 A 酸类药物　是治疗大多数鱼鳞病患者最有效的方法。Haenssle 报道了一例 42 岁男性,常染色体遗传的板层状鱼鳞病,服用维 A 酸类药物后,皮肤症状明显减轻,出汗增多,温度调节功能显著改善。Vanhouter 报道 32 例患者被随机分配至利阿唑和阿维 A 治疗组,利阿唑每次 75mg,每日 2 次;阿维 A 早服 10mg,晚服 25mg。12 周后评估治疗效果,结果显示利阿唑组 15 名患者中的 10 名和阿维 A 组 16 名患者中的 13 名症状明显改善。维 A 酸类药物相关不良反应多为轻至中度,而利阿唑组相对更少。

6.继发感染　皮肤屏障功能受到破坏,常致感染。除了细菌感染,病毒和真菌(特别是皮肤癣菌)感染常见,在眼睑外翻的情况下眼部经常感染,应该由眼科医生参与角膜护理。耳朵常常被细胞残骸堵塞,需要定期清洁。

第五节　黑棘皮病

黑棘皮病(acanthosis nigricans)是以皮肤角化过度、色素沉着及乳头瘤样增生为特征的皮肤病,皮损好发颈、腋窝、乳房下及腹股沟等皱褶部位。

一、临床要点

1.基本损害　①皮肤角化过度,皮肤粗厚;②色素沉着,呈灰褐色或黑色;③乳头瘤样增生,小突起,外观似天鹅绒样。皮纹加深、皮肤皱起。

2.发病特征　皮损好发于颈、腋窝、乳房下和腹股沟等皱褶部位,但其他部位及黏膜亦偶可受累。

3.临床分型

(1)遗传性黑棘皮病:良性黑棘皮病,常在婴儿期或儿童早期发病。

(2)假性黑棘皮病:是肥胖症的良性及可逆性并发症。本型或有胰岛素抵抗和内分泌改变。大约10%的肾移植患者可出现黑棘皮病。

(3)药物诱发的黑棘皮病:烟酸、夫西地酸、口服避孕药。

(4)综合征型黑棘皮病:伴发于多种综合征中,黑棘皮病可以发生于多种综合征,如Bloom综合征、Alstrom综合征、共济失调毛细血管扩张症、Costello综合征、MORFAN综合征(智力发育不全、生长过度、面部异常和黑棘皮病)、Beare-Stevenson回状皮肤综合征。

(5)恶性黑棘皮病:可发生于内脏癌症之前(18%)、同时(60%)或之后(22%)。多数为腺癌,来自胃肠道、胆道、食管、肾、膀胱、支气管和甲状腺。牛肚掌为本病特征,表现为掌部天鹅绒样增厚,皮纹显著。95%见于癌症患者,77%同时伴有黑棘皮病。

4.组织病理　各型的组织表现相似,表现为表皮角化过度、轻度棘层肥厚和真皮不规则乳头瘤样增生。

二、治疗处理

1.治疗原则　判明黑棘皮病的型别,区分良性或恶性;针对各型黑棘皮病的病因进行治疗;而黑棘皮病皮损则外用角质溶解剂和内服维A酸类。

2.基本治疗　黑棘皮病的基本治疗见表14-5。

表14-5　黑棘皮病的基本治疗

治疗方法	具体措施
靶向治疗	抑制角化形成细胞明显增殖,减轻角化过度、棘层肥厚和乳头瘤样增生;依据各型而全身的靶向治疗不同
恶性型	检测和治疗内脏恶性肿瘤
良性型	一般不需治疗,肥胖者减肥,或治疗内分泌病,皮损仅美容处理
药物型	停用致敏药物,如烟酸、烟酰胺、睾酮、避孕药、三嗪苯酰胺、己烯雌酚、重组生长激素

（续表）

伴发病治疗	高胰岛素血症(糖尿病)、肾移植后黑棘皮病(10%)
局部治疗	外用维A酸类、角质溶解剂、足叶草酯、咪喹莫特、CO_2激光消融术、长脉冲绿宝石激光
系统治疗	阿维A、阿维A酯、赛庚啶

3.治疗措施

(1)恶性黑棘皮病:对恶性型黑棘皮病的治疗是找出并除去致病的恶性疾病。早期诊断和早期治疗恶性肿瘤可以挽救生命。

(2)假性黑棘皮病:伴有肥胖的患者通常随体重恢复正常而病情改善。如果伴有内分泌病,必须同时予以治疗。该病发生于有或无内分泌疾病的肥胖者,也可发生于肢端肥大症和巨人症、Cushing综合征、糖尿病、甲状腺功能减退症、Addison病、雄激素增多症、生殖腺功能不全综合征和各种已知的胰岛素抵抗性疾病。这些疾病均应相应治疗。

(3)药物性黑棘皮病:细心询问病史,对可疑药物如烟酸、避孕药、烟酰胺、己烯雌酚、三嗪苯酰胺(triazinate)、糖皮质激素等应停止使用致病药物,皮损亦会逐渐平伏消失。

(4)遗传性良性黑棘皮病:试用阿维A酯。

(5)皮肤损害:局部外用角质溶解剂或足叶草酯,0.1%维A酸凝胶,系统服用阿维A酯和维A酸。皮损症状肥厚者可试用咪喹莫特。乳头瘤状可用冷冻或激光治疗。

4.循证治疗步序 黑棘皮病的治疗步序见表14-6。

表14-6 黑棘皮病的治疗步序

项目	内容	证据强度
一线治疗	治疗潜在疾病	E
	口服异维A酸	E
	外用维A酸/乳酸铵	E
二线治疗	口服避孕药、手术整平法	E
	外用他扎罗丁/卡泊三醇	E
	二氧化碳激光/连续波长CO_2激光	E

5.治疗评价

(1)治疗潜在疾病:Rendon等报道1名患有SLE及B型胰岛素抵抗综合征女性患者,经口服糖皮质激素及皮下注射胰岛素后本病完全缓解,患者循环中抗胰岛素抗体也消失。

(2)异维A酸:Katz等报道1名33岁肥胖的多毛发的女性糖尿病患者,以口服异维A酸治疗[2~3mg/(kg·d),持续4个月]带来本病症状的缓解。停用维A酸后复发,需长期维持治疗。

第十五章 物理性皮肤病

第一节 夏季皮炎

一、概述

夏季皮炎又名夏令皮炎,是夏天的多发病、常见病,是由于气候炎热引起的一种季节性的炎症性皮肤病,常在 6~8 月份发病。

1.病因 出汗是人体在夏天散热、排泄的主要渠道,在高温天气,人体汗液可达到每小时 3~4L,而汗液中水分占 99%,剩余的 1% 中一半是以钠、钾为代表的无机盐,一半是尿素、乳酸、氨基酸代谢的有机物。这些无机盐、有机物都不是正常存在于皮肤表面的物质,当水分蒸发以后,这些会滞留在皮肤上,量一多、时间一长,就会对皮肤形成刺激,导致皮肤炎症。

2.临床特征 夏季皮炎好发于中年偏胖的女性。皮损对称发生于躯干、四肢,尤以小腿伸侧为甚。初起皮损为大片鲜红色斑片,红斑上有密集针头至粟粒大丘疹、丘疱疹,瘙痒明显,并伴有灼热感。搔抓后常出现抓痕、血痂,消退后留下色素沉着。久之皮肤粗糙增厚。天气转凉后可自然减轻或消退。可每于该季节时反复发生。根据本病有明显季节性,皮疹为大片红斑基础上的丘疹、丘疱疹,有剧痒,天气转凉后可自然减轻或消退等特点,易诊断。需与痱子、夏季瘙痒症等鉴别。

二、防治

1.局部治疗 外用肤疾洗剂外洗后外涂 1% 薄荷炉甘石洗剂、1% 薄荷乙醇或糖皮质激素外用制剂,效果满意。

2.全身治疗 氯雷他定 10mg,口服,每日 1 次;左西替利嗪 5mg,口服,每日 1 次。

第二节 痱子

一、概述

1.病因 痱,俗称痱子,是在高温潮湿环境下机体出汗过多引起的丘疹、水疱性皮肤病。环境中气温高、湿度大,出汗过多不易蒸发,汗液使表皮角质层浸渍,汗腺导管口闭塞,汗腺导管内汗液潴留后内压增高而发生破裂,外溢的汗液渗入并刺激周围组织而于汗孔处发生丘疹、丘疱疹和小水疱。

2.临床特征 根据发病特点,临床上分为以下 4 型。

(1)晶形粟粒疹(miliaria crystalline):又称白痱,是汗液溢出在角质层内或角质层下,皮损为非炎症性针尖至针头大、浅表性小水疱,壁极薄,清凉,无红晕,干涸后有极薄的细小鳞屑。多见于高热并有大量出汗、长期卧床、过度衰弱的患者。皮损好发于颈、躯干部,有自限性,一般无自觉症状。

(2)红色粟粒疹(miliaria rubra):又称红痱。汗液溢出发生在表皮稍深部。夏季多见,急性发病。基本损害为成批出现的圆而尖形的针头大小密集的丘疹或丘疱疹,有轻度红晕。皮疹消退后有轻度脱屑。好发于手背、肘窝、颈、胸、背、女性乳房下及小儿头面部、臀部等处。自觉轻微烧灼及刺痒感。

(3)脓疱性粟粒疹(miliaria pustulosa):又称脓痱。在痱子顶端有针头大小的浅表性小脓疱,疱内容物常无菌或为非致病性球菌。好发于皱襞部位,如四肢屈侧和阴部,小儿头部也常见。自觉轻微烧灼及刺痒感。

(4)深部粟粒疹(miliaria profunda):又称深痱。汗管在真皮上层特别是表皮和真皮交界处破裂,形成密集的与汗孔一致的非炎症性皮肤色的水疱,无光泽。出汗刺激后增大,不出汗时皮疹不明显,刺破后有透明浆液流出。常见于严重且反复发生红痱的患者,好发于躯干和四肢,面部和掌跖不受累。皮疹广泛时,除面部、腋窝、手足等代偿性出汗增多,其他汗腺基本丧失功能,导致全身皮肤出汗减少或无汗,临床可出现热带汗闭性衰竭或热衰竭,患者有疲劳、眩晕、头痛等全身症状。

本病需与夏季皮炎鉴别,后者发病有明显的季节性,皮疹为大片红斑基础上的丘疹、丘疱疹,有剧痒。

二、防治

1.局部治疗 局部可用清凉粉剂如痱子粉外扑,或用清凉止痒洗剂如1%薄荷炉甘石洗剂、1%薄荷醑;脓痱则外用2%鱼石脂炉甘石洗剂。当气候凉爽时,皮疹可迅速自愈。

2.全身治疗 于体虚多汗者可给全身支持疗法,如补充蛋白质、纠正贫血等。继发感染者可口服或肌内注射抗生素。

第三节 冻疮

冻疮(perniosis)是由湿冷所致的局限性皮肤炎症损害,是深秋初冬与早春季节的一种常见病,气候转暖后自愈,易复发。

一、病因及发病机制

本病是由冷引起的异常反应。因长期寒冷(0~10℃)、潮湿或冷暖急变时,局部皮下小动脉痉挛,久之血管麻痹而扩张,静脉淤血,血液循环不良致局限性组织浸润而发病。此外,自主神经功能紊乱、肢端血循环障碍、营养不良、贫血、内分泌功能障碍、慢性中毒、感染、鞋袜过紧、缺乏运动及局部多汗潮湿等均可助长冻疮的发生。遗传、职业因素起一定作用。

二、临床表现

损害为局限性淤血性暗紫红色隆起的水肿性红斑,境界不清,中央青紫,边缘呈鲜红色,表面光泽,质柔软。按之退色,去压后缓慢恢复红色。严重者可有水疱,疱破后形成溃疡。愈后存留色素沉着或萎缩性瘢痕。自觉局部胀痒,遇热后加剧,溃烂后疼痛。对称性好发于四肢末端,以手指、手背、面部、耳郭、足趾、足缘、足跟等处多见。常见于儿童、妇女和末梢血液循环不良者。每当冬季发作,经过缓慢,天暖自愈。

寒冷性多形性红斑(或称多形红斑型冻疮)为本病的一个特殊类型,皮疹多分布于四肢末端及面颊,呈多形性,可有典型的虹膜样皮疹,好发于青年女性,发病较急,病程较短,多于2~4周自愈。

另一种特殊类型的冻疮多见于较肥胖女性的股外侧部。皮损呈有特征性的蓝红色浸润性斑,偶可有继发性溃疡和常合并毛囊性角栓。这些损害完全与冷暴露有关,且在温暖环境中显著消退,国外发生者常有骑马嗜好。

三、诊断及鉴别诊断

根据寒冷季节发病、皮损的特征性分布及皮疹特点,除外其他内脏疾病后,即可诊断。某些内脏疾病,如系统性红斑狼疮、干燥综合征、冷球蛋白血症、冷纤维蛋白血症可发生冻疮样皮损,应注意寻找原发病。冻疮尚应与小腿红绀病相鉴别,该病见于成年妇女,两小腿青紫,皮肤冷厥,微肿,远端着色重,不破溃,无自觉症状,终年不退,与季节无关。

四、治疗

(一)全身治疗

1.血管活性药物改善微循环　常用药物有烟酸、硝苯吡啶、维生素E、丹参片等。方法:烟酸每次50mg,3次/天;硝苯吡啶20mg/d,服3天后改为20mg,2次/天,再服3天,然后早晨40mg、夜间20mg,维持2个月;复方丹参片每次3~5片,3次/天。对寒冷性多形性红斑,可口服大剂量维生素E,每日600mg。脑益嗪对微小动脉、静脉有扩张作用,可改善局部循环,成人口服25mg,3次/天,治疗冻疮有一定效果。

2.抗组胺药物　如赛庚啶对冷性异常反应效果较佳。

3.莨菪类药物　有实验报告阿托品、山莨菪碱对小血管具有双向调节作用,能解除血管痉挛,改善微循环,临床用于治疗冻疮有肯定的疗效。成人口服阿托品15~30mg,3次/天;山莨菪碱10~15mg,3次/天。有人将阿托品、山莨菪碱制成不同浓度的外搽剂、油膏、乳剂、涂膜剂等,局部涂搽。

(二)局部治疗

原则为软化浸润,改善血行,促进吸收,防止感染。

1.外用药　①未破者可选用10%樟脑软膏或樟脑乙醇、松节油、猪油蜂蜜软膏(猪油30%,蜂蜜70%)、冻疮软膏1号等外涂,或者用紫色消肿膏及辣椒酊;②已破溃者可用红霉素软膏、四环素软膏、百多邦软膏,或用10%硼酸软膏、10%鱼石脂软膏、冻疮膏1号、化毒散软膏等。有糜烂和溃疡的重症冻疮,首先用生理盐水反复清洗创面,然后涂敷呋喃西林霜或新霉素霜,用无菌纱布包扎,换药至痊愈为止。

2.理疗　常采用红外线局部照射,近年报道应用氯氖激光、TDP 治疗器、热辐射器、恒磁场、高分子驻极体(电子伤筋膏)敷贴,以及直流电、水浴疗法都获得了不同程度的疗效。激光穴位照射可取穴足三里、复溜、血海,穴位照射后,再对冻疮局部行散焦普遍照射。浸石蜡疗法亦是一种简便易行的有效方法。

3.药物手套　用于防治冻疮。将中药桂枝、肉桂等研粉,辅以润肤的羊毛脂、凡士林等做基质,经一定程序加工后装入手套背面特制的夹层中。这些药物性热味辛,具温通经络、祛寒止痛的功用,在手部肤温作用下缓慢释放,渗透到手背皮肤,从而使冻疮得到治疗。临床防治冻疮总有效率达 85.9%。

第四节　日晒伤

日晒伤又称日晒性皮炎、日光皮炎及晒斑,是由于强烈日光(主要是 290～320nm 中波紫外线)照射局部出现的急性光毒性皮炎。皮肤反应程度因照射时间、范围、环境因素及肤色不同而有差异,热可以增加机体对紫外线的敏感性,本病的发病也与个人的易感性有关,多见于春末夏初。高原居民、雪地勘探或水面作业者发病较多。

一、临床主要表现

1.由日光的中长波长紫外线(280～320nm)过度照射后,照射部位皮肤发生的光毒性反应。

2.常发于春末夏初,发病轻重与光线强度、照射时间、皮色深浅及体质有明显关系。

3.经 4～8 小时潜伏期发生弥漫性红斑,伴水肿,可发生水疱、大疱,自觉灼热、刺痛感。

4.一般日晒后次日病情达高峰,大面积日晒伤可有全身不适、发热、头痛、恶心、结膜充血、眼睑水肿。

5.有的患者于日晒伤后诱发单纯疱疹,红斑狼疮,或使白癜风、酒渣鼻加重。

6.体检发现,暴露于日光部有境界清楚的红斑,鲜红到深红色,上有水疱或大疱,疱壁紧张,内容为淡黄色浆液,疱破糜烂,干后结薄痂,留色素沉着或减色斑,并有大片脱屑。

7.严重者可有结膜充血、体温升高、血压降低(休克)。

二、实验室检查

血液嗜酸性粒细胞和血清铁增加,红细胞沉降率加快,少数患者尿卟啉反应可呈阳性。

三、鉴别诊断

1.接触性皮炎　有接触刺激物病史,与日晒无关。可发生于任何季节,发疹发生于接触部位,自觉痛痒。

2.烟酸缺乏症　除日晒外,非暴露部位也有皮疹,常伴有神经系统和消化系统的症状。

四、防治

(一)预防

本病应经常参加户外锻炼,提高皮肤对日光的耐受性。外出采取各种遮阳措施,如打伞,外涂5%二氧化钛霜、10%氧化锌霜等。

(二)治疗

1.局部治疗 以消炎、镇痛为原则。

(1)用2.5%消炎痛溶液(纯乙烯醇、丙二醇、二甲基乙酰胺,比例为19∶19∶12)外搽。

(2)大疱、渗出液多时,可用2%~4%硼酸溶液、牛奶液(牛奶和水50∶5)或生理盐水(一茶匙盐溶于500~600mL水中)等溶液进行湿敷,每次15~20分钟,每日2~3次,直到水疱干涸。大部分水疱可不必处理。

2.全身治疗

(1)抗组织胺药:用于刺痒性日晒伤。赛庚啶2mg,每日3次,口服;马来酸氯苯那敏(扑尔敏)4~8mg,每日3次,口服;氯雷他定(息斯敏)10mg,每日1次,口服。

(2)镇痛药:阿司匹林1g每日3次,口服;对乙酰氨基酚(扑热息痛)0.25~0.5g,每日3~4次,口服。

(3)皮质类固醇激素:严重的晒伤可用泼尼松10mg,每日3次,口服,用2~3天,但要在晒伤36小时后或更短时间内应用,有减轻红肿热痛的作用。

第五节 手足皲裂

一、概述

本病是由于各种原因所致的手足部皮肤干燥和线状裂隙,伴有疼痛,严重者可影响患者的日常生活和工作。多见于老年人及女性。手足皲裂是否为一独立疾病,看法不同:一些人手足皲裂并非一独立疾病,而是一种继发性损害;但另一些人根据本症在某些工厂和农村中发病率较高,且无原发病可查,认为手足皲裂系独立疾病。本病好发于皮肤角层厚或经常摩擦的部位,如指屈面、手掌、足跟、足跖外侧等。

1.病因 本病的发生与表皮增厚、干燥、外界刺激及局部活动有关。手足掌部皮肤无皮脂腺,角质层较厚,并在反复活动中发生保护性增厚,在正常情况下不会发生皲裂。但到冬季,气候干燥寒冷,汗腺分泌减少,皮肤干燥,皮肤角质增厚,又缺乏皮脂滋润,再加上各种物理性、化学性和生物性因素的刺激和摩擦,掌皮较厚的皮肤变干变脆,失去弹性,当局部活动或牵拉力较大时,即可将其拉破而产生皲裂。另外,某些皮肤病如鱼鳞病、手足癣、冻疮等均可在病理条件下发生皲裂。总之,手足皲裂的发生与局部皮肤的解剖生理学特点及多种外在因素有关,也与全身状况有一定关系。

2.临床特征 好发于秋冬季节。皮疹分布于指屈侧、手掌、足跟、足跖外侧等角质增厚或经常摩擦的部位。表现为沿皮纹发展的深浅、长短不一的裂隙。自觉症状可以无任何感觉到轻度刺痛、中度触痛乃至灼痛,主要取决于皲裂的深度和范围。根据皲裂的深浅程度,一般可分为 3 度。

Ⅰ度:皮肤干燥有皲裂,但仅限于表皮,无出血、疼痛等症状。

Ⅱ度:皮肤干燥,裂隙由表皮深入真皮,有轻度刺痛,但不引起出血。

Ⅲ度:皮肤干燥,裂隙深达真皮和皮下组织,常引起出血和触痛或灼痛。

本病须与手足湿疹、掌跖角化病、手足癣、鱼鳞病等鉴别。

二、防治

①15%尿素软膏外搽;②1%尿囊素乳膏外搽,疗效明显优于 15%尿素软膏及单纯脂类;③愈裂贴膏:用药前先用热水浸泡患处,促使角质软化;如角质过厚者,在浸泡后将增厚角质用刀片削薄,然后按皮损大小剪取大于皮损面积的愈裂贴膏敷贴,每 2~3 天更换 1 次或每日 1 次;④甘油搽剂(甘油 60%,红花油 15%,青黛 4%,香水 1%和 75%乙醇 20%)外搽,每日 3 次,可在 3~7 天内使手足皲裂治愈。

第十六章　红斑丘疹鳞屑性皮肤病

第一节　多形红斑

一、概述

多形红斑是一种以虹膜状或靶形红斑为典型表现的急性炎症性皮肤病,常伴有黏膜损害,易反复发作。该病病因复杂,感染、食物、药物及物理因素(如寒冷、外伤、放射线、日光等)等均可导致该病的发生,单纯疱疹感染是最常见的因素。某些疾病如自身免疫性疾病、风湿热、恶性淋巴瘤等均可出现多形红斑样皮损。临床上将病因明确者称症状性多形红斑,病因不明者称特发性多形红斑。

二、临床表现

本病多发于儿童和青年女性,春秋季易发病,病程具有自限性,但易复发,起病较急,可伴有头痛、畏寒、发热、关节痛等前驱症状。皮损呈多形性,可有红斑、水疱、大疱、丘疹、斑丘疹、紫癜和风团等。根据临床表现,可分为以下几型。

(1)红斑-丘疹型:是最常见的一种类型,病情较轻。皮疹好发于面颈部和四肢远端伸侧,口腔及眼部黏膜较少受累。皮疹主要为圆形或椭圆形水肿性红斑,初起直径 0.5~1cm,颜色鲜红、境界清楚、逐渐向周围扩大,典型皮损为暗红斑或风团样皮疹中央呈青紫色或紫癜、水疱,形如同心圆状虹膜样损害或靶形损害,可融合成回状或地图状。伴有瘙痒或轻度灼热、疼痛。皮损 2~4 周可消退,遗留暂时性色素沉着。

(2)水疱-大疱型:常由红斑-丘疹型发展而来,多伴有全身症状。除四肢远端外,可向心性扩散至全身,口、眼及外生殖器黏膜亦可受累。渗出较严重时,皮疹可发展为浆液性水疱、大疱或血疱,周围绕以暗红色晕。

(3)重症型又称 Stevens-Johnson 综合征,发病急骤,全身症状严重,皮损表现为水肿性鲜红色或暗红色斑疹,中央有靶形斑点或瘀斑,扩大迅速、融合、泛发全身,随后出现水疱、大疱或血疱,尼科利斯基征阳性。可累及多部位黏膜,如口鼻黏膜可发生糜烂,伴有明显疼痛;眼结膜充血、渗出,严重者发生角膜炎、角膜溃疡、全眼炎甚至失明;外阴肛门黏膜可出现红肿糜烂;呼吸道、消化道黏膜受累可导致支气管肺炎、消化道出血等。同时,亦可并发肝肾功能损害、坏死性胰腺炎等系统损害,继发感染引起败血症,若不能及时抢救,短期可进入衰竭状态,死亡率 5%~15%。

本病临床有以下特征:①任何年龄均可发生,但以青年女性为多,好发于春秋冬季;②发病突然,有头痛、低热、关节肌肉痛等前驱症状;③皮损好发于手、足背、面、颈部,对称分布,可累及黏膜;④病程具自限性,轻者 2~4 周,重者 3~6 周痊愈,常复发;⑤血白细胞增多、贫血、血沉快、嗜酸性粒细胞可增加等。若肝、肾受累出现肝酶升高、血尿、蛋白尿等。

三、组织病理

因临床类型不同有差异,基本改变为基底细胞液化变性,表皮角质形成细胞坏死。表皮下水疱形成,真皮上部血管扩张,血管周围淋巴细胞及少数嗜酸性粒细胞浸润。病理下可分为真皮型、表皮型和表皮真皮混合型三型。真皮型真皮乳头显著水肿,可形成表皮下水疱。真皮上部有显著的血管炎改变,血管周围有淋巴样细胞浸润,混有中性和嗜酸性粒细胞。表皮型早期表皮内多数角质形成细胞变性、坏死,胞质呈淡伊红色,核固缩和消失,严重者基底细胞发生液化变性,引起表皮和真皮分离。其上方表皮可发生大片坏死,仅角质层完好。有时表皮上部损伤严重而下部较轻,形成表皮内裂隙,类似中毒性表皮坏死松解症的病理变化。表皮真皮混合型是最常见的类型,表现为沿着表皮真皮连接部,毛细血管周围有淋巴样细胞浸润。基底细胞液化变性后形成表皮下水疱,同时表皮内见少数角质形成细胞变性、坏死、细胞内水肿和海绵形成,有时形成表皮内小水疱。真皮上部常有红细胞外渗,但无中性粒细胞浸润、核尘和显著的血管炎改变。

四、防治

1.一般治疗 积极寻找病因,给予相应治疗,停用一切可疑致敏药物及食物。病情轻者,可仅对症治疗,内服抗组胺药物,配合外用药物治疗,一般1~2周可自愈。对重症者,往往可危及生命,应积极住院治疗,加强护理,卧床休息,积极支持治疗,补充营养,维持水电解质平衡,预防继发感染。

2.局部治疗 原则为消炎、收敛、止痒及防止继发感染,采用有止痒和干燥作用的温和保护剂。①红斑、丘疹性损害外用炉甘石洗剂、乙氧苯硫氨乳膏或糖皮质激素霜;②糜烂渗出性损害予3%硼酸液湿敷,每日4~6次;③口腔黏膜损害予复方硼砂液或2%碳酸氢钠液漱口;④眼部损害应用生理盐水冲洗后,交替滴氯霉素滴眼液和氢化可的松滴眼液;⑤肛门外阴部损害给予1:(5 000~8 000)高锰酸钾液或生理盐水湿敷。

3.全身治疗

(1)抗组胺药:左西替利秦10mg,口服,每日3次;地氯雷他定10mg,口服,每日3次;氯苯那敏4mg,口服,每日3次;赛庚啶2mg,口服,每日3次;西替利嗪10mg,口服,每日1次等。

(2)糖皮质激素:皮损广泛、大疱患者应尽早使用糖皮质激素,可口服中小剂量泼尼松30~60mg/d或地塞米松5~10mg/d,或氢化可的松200~400mg静脉滴注。对于重症患者应早期、足量、足疗程静脉使用糖皮质激素,泼尼松80~1 500mg/d或地塞米松10~20mg/d。病情稳定后逐渐减量直至停药。

(3)抗病毒药:有病毒感染时,予抗病毒药如阿昔洛韦或泛昔洛韦、伐昔洛韦等。

(4)免疫球蛋白:重症患者可用大剂量丙种球蛋白0.4g/(kg·d),3~5天。

(5)免疫抑制剂:雷公藤总苷片20mg,口服,每日3次;硫唑嘌呤50mg,口服,每日2次。

(6)抗生素:有明显感染者,可加用抗生素如大环内酯类。

(7)支持疗法,要注意水、电解质平衡,保证所需热量、蛋白质及维生素的需要。

第二节　银屑病

一、概述

银屑病(psoriasis)是一种慢性、复发性、炎症性、系统性皮肤病。其确切病因尚不清楚,目前认为与遗传、环境、感染、神经精神、免疫及内分泌等因素有关,属于遗传因素与环境等因素相互作用的多基因遗传病,通过免疫介导的共同通路而引起角质形成细胞的过度增殖。皮损有冬重夏轻的特点,中重度银屑病患者患代谢综合征及动脉粥样硬化性心血管疾病的风险增加。现代生活节奏不断加快和各种环境因素等的刺激,导致青壮年及儿童银屑病的发病逐年增高。

二、临床表现

根据银屑病的临床特征,临床上将银屑病可分为寻常型(占90%以上)、脓疱型、关节病型及红皮病型4种类型,后3种类型常因寻常型的不适当治疗转化而来,也可单独发病,按病程可分为进行期、稳定期和消退期。此外尚有脂溢性、光敏性、湿疹样银屑病等,均为寻常型银屑病中的亚型。

(一)寻常型银屑病

基本皮损为鳞屑性红斑、丘疹或斑块,上覆厚层银白色鳞屑,有蜡滴现象、薄膜现象及点状出血三联征,为银屑病特征性表现,具有诊断价值。初起皮损为红色丘疹或斑丘疹,以后逐渐扩展成为境界清楚的红色斑块,可呈多种形态,上覆厚层银白色鳞屑,皮损可发生于全身各处,但以四肢伸侧,特别是肘部、膝部和骶尾部最为常见,呈对称性分布。皮疹因所在部位不同而存在差异,如头发会因鳞屑积厚而紧缩成束状,颜面皮损也会呈现脂溢性皮炎样或类似蝶形红斑样皮损,皱襞部位皮损表面会因摩擦而呈湿疹样变化等。皮损在不同病程也有多种存在形态,如点滴状、斑块状、钱币状、地图状、蛎壳状、回状、环状、疣状等。少数损害可发生在唇、颊黏膜和龟头等处,颊黏膜损害为灰白色环状斑,龟头损害为境界清楚的暗红色斑块,甲受累多表现为"顶针状"凹陷,亦可表现为甲变色、甲床肥厚、甲油滴、甲剥离、裂片型出血和其他甲板病变。患者多自觉有不同程度瘙痒。

寻常型银屑病根据病程分为三期。①进行期:旧皮损无消退,新皮损不断出现,皮损浸润炎症明显,周围可有红晕,鳞屑较厚,可出现同形反应,即针刺、搔抓、手术等损伤可导致受损部位出现典型的银屑病皮损;②静止期:皮损稳定,无新皮损出现,炎症较轻,鳞屑较多;③退行期:皮损缩小或变平,炎症基本消退,遗留色素减退或色素沉着斑。

急性点滴状银屑病又称发疹型银屑病,发病前多有咽部链球菌感染史,多见于青年。起病急骤,皮疹为3~5mm大小丘疹,潮红,覆以少许银白色鳞屑,数天可泛发全身,可有不同程度的瘙痒。适当治疗后可消退,一部分可转化为慢性。

(二)脓疱型银屑病

以脓疱为特征的非寻常型银屑病,多为寻常型银屑病不正确的治疗刺激而来,亦可直接发病,以青少年为主,可反复发作。临床上分为泛发性和局限性两型。

1.泛发性脓疱型银屑病　常急性发病,在寻常型银屑病皮损或无皮损的正常皮肤上迅速出现针尖至粟粒大小、淡黄色或黄白色的浅在性无菌性小脓疱,常密集分布,可融合形成片状脓湖,皮损可迅速发展至全身,伴有肿胀和疼痛感。常伴全身症状,如寒战和高热,呈弛张热型。患者可有沟状舌,趾甲可肥厚浑浊。一般1~2周后脓疱干涸结痂,病情自然缓解,但可反复呈周期性发作,患者也可因继发感染、全身衰竭而死亡。

2.局限性脓疱型银屑病　也可分为掌跖脓疱病(掌跖脓疱型银屑病,即 Barber 型)和脓疱病(连续性肢端性皮炎)两种。皮损局限于手掌及足跖,对称分布,掌部好发于大小鱼际,可扩展到掌心、手背和手指,跖部好发于跖中部及内侧。皮损为成批发生在红斑基础上的小脓疱,1~2周后脓疱破裂、结痂、脱屑,新脓疱又可在鳞屑下出现,时轻时重,经久不愈。甲常受累可出现点状凹陷、横沟、纵嵴、甲浑浊、甲剥离及甲下积脓等。

(三)关节病型银屑病

除典型银屑病皮损外,还伴有关节病变,皮损与关节症状可同时出现,亦可先后出现,受累关节不定,可为肘、膝等大关节,亦可为指趾等小关节,脊柱、骶髂关节亦可受累。表现为关节肿胀、疼痛及活动受限,严重者可出现关节畸形,进行性加重,风湿及类风湿因子阴性。

银屑病性关节炎免疫发病机制见图 16-1。

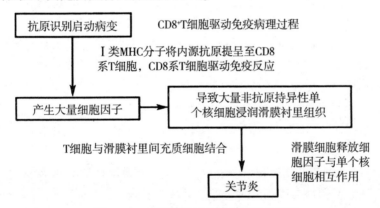

图 16-1　银屑病性关节炎免疫发病机制

(四)红皮病型银屑病

主要表现为全身弥漫性潮红,浸润性肿胀,并伴有大片糠状脱屑,其间可有片状正常皮岛。可伴有发热、浅表淋巴结肿大等全身症状。病程较长,易反复发作。

三、组织病理

1.寻常型银屑病　角化过度伴角化不全,角质层内芒罗微脓肿,颗粒层减少,棘层肥厚,皮突延长,乳头水肿,呈杵状,真皮乳头上方棘层变薄,内有迂曲扩张的毛细血管,周围见炎症细胞浸润。

2.脓疱型银屑病　表皮内棘层上部出现 Kogoj 海绵状脓疱,真皮层淋巴细胞和组织细胞浸润明显,内主要为中性粒细胞(图 16-2)。

3.红皮病型银屑病　有银屑病和慢性皮炎的双重特征,表皮细胞内和细胞间水肿,真皮浅层血管扩张更明显,周围炎症细胞浸润。

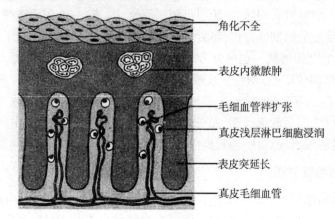

图 16-2　寻常型银屑病(病理组织特征)

四、皮肤影像学表现

寻常型银屑病皮肤镜下可见亮红色背景,一致性分布的点状或小球状血管,弥漫分布的白色鳞屑,高倍镜下如有环状血管或发夹状血管对诊断有特异性。甲周可见扩张迂曲的毛细血管,甲板剥脱(提示病情严重),甲板近端出现鳞屑(提示甲母质受损),甲分离在分离远端周围可见红色边缘;甲远端甲板角化过度呈黄色增厚改变,甲碎裂,甲板顶针样凹陷,甲下小脓疱,甲床可见扩张迂曲的毛细血管,甲小皮甲周可见血管点状球状扩张。皮肤反射式共聚焦显微镜(皮肤 CT)检查可见芒罗微脓肿,对银屑病的诊断具有较高的灵敏度及特异度,亦可见到银屑病样增生、真皮乳头血管扩张、角化不全等表现。皮肤超声显示银屑病患者表皮层、真皮层明显增厚,真皮浅层呈低回声带,皮下组织回声缺失,大多数表皮增厚患者可见表皮后方有明显声影,活动性银屑病患者真皮层血流信号丰富。有研究认为低回声带即为病理上的水肿的乳头层,而低回声带的厚度与银屑病严重程度指数存在明显的相关性。关节病型银屑病的 X 线片表现四肢小关节可见"笔套"征或"望远镜"样改变,部分患者手指可表现为"铅笔尖"样改变。

五、诊断与鉴别诊断

根据好发部位,红斑上银白色多层鳞屑,容易刮除,有薄膜现象,Auspitz 征阳性,慢性经过,皮肤镜及组织病理特征,不难诊断。但应与下列疾病鉴别。

1.脂溢性皮炎　损害边缘不清,鳞屑细薄油腻,无束状发,无 Auspitz 征。

2.玫瑰糠疹　为向心性分布的椭圆形红斑,长轴与皮纹一致,有自限性。

3.扁平苔藓　为紫红色多角形扁平丘疹,表面有蜡样光泽,可见 Wickham 纹,鳞屑细薄,组织病理有特征。

六、治疗处理

(一)寻常型银屑病

1.治疗原则

(1)依轻、中、重三级治疗:①轻,数年复发一次,皮疹稀少;②中,皮疹终年持续或每年复发,但较稀少;或缓解期长,隔数年复发一次,但皮疹较多;③重,皮疹终年持续存在,或每年复发,且皮损为全身性,较密集。轻、中症者以外用药治疗为主,重症者可根据病情选用全身治疗。寻常型银屑病避免系统性使用糖皮质激素。

(2)避免诱因:银屑病的治疗必须避免各种可能的诱因。药物诱发,如糖皮质激素,β受体阻滞剂,锂、抗疟药、特比萘芬,钙通道阻滞剂,如尼卡地平、硝苯地平、地尔硫䓬、卡托普利。

(3)急性期禁用刺激药物:禁止用紫外线照射,防止外伤,忌搔抓及热水烫洗。若使用刺激性药物或物理疗法,可导致泛发性剥脱性皮炎。

(4)合理治疗:对银屑病合理治疗,皮肤科医生应重新学习的相关内容如下。

1)国际银屑病共识:2003年"国际银屑病协会理事会议"提出了10项共识,10项共识中提出"银屑病"很多治疗方法,但没有一种方法对每一个人都有效,更没有根治的方法;有些治疗有严重不良反应,治疗费用大,因而降低患者的生活质量;该共识对治疗银屑病有重要的启示。

2)银屑病是心身性疾病:有学者长期对银屑病的心身性疾病属性进行了研究,证实银屑病是典型的心身性皮肤病。采取心理治疗,特别是生物反馈放松训练等行为治疗,取得了令人欣慰的效果。

3)以健康为中心对待银屑病:"以健康为中心"的思想更关注整体身心健康,则疾病是可以减轻、好转,甚至痊愈。"以疾病为中心"对待银屑病是更多地关注表皮细胞的增殖,而忽视患者的整体状态,在药物选择上常追求抑制和控制表皮细胞增殖,使用毒副作用较大的药物,可能造成病家的损害。

4)邵长庚-杨雪琴合理治疗新理念:邵长庚、杨雪琴在《银屑病防治研究及合理治疗》(中国协和医科大学出版社,2006年版)提出了"知识求医,绿色治疗"合理治疗的新理念,强调合理用药,避免过度治疗,维护患者的心身健康,避免医源性和药源性伤害,充分重视患者的精神因素和心理状态,改善患者的生活方式,提高患者的生活质量。

2.基本治疗 银屑病的基本治疗见表16-1~表16-3。

表16-1 银屑病的基本治疗

治疗方法	具体措施
靶向治疗	(1)抑制银屑病的三大病变:分化异常、角朊细胞过度增殖和炎症反应;抑制异常的脱氧核糖核酸合成,延长角质形成细胞更替率,减慢表皮生长速度,减少角蛋白的产生
	(2)生物制剂:针对致病细胞因子,阻断炎症过程中某一环节达到治疗目的

(续表)

治疗方法	具体措施
外用药物	焦油、水杨酸、蒽林、0.03%喜树碱软膏、糖皮质激素、维生素 D_3 衍生物(卡泊三醇、骨化三醇、他卡西醇)、吡硫翁锌、他扎罗汀、他克莫司、吡美莫司
系统用药	维A酸类:阿维A酸、阿维A、芳香维A酸乙脂(0.03mg/d)
	免疫抑制剂:甲氨蝶呤、雷公藤、环孢素、来氟米特、硫唑嘌呤、霉酚酸酯、他克莫司、吡美莫司、甲砜霉素、糖皮质激素
生物制剂	阿达木单抗、英夫利昔单抗、阿法赛特、依那西普、依法利珠单抗(已退出市场)
选定方案的考虑	依照分型及轻中重三级治疗、个体化治疗、合理治疗
	轻度:外用药为主,光疗(NB-UVB、PUVA),中西药物结合治疗
	中重度:中药、光疗(NB-UVB)、光化学疗法(PUVA)、MTX、环孢素、维A酸类、生物制剂
	脓疱型:维A酸类、MTX、环孢素、光疗(NB-UVB)、光化学疗法(PUVA)、生物制剂、中药,同时加强支持治疗
	红皮病:维A酸类、环孢素、MTX、生物制剂、中药、支持治疗
	关节病型:NSAID、来氟米特、环孢素、硫唑嘌呤和柳氮磺胺吡啶、生物制剂、关节功能的保护和康复
心理治疗	健康教育,予以综合心理治疗或渐进松弛方法,生物反馈疗法
物理治疗/光(化学)疗法	宽谱 UVB、PUVA、窄谱 UVB、308nm 准分子激光、日光浴疗法、光动力学疗法(PDT)
	适应证:中度至重度银屑病(单一治疗的一线治疗或联合治疗)
	禁忌证:脓疱型银屑病、红皮病型银屑病、妊娠和哺乳期妇女
中西医结合	分型辨证施治,中成药和单方:雷公藤、复方青黛丸

注:银屑病病情程度,轻度,<3%体表面积;中度,3%~10%体表面积;重度,>10%体表面积。

表 16-2　几种重要药物系统治疗——适应证

药物	适应证
甲氨蝶呤(MTX)	重度银屑病
	慢性斑片型银屑病(>20%全身体表面积)
	脓疱型银屑病(泛发性或局限性)
	红皮病型银屑病
	银屑病关节炎(中度至重要)
	严重的甲银屑病
环孢素	重度银屑病

（续表）

药物	适应证
阿维A	重度银屑病,外用疗法或光(化学)疗法无效
	单一治疗红皮病型和脓疱型银屑病
	联合治疗慢性斑块型银屑病
雷公藤	脓疱型银屑病
	关节型银屑病
	红皮病型银屑病
生物制剂	中度至重度银屑病,适宜于治疗者
	银屑病关节炎,尤其是对抗风湿药物治疗无效
	我国注射用重组人Ⅱ型肿瘤坏死因子受体抗体融合蛋白(益赛普)可应用于治疗斑块状银屑病
糖皮质激素	寻常型银屑病不主张使用内用皮质激素
	难以控制的红皮病型银屑病
	其他药物无效或禁忌的泛发性脓疱型银屑病
	急性多发性关节病型银屑病

表 16-3　各型银屑病系统治疗——首选和次选参考药物

	首选	起效时间(本型时间)	次选
寻常型	MTX	4 周(4 周)	阿维 A
关节病型	MTX	4 周(2~6 周)	硫唑嘌呤、环孢素、来氟米特
脓疱型	阿维 A	6 周(迅速起效,2~3 天干涸)	环孢素、MTX、雷公藤
红皮病型	环孢素/阿维 A	6 周(2~4 个月)	MTX、雷公藤

3.治疗措施

(1)外用药治疗:急性期宜用温和保护剂(如 10%硼酸软膏、氧化锌软膏)及糖皮质激素制剂。稳定期及消退期可用作用较强的药物,如角质促成剂及免疫抑制剂,但应从低浓度开始。皮损广泛时应先小面积使用。

1)蒽林:①常规疗法,开始用 0.05%~0.1%蒽林软膏或糊剂,在数周内缓慢增加至 2%浓度,继续应用至斑块完全消失,此时在损害处可见白斑样区——假性白斑,过量使用时可引起刺激性皮炎;②短期接触疗法:1%~2%蒽林软膏涂在皮损上,20~30 分钟后用橄榄油及肥皂洗去,每日 1 次,直至皮损消退。蒽林可使毛发染成紫色或绿色,故其不应用于头皮上;③Ingram 疗法:先做焦油(120mL 精制煤焦油溶液加 80L 温水)水浴 10 分钟,干燥后照射 UVB(低剂量开始,增加至接近红斑量),随后在皮损处外涂 0.2%~0.8%蒽林糊剂或软膏 24 小时后洗净,每日 1 次。

2)焦油制剂:常用 2%~10%煤焦油、松焦油、黑豆馏油、糠馏油软膏,这些制剂无刺激性,即使长期应用亦无严重不良反应。Goeckerman 疗法:先外涂粗煤焦油制剂,随后用亚红斑量紫外线照射,其疗效优于单独应用紫外线或焦油制剂者。

3)喜树碱:10%～15%喜树碱二甲基亚砜溶液外用3天即见效,13～15天临床治愈。副作用有局部疼痛、炎症反应和色素沉着等。

4)维A酸外用:0.1% 13-顺维A酸(13-RA)霜4～6周,可减轻红斑、浸润及脱屑,维A酸也可与超强级糖皮质激素或UV疗法联合应用。

5)糖皮质激素:外用糖皮质激素分5级。①超强级,丙酸氯倍他索(halobetasol propionate);②次强级,氟轻松(fluocinolone);③强级,哈西奈德(halcinonide);④中级,曲安奈德(triamcinolone acetonide);⑤弱级,醋酸氢化可的松(hydrocortisone acetate)。

一般而言,至少需用中效的糖皮质激素才能有效改善或消除皮损。强效糖皮质激素只能有限期地使用,而且禁用于面部、腋下、腹股沟或其他皱褶部位。超强级糖皮质激素治疗方案如下。①单一疗法,外涂或封包,皮损变薄后改用中级,每日2次;②间歇冲击疗法,每日2次,共2～3周,直到皮损至少消退85%以上,然后于每周周末连续外涂3次,每次间隔12小时(星期六上午、下午及星期日上午),即在36小时之内连续涂3次。此法可以避免耐药与反跳;③联合用药,与蒽林合用治疗顽固性损害可增加疗效;与焦油和(或)水杨酸合用,可减轻皮损的角化过度,增加糖皮质激素的利用度。

6)维生素D_3类似物:①0.005%卡泊三醇软膏,每日2次,连用4～6周有较好疗效;与环孢素、PUVA、MTX或伊曲替酯联合治疗严重银屑病有良效。卡泊三醇和超强效糖皮质激素联合应用(如卡泊三醇+氯倍他索)外用,则疗效超过任何一种药物单用,又可减轻各自的不良反应;卡泊三醇不良反应是刺激性接触性皮炎(20%),大量外用可致高钙血症;②他卡西醇(tacalciol)是另一种维生素D_3类似物,已证明疗效很好且不良反应极小,不需要监测成人血钙浓度;③其他尚有骨化三醇。

7)吡硫翁锌气雾剂:主要成分是0.2%吡硫翁锌(巯氧吡啶锌)和基质0.1%甲基乙基硫酸钠。吡硫翁锌具有强效、广谱的抗菌活性,有抗炎抗角质增殖作用,可作为抗菌剂治疗多种皮肤病,如花斑癣等真菌性及细菌性疾病;而锌具有抗炎作用,与吡硫翁锌联合能取得抗炎抗感染的协同作用,1964年被美国FDA批准用于乳剂和霜剂。由于其显著的止痒去头屑作用,治疗银屑病,尤其头皮,一般用药1周内即能看到明显改善。上海、武汉、重庆、昆明等地都有结果一致的报道;上海的临床试验中可见与激素软膏糠酸莫米松有相同或更好的疗效,但应用此药时间较长的患者,出现糖皮质激素样的不良反应,如萎缩纹、毛囊炎等,停药后皮损有轻度的反跳。

8)其他:钙调磷酸酶抑制剂、润肤剂、角质促成和松解剂。

(2)全身治疗:红皮病型银屑病、泛发性脓疱型银屑病是全身治疗的适应证,而亚急性银屑病、顽固性寻常型银屑病则为相对适应证。

1)免疫抑制剂:首选甲氨蝶呤,次选环孢素。

甲氨蝶呤(MTX):10～25mg/周,顿服;或2.5～7.5mg,每12小时1次,连服3次,以后每周重复给药;或0.2～0.4mg/kg,1～2周肌内注射1次。肝肾功能异常、贫血、感染者禁用,总剂量每达到2～2.5g时,患者应做肝活检。

应用甲氨蝶呤后18小时再口服甲酰四氢叶酸15mg,每6小时1次,共48小时,或同时口服叶酸1～3mg/d,可对抗甲氨蝶呤的毒性,但几乎不影响其免疫抑制作用。

环孢素(cyclosporine A)：开始剂量为 2.5mg/(kg·d)，无效时逐步增加至 5mg/(kg·d)，约 1/3 患者对小剂量[1.25mg/(kg·d)]亦有效。长期治疗的不良反应为肾功能障碍、高血压和氨基转移酶升高。

2)维 A 酸类(retinoids)：第二代维 A 酸。常用的有阿维 A 酯，对脓疱型银屑病、红皮病型银屑病和关节病型银屑病，以及顽固的慢性斑块状银屑病有良好效果；剂量为0.75~1mg/(kg·d)，最大量不超过 75mg/d；阿维 A 和阿维 A 酯适应证相同，但前者生物利用度高，不易蓄积，致畸危险性低，目前已取代阿维 A 酯。阿维 A，剂量 0.5~1mg/(kg·d)。

3)雷公藤：雷公藤的抗炎作用与激素相当，但作用环节少于激素，故对机体的抵抗力的损伤小于激素；雷公藤的免疫抑制作用环节是抑制 T 辅助细胞，与针对银屑病的免疫病理机制相符；能抑制银屑病的细胞增生；具有活血化瘀作用，可针对银屑病皮损中的血瘀现象。

雷公藤对脓疱型、关节型和红皮病型银屑病有效；对寻常型，主要对急性点滴状银屑病的进行期或有发展成红皮病趋向时最好，对慢性损害无效。常用剂量为 2 片，3~4 次/天(雷公藤总苷片为 60~80mg/d)。

4)糖皮质激素：必须强调滥用全身性糖皮质激素类治疗的危险性。当停药时可反跳或诱发脓疱型银屑病。寻常型银屑病禁止全身使用糖皮质激素。有许多寻常型银屑病使用糖皮质激素诱发脓疱型银屑病或红皮病型银屑病的报道。

5)柳氮磺胺吡啶：500mg，每日 3 次；3 天后改为 1g，每日 3 次；6 周后改为 1g，每日 4 次；持续 8 周为 1 个疗程，可使皮疹显著改善。此药能纠正失调的花生四烯酸代谢，特别是抑制 5-脂氧化酶活性。

6)其他疗法：苯露丙芬可选择性阻断 5-脂氧化酶途径，有效率为 75%；抗真菌药根据抗原引起银屑病的理论，可使用针对白色念珠菌、糠秕孢子菌等真菌的药物，用于头皮、腋窝、乳头下及生殖器部位的银屑病。静脉封闭及腹膜透析。有矿泉浴、药浴、疫苗疗法等。沐浴法如硫黄浴、糠浴、焦油浴、矿泉浴和中药浴。气候疗法，每日在日光下暴晒 4~6 小时，随后作海水浴、涂润肤霜、休息，持续约 4 周，对顽固性银屑病亦有效。

(3)特殊部位及特殊类型银屑病的治疗

1)头皮银屑病：卡泊三醇头皮搽剂，或 0.005%卡泊三醇泡沫剂，每日 2 次；或 3%水杨酸软膏或乙醇溶液清除鳞屑，24~48 小时后外用糖皮质激素制剂，每日 1~2 次，可封包 6 小时左右；或 0.2%吡硫翁锌，外用糖皮质激素，比常用维生素 D_3 衍生物更有效，而糖皮质激素联合维生素 D_3 衍生物有更好的疗效。轻中度患者可选用发洗剂、泡沫剂和凝胶剂；而重度则选用乳膏。

2)甲银屑病：局部用药难以到达甲母质和甲床，治疗困难；有研究显示含有 8%氯倍他索的指甲油治疗甲银屑病安全有效；甲板可吸收 UVA，故 PUVA 治疗疗效较好，但容易引起光照性甲分离和灼伤。严重甲营养不良者，残余角质物可用 20%尿素霜去除，随后用糖皮质激素制剂封包或局部注射。曲安奈德注射到甲床和侧甲皱襞也获得良好效果。在注射前可采取手指封闭用来麻醉。一个月注射一次直到取得预期效果，但该方法明显的不良反应是皮肤萎缩、继发感染等，已不作为常规方法。维生素 D_3 衍生物、他扎罗汀治疗甲银屑病均安全有效,联合糖皮质激素可提高疗效及安全性。

(4)物理治疗:窄谱宽谱中波紫外线、光化学疗法、准分子激光(表 16-4、表 16-5)。

表 16-4　NB-UVB 和 308nm 准分子激光比较

窄谱 UVB	308nm 准分子激光
每周 3 次	
皮损消退>90%,需要>3 个月	循证支持:凋亡能力是 NB-UVB 数倍,治疗 10 次明显好转,疗效高,缓解期长,治疗面积小,不用于皮损泛发者
循证支持:35 例斑块状银屑病,痊愈 94.29%	
有效率 100%,缓解期>1 年	
联合治疗:局部用药+口服阿维 A(25mg/d)	

表 16-5　物理治疗疗效评价

	作用	适应证	疗效	优点	不良反应
PUVA	抑制 DNA 复制 抑制表皮增生	寻常型	疗效第一 90%	疗效高 持久缓解	白内障、光老化、鳞癌、黑素癌、胃肠反应
宽谱 UVB	抑制表皮增生	寻常型	疗效第二 50%~80%	不良反应小 危险小	皮肤肿瘤
窄谱 UVB	诱导细胞凋亡 抑制免疫反应	寻常型 斑块型	疗效第三 79.48%~90%	起效快 缓解期长	未见肿瘤
308nm 准光子激光	诱导细胞凋亡能力 比 NB-UVB 大数倍	斑块型 局限型	疗效最高 95%好转	缓解期长	未见皮肤癌 红斑水疱反应

(5)生物制剂治疗:生物制剂作用于银屑病细胞免疫过程的特定环节,具有靶位特异性,其重要的两个靶位是 T 细胞和 TNF-α,安全性和耐受性超过了传统方法。被美国 FDA 先后批准的有 6 种:阿法赛特(alefacept)、依那西普(etanercept)、英夫利昔单抗(infliximab)、阿达木单抗(adalimumab)、依法利珠(efalizumab)(已退出市场)和乌司奴单抗(ustekinumab)。长期使用生物制剂治疗疗效不会降低,与初始治疗相比疗效差不多。临床实践表明,依法利珠单抗(efalizumab)、依那西普(etanercept)和英夫利昔单抗是安全和有效的(表 16-6)。

表 16-6　靶向特异性生物制剂

药物	循证支持
抗 T 细胞活性因子 阿法赛特	美国 FDA 批准用于中、重度斑块银屑病的第一个生物制剂,3 项随机对照试验(阿法赛四不同剂量与安慰剂比较),随访 12 周,19%~33%患者银屑病面积和严重程度指数(PASI)积分下降>75%

（续表）

药物	循证支持
阻断 TNF-α 因子依那西普（国产益赛普）	获美国 FDA 批准,4 项随机对照试验,依那西普 50mg 每周 2 次、25mg 每周2 次、25mg 每周 1 次皮下注射与安慰剂比较,用药 24 周,25% ~ 59%患者 PASI 积分下降>75%
英夫利西单抗	3 项随机对照试验英夫利西单抗 10mg/kg、5mg/kg 和 3mg/kg 静脉滴注与安慰剂比较,静脉滴注 3 次(在 0、2 和 6 周)随访 4 周,72% ~ 88%患者 PASI 积分下降>75%,疗效显著多于安慰剂者
阿达木单抗	银屑病关节炎 40mg,隔周 1 次

目前,已经发现生物制剂的不良反应有发生感染、肿瘤、肝受损、其他免疫性疾病或其他系统疾病。由于生物制剂多为人源化、人-动物源化产品,因此存在一定的免疫原性和抗原性,在使用中可能出现变态反应。生物制剂同样无法解决停药后的复发问题。

适应证:中至重度银屑病,适宜系统治疗者;因疗效不佳或有用药禁忌证不适宜应用局部治疗、光(化学)疗法、传统的系统性治疗者。

禁忌证:点滴状、脓疱型及红皮病型银屑病;有明显的病毒、细菌或真菌感染;有加重败血症的危险;活动性肺结核;免疫耐受或免疫抑制的患者;妊娠(抗肿瘤坏死因子属于 B 类,依法利珠属于 C 类,阿法赛特属于 B 类)。

4.循证治疗步序　寻常型银屑病的循证治疗步序见表 16-7。

表 16-7　寻常型银屑病的循证治疗步序

项目	内容	证据强度
一线治疗	蒽林(地蒽酚)	B
	焦油制剂/他扎罗汀	A
	水杨酸	C
	外用糖皮质激素/卡泊三醇	A
	钙调神经磷酸酶抑制剂	A
二线治疗	UVB/窄谱 UVB/PUVA	A
	阿维 A/环孢素	A
	甲氨蝶呤	B
三线治疗	外用氟尿嘧啶	C
	外用丙硫氧嘧啶	C
	皮损内注射氟尿嘧啶	C
	柳氮磺胺吡啶	A
	霉酚酸酯/羟基脲	B
	6-硫鸟嘌呤/硫唑嘌呤	C

(续表)

项目	内容	证据强度
	他克莫司/来氟米特	A
	延胡索酸酯	B
	秋水仙碱	C
	甲硫氧嘧啶	B
	激光(准分子、脉冲、染料)	C
	冷冻治疗/光动力疗法	C
	白细胞介素-10	D
	英夫利昔单抗/阿法赛特	A
	依那西普/阿达木单抗	A

(二)脓疱型银屑病

1.治疗原则

(1)泛发型脓疱性银屑病

1)去除诱发因素:如磺胺、保泰松,局部高效激素、感染等。停止应用激发药物如锂或阿司匹林等。刺激性较大的焦油或蒽林制剂不适宜的局部治疗或强力皮质激素的大面积封包均应取消。

2)在妊娠期发病者应终止妊娠。抗生素应仅用于培养证实的感染。

3)全身支持疗法:卧床休息,足够水和热量供应电解质平衡。

4)由于本病具有反复发作,亦可自行缓解的特点,或病情不甚严重,应采取保守治疗。

(2)局限性脓疱性银屑病:参照泛发性脓疱性银屑病治疗原则。

2.基本治疗 脓疱型银屑病的基本治疗见表16-8。参照寻常型银屑病。

表 16-8　脓疱型银屑病的基本治疗

治疗方法	具体措施
靶向治疗	减少真皮及表皮内炎性细胞浸润,阻止 Kogoj 海绵状脓疱形成,促进炎症消退,改善临床症状
诱因治疗	诱因有感染、药物、妊娠、低血钙。可诱发泛发性脓疱型银屑病的药物有特比萘芬、米诺环素、利托君、羟氯喹等;糖皮质激素和环孢素治疗寻常性银屑病过程中减量亦可引发泛发性脓疱型银屑病;局部皮肤的刺激、过敏也可触发脓疱型的发疹
系统治疗	甲氨蝶呤、羟基脲、环孢素、维 A 酸(首选阿维 A、异维 A 酸、阿维 A 酯、依曲替酸)、雷公藤、甲砜霉素、英夫利昔单抗、阿达木单抗
局部治疗	避免刺激性药物,用完全温和制剂,禁用蒽林、焦油制剂,可用弱效糖皮质激素制剂,如氢化可的松霜或软膏、卡泊三醇

3.治疗措施 支持疗法及局部治疗是非常重要的。如系统治疗不能避免的话,则雷

公藤、甲砜霉素、MTX、阿维A酯等可酌情选用。万不得已时,可用糖皮质激素,可单用或与免疫抑制剂并用。

(1)泛发型脓疱性银屑病(von Zumbusch型,GPP):首选阿维A,次选环孢素、MTX。阿维A开始剂量1mg/(kg·d),起效后逐渐减量,环孢素剂量为4~5mg/(kg·d);MTX非常小的剂量,开始每周≤5mg,用药2周左右可能达到基本痊愈。

羟基脲:每天1.5~2g,对脓疱型银屑病、疱疹样脓疱病和连续性肢端皮炎均有效,肝毒性少见,可替代MTX。该药不良反应有巨细胞性贫血、白细胞和血小板减少。

甲砜霉素:具有免疫抑制作用的广谱抗生素,有学者推荐其为首选,剂量1.0~1.5g/d,但停药后可能复发。不良反应有骨髓抑制和胃肠道反应。

糖皮质激素:目前国内外均主张应避免或谨慎使用。

PUVA光化学治疗:在GPP治疗中十分有用,但应当先控制脓疱(如口服阿维A,病情稍好转后随即开始PUVA治疗。应用PUVA时UVA剂量应逐渐和谨慎的增加,因如出现过度的光毒反应能使脓疱更严重)。Honigsmann报道用PUVA治疗8例患者,结果是脓疱及全身症状全部消失。

(2)局限性脓疱型银屑病:光疗、PUVA、维A酸、甲氨蝶呤。

(三)红皮病型银屑病

1.治疗原则　参照寻常型及脓疱型该项。年老或有心脏病的患者,有诱发高搏出量心力衰竭或发生体温调节障碍的潜在危险。局部应经常外用润肤剂以减少经体表的水分的丢失和减轻皮肤的不适,也可外用高效的激素,但不宜久用。

2.基本治疗　红皮病型银屑病的基本治疗见表16-9。

表16-9　红皮病型银屑病的基本治疗

治疗方法	具体措施
靶向治疗	抑制真皮水肿、毛细血管扩张、炎症浸润,减轻表皮角质层细胞的过度增殖,阻止角质白细胞大量产生和脱落,纠正全身代谢,改善临床症状
局部治疗	维A酸、他扎罗汀、卡泊三醇及其他温和外用制剂,糖皮质激素
系统治疗	雷公藤、甲氨蝶呤、环孢素、硫唑嘌呤、霉酚酸酯、阿维A、糖皮质激素(慎用)、英夫利昔单抗

3.治疗措施

(1)支持疗法:纠正负氮平衡,给予高蛋白饮食,补充多种维生素,维持水、电解质平衡。

(2)全身治疗

1)首选环孢素或阿维A,次选MTX。环孢素5mg/(kg·d),阿维A 30mg/d,逐渐增大至40~50mg/d,MTX 10mg/w,顿服,一般8周可基本治愈。

2)雷公藤:治疗本病效果显著,国内报道治愈率高达85.7%。

3)糖皮质激素:一般不主张应用。①本病可由外用或全身应用激素后突然撤药而诱发;②本病经激素治疗后如果再复发,则可能更为严重,且可对其他治疗无反应。

4)麦考酚酯(霉酚酸酯):Geilen报道2例严重的红皮病型银屑病,给予霉酚酸酯1g,

每日 2 次,3 周后改 0.5g,每日 2 次,6 周后取得了满意效果。应用霉酚酸酯后有1%~2%的患者可发生淋巴增生性疾病,5.5%可发生非皮肤恶性肿瘤。

(3)局部治疗:外用温和的制剂,如维 A 酸、他扎罗汀 0.05%~0.1%凝胶、卡泊三醇、糖皮质激素。

(四)关节病型银屑病

1.治疗原则　参照寻常型银屑病的原则和基本治疗。本型治疗应早期治疗,联合两种以上改善病情抗风湿药(DMARPs)治疗;个体化治疗以及早期功能锻炼。

2.基本治疗　关节型银屑病的基本治疗见表 16-10。

表 16-10　关节型银屑病的基本治疗

治疗方法	具体措施
靶向治疗	抑制致病细胞因子,阻止腱鞘炎症及关节内滑膜炎症,减轻关节肿胀,阻止和缓解骨关节强直、肢端溶骨症、跖骨溶解、脊椎旁骨化
脊柱炎、类风湿关节炎样关节炎	选择甾体和非甾体抗炎药物
非甾体抗炎药	布洛芬、吡罗昔康、保泰松、双氯芬酸、舒林酸、阿西美辛、萘丁美酮、美洛昔康、依托度酸
免疫抑制剂	甲氨蝶呤,硫唑嘌呤,环孢素,来氟米特,雷公藤
其他药物	氯喹/羟氯喹,柳氮磺胺吡啶,维 A 酸
糖皮质激素	关节炎在其他疗法无效时慎重使用
整形矫正治疗	骨科专家手术矫形
一线治疗	非甾体抗炎药,关节腔内注射糖皮质激素,PUVA,物理治疗,HIV 相关 PA 治疗,甲氨蝶呤;来氟米特;环孢素;硫唑嘌呤、柳氮磺胺吡啶
二线治疗	生物制剂:依那西普、英夫利昔单抗;中药、支持治疗、联合治疗
三线治疗	手术治疗

3.治疗措施

(1)一般治疗:如合并晨僵、疼痛时,关节需休息(上夹板,维持功能位),做适当活动,以维持正常功能和防止挛缩。

(2)非甾体抗炎药(NSAID):首选药物,能止痛和减轻炎症。吲哚美辛最常用,剂量为 50~150mg/d(应与食物同服或加服抗酸药)。托美丁(0.2~0.4g,每日 4 次)、舒林酸(200mg,每日 2 次)、萘普生(0.25~0.5g,每日 2 次)、布洛芬(0.4g,每日 3 次)、吡罗昔康(20mg,每日 1 次)等。阿司匹林对个别患者也有效。脊柱炎患者,应当用羟基保泰松治疗。

(3)抗炎及免疫抑制剂

1)首选甲氨蝶呤(MTX):次选硫唑嘌呤、环孢素、来氟米特。MTX 目前多采用每周 1 次给药方法,初次剂量5mg,每周以 2.5mg 递增,直至 15~25mg/w。待病情好转后将甲氨蝶呤逐渐递减至最小有效量维持。疗程一般 3~6 个月或更长。

2）硫唑嘌呤 2.5mg/（kg·d），适用于进行性侵蚀性关节炎。

3）环孢素：环孢素 A 对所用类型的银屑病均非常有效，剂量为 3~5mg/（kg·d）。持续 8 周以上，2~4 周出现皮肤和关节病变明显改善，但停药后 4 周内复发。如与 MTX 联合应用是治疗本病最有效的方法之一，剂量为 3~5mg/（kg·d）。

4）来氟米特：美国 FDA 批准用于治疗类风湿关节炎，剂量为服药的开始 3 天给予负荷量 50mg/d，然后以 20mg/d 维持；Reich 等用来氟米特治疗重型银屑病关节炎，开始治疗的前 3 天，100mg/d，后改为 20mg/d，治疗后 3 个月，病情明显好转，皮损及关节症状明显改善。

5）雷公藤：对特殊类型的银屑病——脓疱型、关节病型和红皮病型有效。雷公藤总苷 10~20mg，每日 2~3 次。雷公藤治疗关节型银屑病有较满意的疗效。

6）柳氮磺胺吡啶 0.5g，每日 2~3 次，每周增加 0.5g，维持量为 2g/d，6~8 周见效；如仅有部分改善，剂量可增加至 3g/d。1/3~2/3 患者出现病变明显缓解，适用于中度关节炎。

7）糖皮质激素：全身应用，利少弊多，应该避免，而激素关节腔或腱鞘内局部注射非常有效。

8）其他：①抗疟药；②金制剂；③细胞毒类药物，包括烷化剂、嘌呤、嘧啶和叶酸对抗物。

（4）联合治疗：对一些进行性破坏性病变患者，对单一药物治疗无效时应采用甲氨蝶呤与柳氮磺吡啶，或与环孢素与来氟米特联合治疗。小剂量糖皮质激素联合治疗作为与改变病情或作为等待改变病情药物起效前的拱桥治疗都是安全的。

（5）局部治疗

1）糖皮质激素：关节内注射可缓解严重滑膜炎的发作。

2）放射性核素：半衰期短的核素（如镱）关节内注射可有效治疗严重的慢性单关节滑膜炎。

（6）物理治疗

1）一般治疗：物理治疗可减轻关节变形和功能丧失；有规律地主动或被动活动受累关节，可防止或减轻肌肉萎缩。对畸形者，理疗、关节成形术和滑膜切除术等均可考虑。

2）PUVA 对皮损部分严重的周围性关节炎有效。

（7）手术治疗：严重的慢性滑膜炎可行关节镜滑膜切除术，而大关节病变严重者可做关节成形术或关节置换术。

七、注意事项

本病治疗只能达到改善临床症状及延长缓解期的目的，不能防止复发。选择治疗方案应权衡利弊，禁止使用刺激性强的外用药及可能导致严重不良反应的药物（如系统使用糖皮质激素等），以免使病情加重或向其他类型转化。应做到针对不同病因、类型、病期给予相应治疗，同时应重视心理治疗。避免上呼吸道感染、劳累、精神紧张等诱发或加重因素。轻型银屑病患者应以局部治疗为主或同时辅以物理治疗等。患者必须定时、定量服药，不能自行减量或停药。多食水果、蔬菜、豆类食物，避免进食刺激性食物。因本病不能根治且容易复发，故应积极对其进行疏导并使其保持良好的情绪，重视皮肤清洁卫生，皮肤瘙痒时不能搔抓烫洗。定期门诊复查，一旦有新发红斑、脓疱，需立即就诊。患者皮损基本消退后会留有一段时期的色素沉着或脱失，影响患者的美观，应积极对其进行疏导。

第三节　红皮病

一、概述

红皮病(erythroderma)指累及体表面积大于 90% 的任何炎性皮肤病，特征是弥漫性潮红、大量脱屑，故又称剥脱性皮炎(exfoliative dermatitis)。

病因可归纳为四种：特发性(无明确诱发因素或基础疾病)、继发性(继发于银屑病、湿疹、特应性皮炎、落叶性天疱疮、接触性皮炎、毛发红糠疹等)、药物相关性(磺胺类、苯巴比妥、别嘌醇、氨苯砜、硝苯地平)和恶性肿瘤相关性(皮肤 T 细胞淋巴瘤)。

二、临床要点

1.皮肤损害

(1)急性期：为弥漫性皮肤潮红、浸润、肿胀和脱屑。红斑迅速扩展，12~48 小时可累及全身，2~6 天后出现鳞屑。

(2)脱屑期：鳞屑可呈糠状或大片状，掌跖部剥脱，如手套状、袜状。可有头发和体毛脱落，以及甲嵴、甲板增厚或脱落。皮肤干燥、鲜红色，发热，触之增厚。皮损可有肿胀、渗液、结痂及继发感染。

(3)慢性期：皮损色泽变暗，水肿消退。色素沉着或皮肤异色病样改变。皮肤绷紧感，严重瘙痒。

2.全身表现　①低热或中度发热，代谢亢进和基础代谢率升高；②非显性失水，皮肤血流量增加可致心力衰竭；③低白蛋白血症、负氮平衡；④免疫学改变：γ-球蛋白增多；⑤肝脾大；⑥淋巴结肿大。

三、治疗

(一)治疗原则

红皮病是严重的疾病，应积极治疗，包括针对病因治疗、支持治疗和综合治疗。注意监测肝肾等内脏功能损害。

(二)治疗措施

1.病因治疗　病因明确者，应尽早去除，如立即停用过敏药物或刺激性治疗，及时处理原发疾病，伴发恶性肿瘤者应同时进行抗肿瘤治疗。

2.支持疗法 纠正负氮平衡,给予高蛋白饮食,补充多种维生素,维持水、电解质平衡。应加强护理,保持环境安静、温暖和清洁,精心护理。

3.药物所致红皮病 首先是避免可能诱发本病的药物。病情严重者,可系统用糖皮质激素,尤其是药物过敏引起者。根据病情的轻重不同给予不同开始剂量的泼尼松。

4.糖皮质激素 泼尼松,每日 40~60mg,分次口服;病情严重者可采用地塞米松(10~20mg)或氢化可的松(200~500mg)静脉滴注,每日 1 次,病情控制后减量或改为泼尼松口服;静脉给药和口服给药亦可同时进行。

5.免疫抑制剂 主要用于原发病为银屑病或毛发红糠疹者或使用糖皮质激素疗效不显著有效;甲氨蝶呤、环孢素,对原发病为银屑病者可使用。有经验表明,对银屑病性红皮病可采用联合疗法。以雷公藤总苷或阿维 A 为主,配合脉络宁静脉滴注或羟基脲或甲氨蝶呤等治疗。一般不用糖皮质激素,只是在原来已用者,酌情减量,并用甲氨蝶呤辅助逐渐撤药。

6.维 A 酸类 对银屑病和毛发红糠疹所致的红皮病有效。

7.抗组胺剂 具有镇静、止痒作用,瘙痒明显者可使用。

8.抗生素 继发性感染时需用抗生素。Heng(1986)认为皮肤金黄色葡萄球菌移生可能引起红皮病,故应使用适当的抗生素。

9.局部治疗 原则是安抚止痒、保护皮肤、防止感染。酌情选用无刺激性的粉剂、洗剂、霜剂或软膏。糜烂渗液明显者,用 3%硼酸溶液湿敷,但一般不能超过体表面积的 30%~40%。眼、口腔及外阴部损害给予相应处理。

10.丙种免疫球蛋白 对于重症或其他治疗疗效欠佳患者,可考虑丙种免疫球蛋白静脉滴注治疗,每天 0.4g/kg 静脉滴注,连用 3~5 天。

第四节 毛发红糠疹

一、概述

毛发红糠疹是一种具有局限性毛囊角化性丘疹、掌跖角皮病和红皮病为特征的慢性鳞屑性、炎症性皮肤病。病因尚不明确,本病有遗传性和获得性两种类型,遗传性常在儿童期发病,为常染色体显性遗传;获得性可在任何年龄发病,常出现于成人时期。本病可发生在特异性自身免疫性疾病、恶性肿瘤及 HIV 感染等患者中。其他如内分泌功能异常、神经功能失调、肝功能障碍、手术、病毒感染及各种化学物质刺激也可能为本病的诱因。本病好发于肘膝伸侧、髋部和坐骨结节处,也可播散全身。

二、临床要点

皮疹初发时头皮上常先有灰白色糠秕样鳞屑,面部潮红,有干性细薄糠秕状鳞屑,类似干性脂溢性皮炎,以后开始出现特征性毛囊性丘疹,丘疹为粟粒大小棕红色或正常肤色,顶端有一个尖锐角质小栓,中央常贯穿一根萎缩的毳毛或头发,往往折断成为很小的黑点,这种特征性丘疹好发于四肢伸侧、躯干、颈旁和臀部,特别在手指的第一和第二指节的背面最为清楚,具有诊断意义;丘疹逐渐增多并聚集成片,呈鸡皮样外观,触摸时有刺手感觉,也可相互融合成黄红色或淡红色斑块,表面覆盖糠秕状鳞屑,类似银屑病或扁平苔藓,但其边缘仍可见孤立的毛囊角化性丘疹;大部分患者伴有掌跖角化过度,表现为鳞屑性红斑、干裂、角质增厚,指(趾)甲呈暗灰色、粗糙、增厚、脆裂及形成纵嵴;病情严重时皮损泛发全身,可发展成红皮病,此时大部分皮肤呈暗红色或橘黄色,伴糠秕样脱屑,其中有岛屿状正常皮肤,而典型的毛囊性角化丘疹则不明显。本病可有程度不等的瘙痒、干燥及灼热感,发展至红皮病时可出现全身症状,如畏寒、发热、全身倦怠等。病程各异,儿童患者起病慢,但病情顽固,可终身不愈,而成人患者多急性发病,进展快,易发展成红皮病,但多数患者最后可痊愈。

毛发红糠疹可分为以下 6 型。

经典成人型:最常见,占所有病例的 50% 以上。

不典型成人型:较少见,约占所有病例的 5%,临床表现不典型,在某些部位出现显著的毛囊角化性丘疹,而在其他部位尤其是小腿处可见层片状鳞屑,常有湿疹样变。本型很少发展为红皮病。

经典幼年型:约占所有病例的 10%,临床表现同经典成人型,多发生于 5~10 岁儿童,一般出现在急性感染之后,1~2 周后可自愈。

幼年局限型:约占所有病例的 30%,出生后几年发病,皮损局限分布于肘、膝部位,为境界清楚的斑块,由红斑性毛囊角化性丘疹融合而成,少数可自愈。

不典型幼年型:常在出生后不久或生后数年内发病,表现为红斑、角化过度及毛囊性角栓,可发展成红皮病。常有家族史。很少能自愈。

HIV 感染相关型:见于 HIV 感染者或 AIDS 患者,常伴有严重的聚合性痤疮。

三、病理表现

表皮弥漫性角化过度,有时呈网篮状分布,毛囊口角化过度较显著,中间有散在点状角化不全,主要见于毛囊角栓的周围。部分患者在增厚的角质层的水平及垂直方向上都有交替存在的角化过度和角化不全,使角质层呈现方格布样外观。颗粒层稍增厚,棘层不规则的轻度肥厚,基底细胞有轻度液化变性。真皮上部血管周围轻度非特异性慢性炎症细胞浸润。

四、鉴别诊断

1.银屑病　具银白色云母样多层鳞屑,剥去鳞屑后基底有薄膜现象及点状出血。及头皮时毛发呈束状,伴黏着性鳞屑。皮疹很少于掌跖部。角质层内有中性粒细胞聚集成的芒罗微脓肿。

2.扁平苔藓　丘疹为紫色或暗红色顶部扁平、多角形、发亮,表面可见白点或白色纹,很少累及头、面和掌跖部。病理改变具有特征性。

3.脂溢性皮炎　毛发红糠疹在早期发生于头面部者与脂溢性皮炎不易区别。但后者无毛囊角化性丘疹,而为具有油腻性鳞屑的黄红色斑片。

4.毛发苔藓 损害为多发性毛囊性小丘疹,无炎症,长期存在,不融合,好发于上臂上外侧和股部伸侧。

毛发红糠疹还需与掌跖角化病、维生素 A 缺乏症、砷皮炎进行性对称性红斑角化症及维生素 B 缺乏症鉴别。当发生红皮病时需与由其他原因引起的红皮病相鉴别。

五、治疗处理

(一)治疗原则

目前尚无特效疗法。除一般对症处理外,可根据分型进行治疗。一些病例可自行消退,对青少年患者一般采取保守治疗。检测可能存在的相关疾病,伴发病的治疗如 HIV 感染,卡波西肉瘤、自身免疫性疾病或恶性肿瘤、白血病、基底细胞癌、肝癌。

(二)治疗措施

1.全身治疗

(1)维 A 酸类:疗效不一,部分病例有极好的疗效。①异维 A 酸,每日 0.5~1mg/kg,分次口服,以后逐渐增加,有效剂量为每日 0.5~1mg/kg;可使缓解期延长或治愈,疗程须 6~9 个月;②阿维 A,常用量为 25~50mg/d。起效后逐渐减量,通常治疗为 4 个月。维生素 E:100mg/d,可增加维 A 酸的治疗效果,减少其不良反应。

(2)糖皮质激素:效果不大,但对发展为红皮病者可应用,与维生素 A 合用能增强疗效。

(3)免疫抑制剂:硫唑嘌呤、甲氨蝶呤或环孢素可用于重症患者。甲氨蝶呤 2.5mg,每 12 小时服 1 次,每周连服 3 次,与叶酸合用,可减少不良反应;硫唑嘌呤,每日 50~100mg,分 2 次口服;环孢素,每日 3~5mg/kg。雷公藤总苷,每日 1~1.5mg/kg,分 2~3 次口服;雷公藤煎剂,30~50g/d。

(4)其他:甲状腺素片 30mg,每日 1~2 次。胎盘组织液 2mL,肌内注射,每日 1 次。盐酸普鲁卡因静脉封闭。

2.物理治疗 可应用光化学疗法,糠浴、淀粉浴或矿泉浴等。

3.局部治疗 宜用温和的制剂,旨在恢复紊乱的皮肤屏障。可选用 3%~5% 水杨酸软膏、10%~20% 尿素软膏、30% 鱼肝油软膏、0.1% 维 A 酸软膏、卡泊三醇软膏,糖皮质激素软膏或霜剂,长期大面积用药应注意吸收中毒。

参考文献

[1]曾敬思,曾照明.常见皮肤病[M].南京:江苏科学技术出版社,2011.

[2]段行武,瞿幸.常见皮肤病[M].北京:中国医药科技出版社,2003.

[3]杨慧兰,谢玉茹.常见皮肤病防治[M].北京:人民军医出版社,2014.

[4]翁文孝.常见皮肤病诊疗手册[M].福州:福建科学技术出版社,2014.

[5]陈惠中.常见皮肤病用药与食疗[M].北京:金盾出版社,2013.

[6]赵广.常见皮肤病诊疗手册[M].北京:金盾出版社,2012.

[7]曾文军.临床常见皮肤病与性病彩色图谱[M].广州:广东科技出版社,2013.

[8]刘刚.常见皮肤病的中西医结合治疗学[M].南京:东南大学出版社,2014.

[9]虞瑞尧.常见皮肤病诊断彩色图谱[M].北京:金盾出版社,2012.

[10]刘贞富.皮肤性病诊断与治疗[M].武汉:湖北科学技术出版社,2016.

[11]张建中.皮肤性病学[M].北京:北京大学医学出版社,2015.

[12]刘军.现代皮肤性病学[M].北京:科学技术文献出版社,2014.

[13]向光,何湘.皮肤性病学[M].武汉:华中科技大学出版社,2014.

[14]王爱琴.临床皮肤性病学[M].北京:科学技术文献出版社,2014.

[15]李世文,康满珍.当代皮肤性病科妙方[M].北京:人民军医出版社,2015.

[16]廖万清,潘炜华.常见皮肤疾病[M].上海:第二军医大学出版社,2016.